U0867710

· 刘敏如女科承传医文集选 ·

闭经论

女科医典 传承新编

主编 刘敏如
执行副主编 黄玉环
编委 刘敏如 黄玉环 袁力 刘佳佳

中医古籍出版社
Publishing House of Ancient Chinese Medical Books

本丛书由成都中医药大学学术著作出版基金资助出版

图书在版编目（C I P）数据

闭经论 / 刘敏如主编. -- 北京 : 中医古籍出版社, 2025. 1

（女科医典传承新编 / 刘敏如主编）

ISBN 978-7-5152-2722-1

Ⅰ. ①闭… Ⅱ. ①刘… Ⅲ. ①闭经一中医妇科学 Ⅳ. ① R271. 11

中国国家版本馆 CIP 数据核字 (2023) 第 146851 号

女科医典传承新编

闭经论

刘敏如　主编

策划编辑　杜杰慧
责任编辑　刘　婷
封面设计　王　磊
出版发行　中医古籍出版社
社　　址　北京市东城区东直门内南小街16号（100700）
电　　话　010-64089446（总编室）010-64002949（发行部）
网　　址　www.zhongyiguji.com.cn
印　　刷　廊坊市鸿煊印刷有限公司
开　　本　710mm×1000mm　1/16
印　　张　21.5　彩插12面
字　　数　360千字
版　　次　2025年1月第1版　2025年1月第1次印刷
书　　号　ISBN 978-7-5152-2722-1
定　　价　148.00元

《刘敏如女科承传医文集选》

编委会

参与单位：成都中医药大学、香港东华三院、上海道生医疗科技有限公司、上海绿谷制药有限公司、海克维尔基因（北京）研究院、首都医科大学刘敏如女科健康学研究基地、刘敏如女科医系研究院（深圳）有限公司、北京刘敏如中医女科研究所

总 策 划：刘敏如

编　　委：（按姓氏笔画排序）

王　凯　王　敬　王星懿　王洪斌　王继飞　王慧英
毛嘉陵　文　怡　方道和　邓彬（大）　邓彬（小）
邓福霞　史恒军　冯　凯　冯大树　朱美瑛　华子昂
向东方　刘汉长　刘永波　刘金星　刘昭阳　刘洪冰
刘敏如　刘清泉　孙　洁　孙亚飞　严桂林　杜　丹
杜杰慧　杜惠兰　李　春　李小平　李学君　李晓东
李嘉音　杨　丽　杨　俐　肖　静　吴克明　何浚治
汪似薇　沈咏梅　宋　丽　宋　韬　张　莉　张庆文
陆　华　陈　丹　陈　健　陈贞月　陈佳月　陈建萍
陈润球　武景平　范红霞　林　蔚　欧阳建军
罗　翌　房繄恭　赵　静　赵静洁　胡卫东　胡　琳
胡　翔　柯　研　钟　文　姜向坤　姚洪武　耿福能
钱丹凝　徐大基　陶红霖　黄玉环　黄叶芳　黄金珠
黄展玲　萧建添　康　旻　梁雪芳　蒋　锐　傅春华

曾　倩　游向前　谢克蓉　蒙　宇　赖志刚　蔡　通

蔡晓梅　谭万信　黎嘉莉　潘力弛　潘学才　魏绍斌

工作助理：（按姓氏笔画排序）

吕　蓉　刘雅馨　杨　丽　佘少东　张　静　张瑞静

罗　天　涂晓颖　蒋　勇

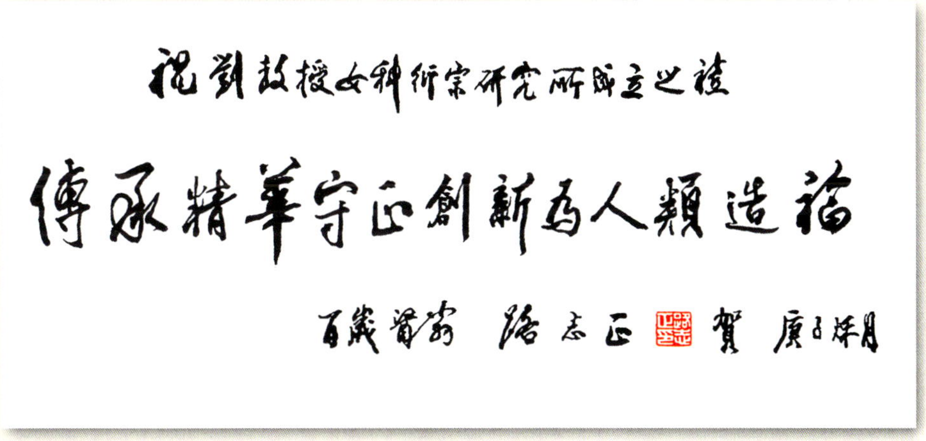

国医大师路志正题字

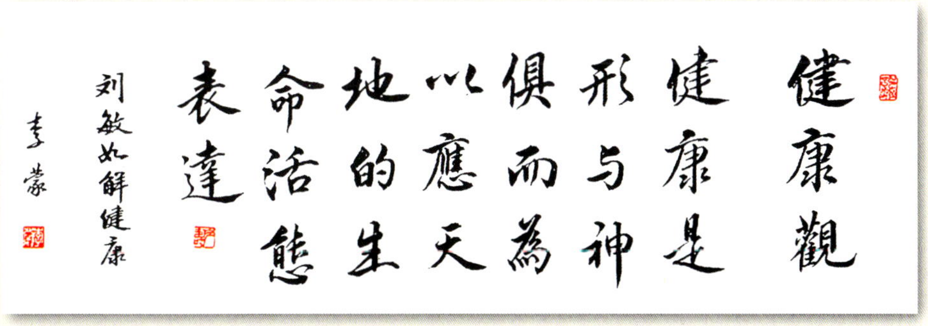

中国人民政治协商会议第十届全国委员会副主席、中国农工民主党中央原常务副主席李蒙题字

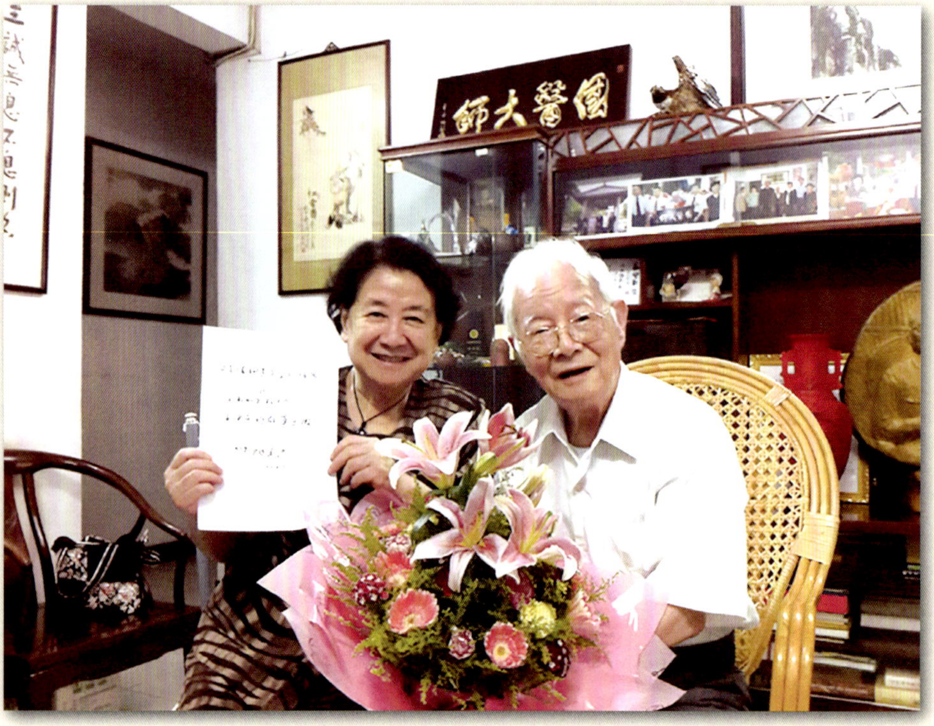

2012年刘敏如教授与国医大师邓铁涛合影

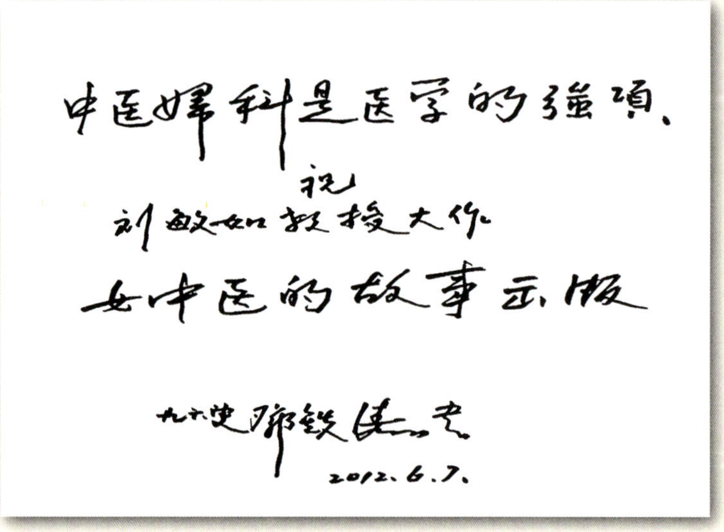

国医大师
邓铁涛题字

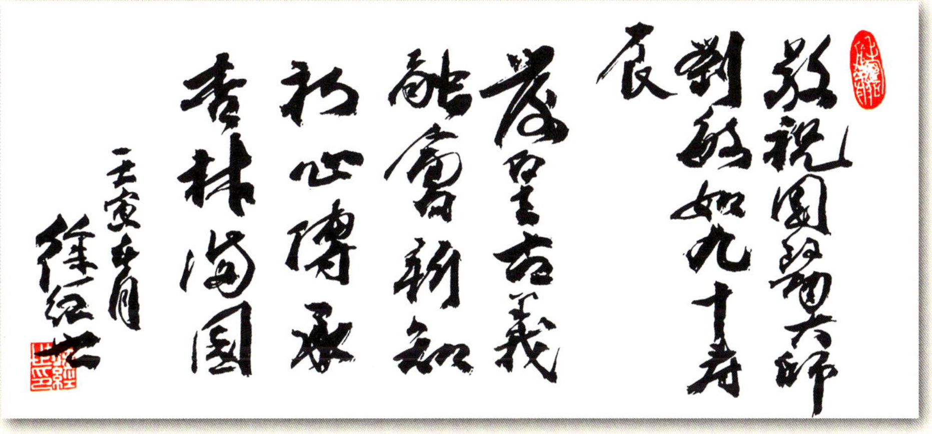

国医大师徐经世题字

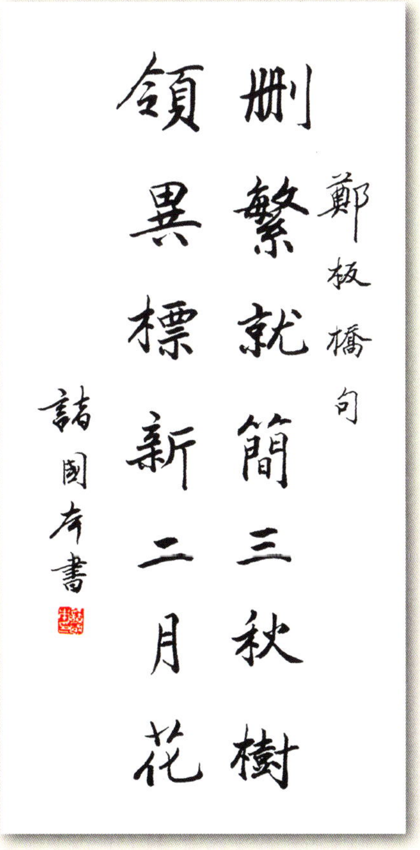

国家中医药管理局原副局长诸国本题字

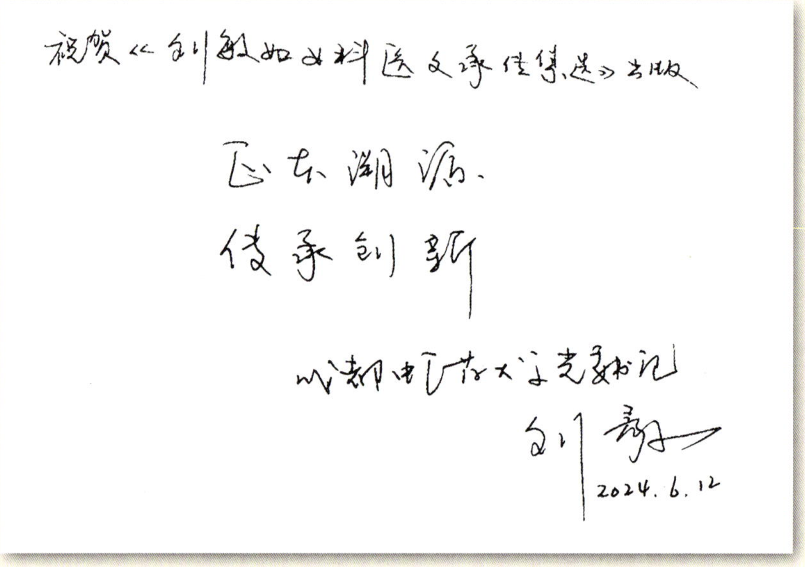

成都中医药大学党委书记刘毅题字

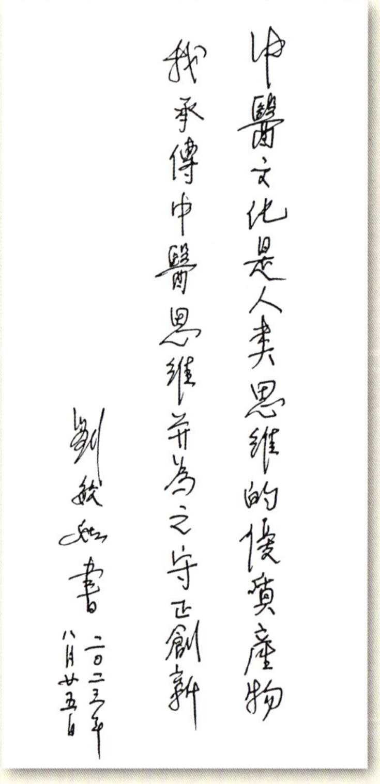

国医大师、成都中医药大学终身教授刘敏如书

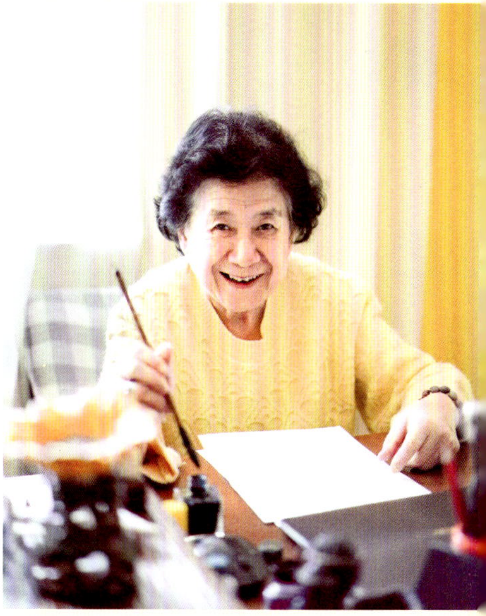

刘敏如（1933—），女，四川成都人，中国共产党党员、中国农工民主党成员。成都中医药大学终身教授、博士生导师、主任医师。曾任第八、九届全国政协委员，全国妇联常委，中国农工民主党第十一届中央常务委员会委员；中国中医科学院学部委员、中华中医药学会终身理事、中华中医药学会中医妇科专业委员会荣誉主任委员、中国针灸学会妇科生殖专业委员会名誉主任委员、世界中医药学会联合会养生专业委员会终身名誉会长、国家药品监督管理局药品评审中心古代经典名方中药复方制剂专家审评委员会委员、全国老中医药专家学术经验继承工作指导老师，澳门特别行政区卫生局中医药顾问、澳门中国中医药文化研究促进会首席专家、澳门中华中医药学会荣誉会长。获全国中医药杰出贡献奖、中华中医药学会成就奖、四川省科学技术协会颁发的“优秀科技工作者”称号，享受国务院政府特殊津贴。2014年被授予第二届“国医大师”称号。

刘敏如专攻中医妇科学，提出了“脑－肾－天癸－冲任－胞宫”是调整生殖周期的轴心及“脏腑、经络、气血、胞宫是调节生殖周期的生理基础”的理论。多年来进行妇产科同一病种的中西医对应研究，提出女阴白色病变证（外阴营养不良改变）、经水早断诸证（卵巢早衰）、胞中脂膜壅塞诸证（多囊卵巢综合征）等中医病名。她提出的妇科十大证，体现了中医病证结合、“同病异治，异病同治”法

总策划

刘敏如

《刘敏如女科承传医文集选》

则。她以“肾气为根，保阴为本”的中医妇科临床观点，对痛经、崩漏、不孕症、妇科郁症、妇科肿瘤等疑难病的中医机理和临床论治进行研究，且颇具心得。发表论文 30 余篇，主编高等院校妇科教材和专著 17 部。

一、学医之路

刘敏如出生于四川成都一书香世家，自幼受到系统的基础教育及医学专业教育，1951 年考入华西大学医学院（现四川大学华西医学中心）西南委托班专科，开了医学之蒙。经过 3 年的学习，毕业后被分配到云南省干部疗养院（现云南省保健康复中心）从事医疗保健工作，任医务组组长，其间在云南大学医学院进修营养学和西医内科学。工作 3 年后，响应国家“青年向科学进军”的号召，刘敏如被单位推荐考入成都中医学院（现成都中医药大学）医学系，从此开始了她的中医之路。经过 6 年的本科学习，她作为首届毕业生以优异的成绩于 1962 年毕业并留校任教。

刘敏如受卓雨农、王渭川、唐伯渊等中医名家师传，将学校教育和师承教育相结合，经实践锻炼，一路走来，奠定了扎实的知识基础，使她成为中医界难得的医、教、研、管复合型人才，是当代中医女科承上启下的代表人物。

二、成才之道

刘敏如教授本着宗古为发展、继承为创新、临床是根本的原则，在中医医、教、研、管等方面耕耘 70 余年，在工作中锻炼，在锻炼中树才。刘敏如教授说："事业的成功不仅靠个人奋斗，也是很多因素助力而自然获得的。"所谓"自然"，是指她个人的勤奋、知识的积累，当然也离不开外力因素。她从小接受普及教育和专业教育，是她获得成功的重要因素。她忘不了她的小学——拥有百年历史的成都市实验小学的校训"堂堂正正做人，勤勤恳恳做事"，这是她终身践行的准则，也是使她成为一名尽职尽责的医生、宽严有度的教师的指引。

（一）悟开智，勤思维

提升悟性是刘敏如教授最为强调的人生素质训练，她说悟性是人生成功的要素。人的悟性虽与先天有关，但后天熏陶亦是关键，可从文化沉淀、社会磨炼中提升悟性，如此方能开智。她不仅十分注重自己的脑力训练，更是在中医传承工作及教学中重视弟子、学生的悟性培养与锻炼。如今 92 岁的她仍保持着悟性常新，思维灵敏。

（二）挖根源，创新说

刘敏如教授的中医科研观：研究中医不离本。"本"就是中医原创理论，发现问题必须正本清考，以本为根，否则就是空中楼阁。她不时告诫学生，在学术上要认真思维，注意发现问题。一经思考后发现了问题，就需研究、解决问题。例如发现了中医妇科在理论方面的明显缺如，就不能采取简单的"沿袭旧说"或"回避不谈"的态度，应在系统整理的基础上，通过溯源、去伪存真，进行拓展、提炼、升华，形成新的假说、推理、论点，然后通过临床或研究进行论证，最终得到学术界的认同，取得进展、突破、创新。她说："任何事物都是在传承中求发展，生物的存在都是在传承中生存，何况人类。中医文化的传承路径就是学习中医精华，传递临床思维，提升理论水平、临床疗效。传活、传实、传精、传深，代代相传，代代坚守，做好中医传承人。"

（三）学到老，做到老

刘敏如教授学到老，做到老，老而不老；学术创新，从不保守；新生事物，从不拒绝；年逾九十，依然满腔热血。她为毕生从事的中医妇科事业投入了巨大精力，习医、行医、科研、任教、行政管理70余年。她说："学习是终身积累的过程，不管是否有名，不管处于何种职位，都要虚心学习。怎么认识的疾病，怎么带学生，怎么搞科研，怎么坚持学习，怎么面对病人，理论实践相结合，时常革新，持续学习。"这正是刘敏如对她自己提出的"形与神俱而为，以应天地的生命活态表达"健康观的最好诠释。

（四）重实践，下基层

刘敏如教授还在读大学时，就经常下基层实践和锻炼。当时正值解放初期，农村地区产妇分娩大多靠产婆，破伤风、产后出血等发病率高。在医学院学习西医的刘敏如，假期时就随着老师下乡宣传、培训新法接生。乡村医生也具有很多实践经验，刘敏如教授跟随他们到缺医少药的乡村去服务，得到了不一样的见识。刘敏如教授常说："不能只到条件好的地方去为病人服务，条件不好的地方更需要医生。"她坚持面向基层，数十年如一日。如今已是92岁高龄的她，仍坚持带领弟子下基层，先后走进四川遂宁及绵阳北川、乐山沐川、德阳罗江、阿坝、广元，宁夏银川，安徽亳州，陕西延安，广东肇庆、珠海横琴等地，通过义诊、查房、讲座、业务指导及学术交流等多种方式传经布道，深入基层、了解基层，助力基层中医的业务发展，受到当地群众的好评。同时也受邀赴海外参加中医学术研讨会，传播中医文化。她经常说："我们要自豪地向国际宣扬，只有我国有两种主流医学——中医和西医，共同发展，为人民健康服务，这就是中国卫生事业的特色！"她曾前往西雅图、洛杉矶、都灵、伦敦、巴黎、墨尔本等城市，以及意大利、马来西亚、泰国等国家参加国际学术活动，进行中医学术交流，起到了传播中医文化的作用。

三、 学术之精

刘敏如教授对中医妇科基础理论及疾病学等方面进行了系统梳理、规范、创新与补遗性研究，力倡中医学发展须在继承传统经典理论的基础上，注重创新与再发展，致力于中医妇科学学术发展的同时，为临床实践的开展提供有力的理论支撑。例如，她首先概括了中医的健康观（健康是形与神俱而为，以应天地的生命活态表达），并据此做了多项研究，如围绕女性生理期的健康维护等。又如，她系统整理了经、带、胎、产、乳等中医生理观，提出了“月经周期调节机理中医观”，进一步阐述了中医生殖理论，概括为“脏腑、经络、气血是调节女性生殖周期的生理基础，脑－肾－天癸－冲任－胞宫是生殖调节轴心”，丰富了中医妇科生殖轴的基本理论。据此，她对中医妇科尚未涉及的证、病进行了梳理和重新认识，归纳为妇科十四证，包括血证、痛证、带证、癥瘕、热证、呕吐证、汗证、痒证、郁证、乳证、疡证、抽搐证、急证；对西医妇科提出而中医妇科尚未涉及的一些新病种及疑难病，从病名至理、法、方、药进行了对应性研究，如盆腔疼痛诸证、经水早断诸证（西医称卵巢早衰）、胞中脂膜壅塞诸证（西医称多囊卵巢综合征）、女性骨疏诸证、女阴白色病变证等，补充了中医妇科疾病学病种的缺失。

（一）深入研究中医生殖理论

1. 脏腑、经络、气血是女性生殖周期的生理基础，脑－肾－天癸－胞宫女性生殖周期调节的轴心

刘敏如教授根据古今人们对天癸的认识及“脑为元神之府”和“

精，精生髓，脑为髓海，肾与脑相通”的原创理论，在其《中医天癸古今论》一文中进一步提出了“脑－肾－天癸－冲任－胞宫”是女性生殖周期调节的轴心，阐述了脑与肾的关系，指出肾主生殖的功能是由天癸来表达的。“脏腑、经络、气血作用于胞宫是产生月经的生理基础”，由此发展了中医生殖学的相关理论，丰富了中医妇科学女性生殖轴的内涵。她建议界定胞宫为女性特有的内生殖器官，而子宫即是当今解剖上所称的子宫，得到了教材采纳。

2. 阐释月经周期调节的中医模式

既往中医妇科教材论“月经周期”只提及月经产生的机理，而未涉及月经周期的调节机制。刘敏如教授带领其研究生开展了“月经周期气血变化”“月经失调患者气血变化”和“补肾填精促卵泡发育与排卵”等临床实验研究，初步验证“月经周期是阴阳消长、气血变化节律的体现 ”。“月经周期气血变化呈月节律”“月波动的现象”等研究内容的客观存在，深化了对月经失调病机的认识，在此基础上形成的中药周期疗法，广泛应用于月经不调、崩漏、闭经、月经前后诸证等患者，颇具疗效；为中医“月亏勿泻”“月满勿补”之说提供了初步的客观依据，也为研究月经周期调节机理提供了佐证资料。刘敏如教授提出“月经周期的形成是‘应月’”“月经周期源于先天”等理论，深入探讨了月经的周期节律。她认为，月经周期是女性生殖生理过程中阴阳消长、气血变化节律的体现。在月经的产生过程中，随着阴阳的消长、气血的盈亏变化而有月经期、经后期、经间期、经前期的生理节律，从而构成了月经周期。

月经周期中，脏腑、经络、气血是调节女性生殖周期的生理基础，脑－肾－天癸－冲任－胞宫是生殖调节轴心。它们由脑、肾主宰，天癸表达，与自然界相应，形成生殖周期，表现为月经周期的 4 个阶段。这 4 个阶段的连续与再现形成了月经周期节律，故称“月经”“月事”“月汛”“月信”等，说明其周期性，即按月而至。正如《血证论·男女异同论》所说：“夫新生旧除，天地自然之理，故月有盈亏，海有潮汐。”

（二）提出“肾气为根，保阴为本”的防治观点

刘敏如教授在中医健康观、中医生殖观等学术见解的基础上，提出了“肾气为根，保阴为本”“产后多虚多瘀”等学术观点，指导临床，提高某些妇科病证的疗效，如采用补虚（气阴双补）化瘀（活血逐瘀）法作为产后治未病大法；研制新药“产泰”，有助于产褥复旧，防止产后病的发生；以气阴双补法为主治疗崩漏（功能失调性子宫出血），以及相关妇科血证；研发出“益宫宁血口服液”，提高了对妇科血证的疗效；以补肾填精为思路，研发“资癸女贞丸”“资癸元阳丹”“滋阴荣颜丸”及“养精壮本丹”等药，有助于更年期男女状态调理及青年男女体质改善。

（三）补遗研究中医妇科病机

1. 充实崩漏病机

崩漏曾泛指一切妇科出血。刘敏如教授指出，既然将崩漏列入月经疾病，则应排除其他疾病，如妊娠、肿瘤、感染等导致的阴道出血，所以应从学术上澄清崩漏的概念。崩漏属月经疾病的阴道下血，为妇科疑证、难证、急证。她提出“崩漏是一种病因复杂、因果相干、多脏受累、穷而及肾”的月经疾病，其出血期的病机特征在于“阴血外泄，气随血耗，终至气阴双亏”，所以气阴双亏是“崩漏出血期的共同的主体病机”，主张将气阴双补贯穿崩漏治疗的始终。

对于崩漏的辨证，刘敏如教授提出不能简单地将临床现症概括为几个证型而施治，而应根据病机参合现症，辨识崩漏的证型；强调其发病有在气、在血、在脏、在经的不同，但终归病变在于脏腑、气血、经络、胞宫之间功能维系失常，或冲任二脉直接受损；无论病起何脏，四脏相移则必归于肾，肾气不固，固摄无权，阴虚失守，冲任不能制约经血，最终导致气阴双亏。

刘敏如教授认为，崩漏急在暴失阴血，出血是“本”病的见症，仅以治疗“标”证试图止血是难期良效的，崩漏论治当根据病机求治本之法。肾虚是致崩漏之本，病变在冲任失于约制，故治本当固本治肾、调固冲任。用方

遣药宜相对稳定，组方宜平正，以防动血，亦便于灵活化裁。

刘敏如教授拟定益气养阴、固冲止血的治法，并结合个人用药经验，研发出中成药“益宫宁血口服液”（人参、麦冬、五味子、北沙参、制何首乌、女贞子、茜草、海螵蛸、补骨脂、赤石脂、益母草等），用于塞流止血，目前已上市投入使用。

2. 痛经病机新解

在痛经病机方面，刘敏如指出前人有关痛经“不通则痛”“不荣则痛”的致痛机理不能完全解释痛经为何随月经周期而发，而非经期不见疼痛。她解释为女性经期的生理环境是痛经发病的内在条件，一定的素体因素是发病的潜在因素，致痛病因是发病的决定因素。由于痛经患者未行经时，冲任气血尚平和，致病因素不及引致冲任气血瘀滞或不足，故不发生疼痛。在经期或经期前后，由于血海由满溢而泻至暂虚，冲任气血变化较平时急骤，此时胞宫易虚易实，因而易受致病因素的影响，致冲任、胞宫瘀滞或失养，便可发生痛经。经净后冲任气血渐至调复，故平时不发生疼痛。痛经发病究其本源，实者多责之肝，虚者多责之肾，病位在冲任、胞宫，变化在气血，表现为疼痛，“夹虚者多，全实者少”。这些研究丰富了痛经的病机内容。

3. 阐释生殖疾病的中医基本病机

刘敏如教授在深入研究中医生殖理论中，初步验证了绝经前后诸证的主要病机为肾气虚、天癸竭。补肾法可调整“脑 - 肾 - 天癸 - 冲任 - 胞宫”轴，改善绝经前后诸证；肾精不足是卵泡发育障碍的基本病机，填补肾精是促卵泡发育的主要治法；研发补肾复方“资癸女贞胶囊”，可改善子宫血流、内膜厚度，提高子宫内膜容受性和卵子质量，提高临床妊娠率和活产率；发现补肾中药复方可保护大脑皮质及海马区神经细胞。这些研究结果也初步说明中医生殖理论对临床具有一定的指导作用，有待后继接力研究。

4. 生理带下机理的梳理

张山雷在《沈氏女科辑要笺正》中述及：“带下女子生而即有，津津常润，本非病也。”生理带下具有月水样的周期性，故称为“信水”。刘敏如教授根据中医生理观念，梳理带下机理，认为肾主水，人体精、津、液、血皆由肾所施泄调控，以供生理之需，故今称为生理带下。生理带下由脾胃水谷之津所化，入肾禀藏、施泄，转输统摄于脾，任脉主司，带脉约束。当肾气充沛，肾精盛实，天癸泌至，脾气健运，任脉固，督脉强，冲脉充盈，带脉调节，阴液泌淖于胞中，施于前阴空窍，成为生理带下，与生殖生理有关。故妇女的生理常态中，青春时期肾气始盛，天癸泌至，冲任通调，月事有时，带下可常润阴中；月经期前或妊娠期中，气血下聚，冲任血盛气充，带下的量较平时稍有增加；经绝以后，肾气渐衰，真阴渐亏，天癸竭止，月经绝断，带下亦涸竭，阴中失润。这些自然生理现象说明，生理带下的泌淖与涸竭，直接同肾气的盛衰、天癸的泌至与竭止有密切关系。刘敏如教授对生理带下的机理梳理，为病理带下的研究提供了生理依据。

5. 提出产后多虚多瘀生理论证

刘敏如教授总结："月经为血所化""胎元由气所摄，由血所养"，产时"气血调顺，推动分娩"，产褥期"蓄精推恶露，促产创复原"，乳汁由气血生化，"故女子一生易伤于血，以其故脱于血而当重于血"。由此可知，产后"亡血伤津，百脉空虚"，元气受损，自当排恶露逐瘀生新。故而，产褥期生理上呈现出"多虚多瘀，易生产后诸瘀"的状态。为此，刘敏如教授带领其研究生率先进行多项研究，证实产后多虚多瘀的生理状态，提出补虚化瘀是防治产后诸疾的大法，开发了"产泰"等产品。她说："中医文化很重视保护产妇健康，有坐月子的民俗，这体现了一个国家的文明程度。"

6. 泌乳与肾的生理关系新解

中医学对泌乳机理的阐释较为笼统。肾主生殖，肾气盛，天癸调，气血和，故其可以调节胞宫藏泄功能，使乳汁化生得到保障。刘敏如教授从"补肾中药对女性生殖轴的影响"等相关实验研究中观察到补肾可促乳房发育与乳汁分泌。在肾气主导下，肝疏脾健胃和，血气旺盛，促乳汁产生而充足。故治疗缺乳常加入补肾药，如山茱萸、淫羊藿，临床以补脾益肾组方治疗，较之单纯补脾为主疗效更佳。

（四）研讨中医妇科疾病学病种缺如

刘敏如教授认为，随着自然界的变化和社会的发展，人类疾病谱也发生了变化，新病种不断出现，中医学也应随之不断发展，以适应防治疾病的需求。她强调应开展中医妇科疾病学新病种、疑难病研究，从中医病因病机认识出发，为临床新病种命名，如此才有利于中西医学术对话，体现中医治疗特色。刘敏如教授回忆，她的师辈卓雨农先生早在20世纪60年代就注意到这类病种缺如现象，如更年期综合征（围绝经期综合征），既往中医学无此病名。在1963年全国高等院校中医药统编教材《中医妇科学》编写会议中，他建议以“经断前后诸证”病名与“更年期综合征”相对应开展研究。卓雨农先生的观点经教材收录后沿用至今，是中医妇科学病种发展的一个范例。

刘敏如教授认为中医妇科学病种研究滞后，于是她着手进行中医新病种研究。自1964年以来，她进行过多个新病种研究。如她根据中医学“有诸内必形诸外”“审证求因”“异病同治”等观点，结合临床所见，将外阴皮肤出现的非正常白色病变和伴随症概括为“女阴白色病变证”，并据此阐述其发病机理，进行辨证论治。该病名的提出既具有中医特色，又参考了西医“外阴营养不良障碍”的临床证候，有利于中医学病种的拓展。

1988年，刘敏如教授提出“盆腔疼痛证”并被确立为中医新病名，列入《中医妇科学》教学参考书。盆腔疼痛证为发生于女性盆腔部位、与妇科有关的非周期性疼痛，实际上是多种妇科疾病引起的慢性病变，在病因病机上分为湿热邪毒（急性疼痛）和血瘀气滞（慢性疼痛）。中医“异病同治”具有治疗优势，因而本病立为中医病名具有临床意义。直到1998年，由刘新民等主译的《现代妇产科疾病诊断与治疗》中才出现“慢性盆腔疼痛症”的论述，其临床表现与中医妇科的“盆腔疼痛证”中的血瘀气滞证类似。这应该视为中医学在盆腔疼痛方面研究的先行一步，且病名不谋而合。其后，刘敏如教授又提出胞中脂膜壅塞诸证（多囊卵巢综合征）、经水早断诸证（早发性卵巢功能不全）、女性骨疏证等病名，与西医有关病种对应研究。

刘敏如教授认为应当从临床对应研究中医妇科疾病病名，以及与中医相关的理、法、方、药，因此她做了相应研究。如中医病名“胞中脂膜壅塞诸证”对应“多囊卵巢综合征”、中医病名“经水早断”对应“卵巢早衰”，这丰富了中医疾病学内容。刘敏如教授认为：“如果仅以西医新编病种行中医治疗，久之则有可能导致中医疾病学的衰退。”她从中医病因病机角度出发，补遗临床新病种，对中医妇科疾病学的发展具有指导意义。

四、专病之治

（一）无子症（不孕不育）

刘敏如教授明确提出：“肾主生殖由天癸来表达。”天癸属精，藏于肾，女子以血为本，血属阴，因此她提出女子当重肾保阴，“肾气为根，保阴为本”的学术观点。

不孕不育关系到女方或男方，或与男女双方均有关，治疗上应有所侧重。她生动地形容男女诸外之象：“在女子，以阴为本，阴主藏，主守，其形在外，以阴柔之质为态，故女子重在不伤阴血，而育阴当扶阳；在男子，以阳为纲，阳主动，主泄，其形在外，以阳刚之气为表，故男子重在不伤阳气，但扶阳必配阴。”这些理论具有重要临床意义。

1. 治疗心得

①刘敏如教授在临床治疗不孕不育症时，首先“衷中参西，审因为先”，让男女双方进行检查，明确原因所在，再结合临床辨病辨证，有针对性地进行调治。如女性先找出有无任何内分泌因素、输卵管因素、子宫因素或免疫性因素，再有针对性地测知预后，调治其相关病理状态。

②以补肾养阴贯穿治疗始终，在“脑－肾－天癸－冲任－胞宫”生殖轴

理论指导下，以“肾气为根，保阴为本”学术观选方用药，补肾以营脑髓、资天癸、养精血、调冲任。

③注重“用药平和，通调气血”。刘敏如教授在临床上极少用附子、肉桂等大温大热或辛温燥动之品，常提示用药宜于调补，阴虚不可过于滋腻，以防阻遏阳气；阳虚者不可过用辛燥，过则耗损阴津。特别是现代研究提示伤胎儿的中药当慎用之。

④秉持“药物论治与身心并调”的原则。发挥中医临床望、闻、问、切优势，从心理、社会方面重视心理疏导。

⑤提倡“不孕不育男女同治”。刘敏如教授认为对于不孕不育，不应刻板地划分为女方不孕症或男方不育症，主张凡成年男女双方在未避孕而有正常性生活 12 个月以上仍未怀孕者，可诊为无子症，建议双方共同检查、治疗。

2. 治疗特色

“顺应月经 4 个阶段，择期论治”是刘敏如教授治疗妇科疾病的特色之一。她认为，治疗不孕与治疗月经病的分期治疗原则一致，但用药各有侧重，补肾贯彻治疗始终，应充分发挥中医药的特色与优势，调整受孕内环境以达到助孕的目的。

（1）经后期（卵泡期）

血海空虚，阴阳气血不足，当平补肾阴肾阳为主，以促进精血恢复，肾气充盛，方可选左归丸。如患者兼有其他妇科病，例如子宫肌瘤、子宫内膜异位症、子宫腺肌症、多囊卵巢综合征等，经后期亦是治疗关键，治疗佐以活血化瘀药物，常用柴胡、枳壳、橘核、荔枝核、山楂、益母草、薏苡仁、仙鹤草、夏枯草、莪术、王不留行等。

（2）经间期（排卵期）

此期是阴阳转化，排出卵子的关键时期，当平补肾阴肾阳，以促天癸充盛，佐以活血化瘀通络之品，促进阴阳转化，以利卵子排出，方选归肾丸加淫羊藿、王不留行、皂角刺、丝瓜络、葛根等。

（3）经前期（黄体期）

阴阳气血俱盛，为孕育提供条件，为孕卵着床做准备，当补肾健脾，填补肾精，常用寿胎丸合四君子汤加淫羊藿、肉苁蓉、黄精、熟地黄、山茱萸，或用槐花、黑豆、黑芝麻，食之有利于黄体健康，改善子宫内环境，提高孕育的成功率，但不可轻投活血化瘀药物，以免误伤早期胎元。

（4）月经期

血室正开，经血以排出为畅。如无明显不适，月经期可予以停药。若明显痛经或经血量多，则以痛经或妇科血证论治。此期若出现异于平常的阴道出血或腹痛，尤当注意早孕流产的可能性。

3. 用药规律

刘敏如教授认为肾藏精，精化气，精气即肾气，寓元阴元阳，是维持人体阴阳的本源，是女性生理活动的根本；强调女性不孕症的基本病机为肾虚，补肾应贯穿于不孕症的治疗始终，主张补肾气、营脑髓、资天癸、调冲任治疗不孕症。

①主张辨病与辨证相结合治疗不孕症。《诸病源候论》记载："夹疾无子。"指出不孕症常是许多妇科疾病导致的后遗症和结果。刘敏如教授临床治疗不孕症，常以西医方法协助，诊断出不孕的基本原因，确定根源在男方或在女方，了解其生殖功能指标，然后运用中医生殖理论进行辨病辨证治疗。对中医病机需特别着眼于肾气虚损、天癸失调，但也不可忽视邪犯所致。用药组方重视补肾填精，以平为期。

②以"肾气为根，保阴为本"为指导，采用气阴双补法、补肾培精法。刘敏如教授治疗不孕症处方中出现频次较高的药物主要为补益类，补益药物有北沙参、黄芪、枸杞子、菟丝子、山茱萸、当归、黄精、白芍等。

刘敏如教授强调不孕症病机根本在肾，并开展了一系列补肾中药对女性生殖轴调控的实验和临床研究，证实补肾中药可以有效调控女性生殖轴。在临床用药方面，刘敏如教授重视气阴双补，高频药物以补气类、养阴类为多。

刘敏如教授治疗不孕症的药物组合以山茱萸－枸杞子、菟丝子－枸杞子、北沙参－枸杞子、麦冬－北沙参、北沙参－五味子等多见，其核心药组具有补肾、益气、养阴的特点。选药性温而不燥，补而不峻。

③用药平和，重视气血流通。刘敏如教授治疗不孕症用药平和，多选用

温、微温、微寒之品，如山茱萸微温，北沙参微寒等，少用肉桂、附子等大辛大热或黄连等苦寒之品；强调“脾胃为后天之本”，食疗重于药疗，故所选药物大多药食同源，能较长时间服用，如西洋参、枸杞子、麦冬等；注重药物的选择和配伍，强调中药口味应调整至患者易于接受，才能坚持治疗。她指出气血贵在流通，在治疗不孕症的过程中，从肾虚的根本病机出发，以补益为主，佐以枳壳、柴胡等行气类药物，使其补而不滞，故高频药物中除了补益类药物就是行气类药物。

④喜用参类药物。在刘敏如教授治疗不孕症的组方中，参类药出现频次较多，如北沙参、花旗参、明党参等。她强调女子以阴为本、以血为用，血足则易于受孕养胎。《傅青主女科》记载：“生气以助生血，则血生自然迅速。”一味补血易致凝滞不行，气生血，兼能行血，故临床用药配伍中常用参类以补气生血、滋阴养血。

刘敏如教授根据患者气阴不足症状的偏重，随证选用参类。如北沙参为伞形科植物，味甘、微苦，性微寒，归肺、胃经，较其他参类更长于入胃经，有益胃生津、养阴清肺的功效，用以滋补脾胃，补益气血生化之源；且北沙参价格低廉，口味甘甜，常用于食疗，易于患者长期坚持服用。花旗参为五加科植物，味甘、微苦，性凉，归肺、心、肾经，长于女子补气养阴。明党参为伞形科植物，味甘、微苦，性微寒，归肝、脾经，长于补气养阴兼清热。明党参以润肺化痰、养阴和胃解毒为功效，补益之力较花旗参弱。

⑤多用生脉散、五子衍宗丸为基础方加减治疗不孕症。刘敏如教授治疗不孕症多用麦冬、五味子、北沙参、山茱萸、菟丝子、枸杞子，分别为生脉散和五子衍宗丸的组方雏形。生脉散可益气生津、敛阴止汗，药味虽简，但补气养阴功效显著。因人参入口味苦，价格高昂，故她临床常以北沙参、花旗参等代替人参使用。现代临床研究也证实生脉散加味治疗排卵障碍以及无自觉症状不孕症颇有成效。五子衍宗丸原名“五子守仙方”，首见于道教《悬解录》，被称为“古今种子第一方”，补肾为主，气阴兼顾，补而不滞。植物种子为植物的精华，具有圆润灵动之性，取义以子补子。研究发现五子衍宗丸较左归丸、右归丸改善卵巢功能疗效更佳。二者的运用体现了刘敏如

教授治疗不孕症“肾气为根，保阴为本”的学术思想。

4. 加减

不孕不育症病因复杂，治疗又需辨证与辨病相参，病证结合，临床审清原因后对因立法。例如功能性无排卵以肾精不足为主；多囊卵巢性不孕以肾虚为本，兼有痰湿阻滞；子宫肌瘤或子宫内膜异位性不孕多气滞血瘀；输卵管不通性不孕以湿浊阻滞为主等。因此在治疗上，以补肾填精为主，兼理气活血，随证化裁，养血活血，或疏肝解郁，或清热利湿，或健脾益气等。正如《景岳全书·妇人规》所说：“种子之方本无定规，因人而药，各有所宜。”

对于兼夹脾虚或痰湿阻滞者，刘敏如喜用参苓白术散、温胆汤、三仁汤及豆蔻、淡竹叶、车前子、白茅根等；兼夹肝郁者，喜用四逆散、逍遥散及合欢皮等；兼夹湿热者，喜用知柏地黄汤、四妙丸、三仁汤等；兼夹血虚者，喜用四物汤及枸杞子、桑椹、大枣等。补肾方面，刘敏如除喜用左归丸，亦推崇用五子衍宗丸，取其补中有行之性，无补而留邪之嫌。按肾阴肾阳偏衰之别及月经周期所处之阶段，亦灵活选用二至丸、六味地黄丸、归肾丸、右归丸、寿胎丸等，选加淫羊藿、肉苁蓉、巴戟天、鹿角霜等。

（二）经水早断诸证（卵巢早衰）

经水早断即西医妇科学所称的卵巢早衰，在中医亦是妇科疑难病，以未及绝经期而出现卵巢功能低下导致月经不调、闭经、不孕等，甚至出现绝经期表现为特征。本病虽未被列为中医独立病种，但患者常求治于中医。中医临床则根据出现的症状和西医生殖内分泌诊断进行辨证论治而获得一定疗效。由于中西医理论体系不同，仅采用西医诊断、中医治疗似有说理不清之弊。因此，刘敏如教授认为，有必要将经水早断作为中医妇科疾病学的独立病种进行研究，与时俱进地补遗中医妇科病种，为中医临床、科研、教育提供参考。

1. 中医病名论证

《素问·上古天真论》首次记载了月经初潮及绝经的年龄；《素问·阴阳应象大论》提出早衰之龄以 40 岁为界；唐代王焘《外台秘要·卷三十四》说明了因产后出血而血脉虚竭、血脉不通，致天癸早耗，经水早断，闭经难复；《傅青主女科》首次提出“经水早断”之名，可视为与今所指卵巢早衰临床吻合。

根据中医生殖理论，刘敏如教授论证经水早断的年龄界限确定在40岁以前，与当今西医卵巢早衰的年龄界定一致。她明确提出经水早断是女子在40岁以前出现月经稀发不定甚至断绝，受孕困难或不孕，兼有经断前后诸证的临床表现。

2. 病因病机

经水早断诸证主要是先天因素导致肾气不足，肾水不济，精气不盛，冲任失充，天癸衰少失调；或后天多种致病因素，损耗肾气，多态变化以致天癸早耗，不能施化月经，导致“妇人年未至七七之期而经水早断”。肾气益弱，精血流通受碍，则肾气不开；肾水不足，不上济于心，则水火不能相济；肾虚不能温煦于脾，则脾失运化，湿阻清阳；肾精耗损，肝失滋养，肝气郁结；肾气失开则肺气失调。由此可见发生经水早断的病机复杂，肾施化受碍，故《辨证录》言经水早断，实关肾水不足、三经齐郁所致。

（1）病因

先天禀赋不足，肾精本亏；劳神过度，耗伤阴精；久病及肾，阴精难复；房劳产伤，肾精虚衰。或因六淫时毒内侵，如腮腺炎病史、结核病史、免疫性疾病病史；化疗、放疗，使用化学药物，长期服用抗风湿药物雷公藤等；过用促排卵药、服用避孕药、吸烟吸毒；环境污染；或妇科手术史、腹腔手术史等，伤肾而及天癸、冲任及胞宫，出现天癸早竭诸证。

（2）病机

主要是先天不足或后天损伤，导致天癸早竭。肾精亏虚日久，则精不化气，精亏气衰，精气两虚；肾气不足，可导致脾失健运，化生乏源，天癸匮乏；精不生血，则经血乏源；肝阴失养，则肝阴虚少，肝失疏泄，气滞血瘀，冲任不通；肾水不上济心火，心火不下温肾水，心肾不交；精亏阴虚，可虚火内生，又或虚火蒸液为痰，痰凝血瘀。

3. 辨病论治

参考西医卵巢早衰的研究和临床积累，卵巢功能衰竭的临床表现多样、病因复杂且呈进行性发展（包括隐匿期、生化异常期、临床异常期、卵巢衰竭4个阶段）。卵巢早衰的概念有一定局限性，难以体现疾病的进行性发展和多样性，仅代表卵巢功能衰竭的终末阶段。这一认识为研究经水早断诸证提供了借鉴。结合中医对经水早断病机的认识，在辨证上分为“肾气不足，天癸不裕”“肾气亏虚，天癸早耗”两种情况，最终均至天癸早竭，经水不复。

（1）肾气不足，天癸不裕（早发性卵巢功能不全）

临床表现：40岁前出现月经稀发，间而停闭不复，或伴见绝经前后诸证，或有第二性征发育不全，脉沉弱，苔薄白。实验室检查符合早发性卵巢功能不全（POI）诊断。POI是指女性在40岁以前，卵巢出现内分泌或生殖功能失全。在1～2个月内重复检测血清促卵泡素（FSH）、促黄体素（LH）及雌二醇（E_2），水平在绝经后范围内。

治法：补肾气，调气血。

处方：

①左归饮、右归饮（《景岳全书》）。

左归饮：熟地黄9～15克，山药6克，枸杞子6克，炙甘草3克，茯苓6克，山茱萸3～6克（胃酸者少用之）。

右归饮：熟地黄6～9克，炒山药6克，山茱萸3克，枸杞子6克，炙甘草3～6克，杜仲（姜制）6克，肉桂3～6克，制附子3～9克。

②芪韭杞太极膏（刘敏如自拟方）。

（2）肾气亏虚，天癸早耗（卵巢早衰）

临床表现：月经停闭不复至，或有产创失血史、绝经前后诸证，情志不舒，或无明显症状，纵欲。脉弱，或舌淡多津、苔薄白，或舌红少津、苔薄黄或苔厚腻。实验室检查符合卵巢早衰（POF）诊断。卵巢早衰是一直被临床广泛使用的专业术语，指女性40岁之前出现闭经，伴有FSH水平升高（FSH > 40U/L）、雌激素水平降低等内分泌异常及绝经症状。

治法：补肾资癸，填精益髓。

处方：

①溢经汤（《辨证录》）：熟地黄10克，白术10克，山药10克，当归

10 克，白芍 10 克，生酸枣仁 6 克，牡丹皮 6 克，沙参 10 克，柴胡 6 克，杜仲 6 克，人参 6 克。水煎，连服 8 剂补以通之，散以开之。

②资癸女贞丸合资癸元阳丹（刘敏如自拟方）。

4. 辨证论治

（1）肾阴虚、肝气郁证

临床表现：月经推迟、稀发、量少，甚或停闭数月；平时带下少，阴道干涩，性交疼痛，受孕困难，腰膝酸软，头晕耳鸣，失眠多梦，皮肤瘙痒或如虫爬，或烘热汗出，五心烦热，盗汗。舌红少苔，脉细数。

治法：滋肾清肝解郁。

处方：

①滋水清肝饮（高鼓峰方）：熟地黄 10 克，当归身 10 克，白芍 10 克，酸枣仁 10 克，山茱萸 10 克，茯苓 10 克，山药 12 克，柴胡 6 克，栀子 10 克，牡丹皮 10 克，泽泻 6 克。

②生脉五子复经汤（刘敏如自拟方）：枸杞子、菟丝子、覆盆子、五味子、车前子、川芎、当归、丹参、西洋参、麦冬、山茱萸、黄精。

（2）肾阳虚、脾不运证

临床表现：月经稀发，三五月一至或停闭，经量少质清稀，色暗。腰膝酸软，四肢不温，或畏寒浮肿，痰多舌白，倦怠气短，饮食欠佳，或大便稀，夜尿多，舌暗、苔薄白或白腻，脉沉。

治法：补肾温脾。

处方：

①右归饮合补中益气汤：黄芪 15 克，白术 10 克，陈皮 6 克，升麻 6 克，柴胡 6 克，人参 6 克，甘草 3 克，当归 6 克，熟地黄 10 克，山药（炒）10 克，山茱萸 10 克，枸杞子 10 克，甘草（炙）3 克，杜仲（姜制）10 克，肉桂 3 克，制附子 3 克。

②滋肾育胎丸（罗元恺方）：菟丝子、砂仁、熟地黄、人参、桑寄生、阿胶（炒）、何首乌、艾叶、巴戟天、白术、党参、鹿角霜、枸杞子、续断、杜仲。

（3）肾水亏、心血不足证

临床表现：月经停闭数月乃至 1 年以上，阴中干涩，心悸、心累，腰痛，骨痛，眠差，胸闷，舌质淡、苔薄白，脉沉弱或迟或起伏不定。

治法：滋水益气养血。

处方：

①生脉散合补心丹：党参、麦冬、远志、生地黄、玄参、天冬、丹参、茯神、酸枣仁、五味子、柏子仁、桔梗、当归，以蜜为丸。

②续补汤：人参10克，当归10克，白芍10克，柴胡6克，麦冬12克，北五味6克，白术10克，巴戟天10克，炒酸枣仁10克，红花5克，牛膝6克，沙参10克。

③左归饮合五子衍宗丸（刘敏如习用方）：熟地黄 10 克，山药 10 克，炙甘草 6 克，茯苓 10 克，山茱萸 10 克，枸杞子 10 克，菟丝子（炒）10 克，覆盆子 10 克，五味子（蒸）6 克，车前子（盐炒）10 克。

（4）肾精虚、髓海空虚证

临床表现：月经停闭数月乃至 1 年以上，经水量少黏稠，阴中干涩，头晕耳鸣，眼干，健忘或口渴，伸展不利，大便或干结，小便或黄，阴中或灼热，舌红、苔薄黄，脉细数。

治法：养精气补脑髓。

处方：

①花旗参 10 克，麦冬 10 克，枸杞子 10 克，五味子 6 克，黄精 10 克，山茱萸 10 克，肉苁蓉 10 克，当归 6 克，生地黄 10 克，槐花 15 克，核桃仁 10 克，黑芝麻 6 克，甘草 3 克。

②知柏地黄丸合五子衍宗丸（刘敏如习用方）：知母 6 克，熟地黄 10 克，黄柏 10 克，山茱萸（制）10 克，山药 10 克，牡丹皮 6 克，茯苓 10 克，泽泻 10 克，枸杞子 10 克，菟丝子（炒）10 克，覆盆子 10 克，五味子（蒸）10 克，车前子（盐炒）10 克。

5. 治疗心得

（1）问病史

末次月经，盆腔手术、放疗或化疗的病史，POI 家族史，家族脆性 X 染色体综合征，自身免疫性疾病，肾上腺皮质功能不全，甲状腺功能减退等。

（2）检查

单纯的原发性 POI 患者没有体征。显著异常或严重 POI 患者可见雌激素缺乏引起的萎缩性阴道炎、卵巢萎缩，甚至无法触及卵巢；POI 患者经常间歇性地产生雌激素，因而可能没有表现出雌激素缺乏的体征，故宫颈黏液及盆腔检查的结果未必能排除 POI 的诊断；卵巢肿大提示可能患有淋巴细胞性卵巢炎或类固醇生成酶缺陷。

（3）检测项目

妊娠测试，如 β–人绒毛膜促性激素（β–HCG）；诊断 POI，1 ～ 2 个月内重复检测 FSH、LH 、E_2 水平；澄清病因，例如染色体核型、卵巢抗体等；筛查 POI 患者中高发的其他疾病，如促甲状腺激素（TSH）、抗甲状腺过氧化物酶抗体、血清肾上腺抗体及扫描骨密度（DEXA 测定法）。

（4）诊断本病隐匿状态的患者

本病有时与某些疾病同时出现，如家族遗传病（46，XY 性腺发育不全）、原始卵泡禀赋不足、小儿先天性卵巢发育不全（X 染色体短臂基因缺失）、卵泡加速闭锁、甲状腺疾病、肾上腺皮质功能不全（见直立性低血压、色素沉着斑、腋毛和阴毛稀少）、免疫性卵巢炎（有胀大的卵巢）、雌激素水平低下（可见萎缩性阴道炎、卵巢很小甚至无法触及）。

（5）鉴别诊断

停经患者当与妊娠及其他妇科类似症状疾病鉴别，不可轻易下经水早断（卵巢早衰）的诊断，可借助实验室检查。经水早断不属世医所谓的血枯经闭，乃是肾气本虚，与心、肝、脾之郁有关。一旦有郁，则肾之气郁而不宣，不能盈满、化经水外泄。治法必须散心、肝、脾之郁而大补其肾水，同时仍大补其心、肝、脾之气，则精溢而经水自通矣。

6. 病案举例

患者，女，38 岁。2016 年 3 月 1 日初诊。

主诉：未避孕 5 年余，月经周期时前时后停经 2 年余。

现病史：纳可，睡眠欠佳，梦多，无潮热，盗汗，大小便正常，口干口苦，舌红、苔白，脉沉数。

个人史：G1P0，3 年前行人流 1 次。初潮 13 岁，经期 5 ～ 6 天，周期 20 ～ 25 天，末次月经（LMP）2016 年 2 月 3 日，上上次月经（PMP）2016 年 1 月 13 日，服雌二醇片后月经来潮。

检查：甲状腺功能正常。性激素六项：2015 年 3 月 26 日查 E_2 165mg/mL，FSH 39.4U/L，LH 22IU/L；2015 年 7 月 2 日查 E_2 605mg/mL，FSH 6.6U/L，LH 5.1IU/L；2015 年 7 月 4 日查 E_2 691mg/mL，LH 5.3IU/L 。输卵管未查。

诊断：续发不孕症，卵巢早衰（POF）。

处方：淫羊藿 12 克，枸杞子 12 克，当归 6 克，黄芩 12 克，肉苁蓉 10 克，杜仲 15 克 ，熟地黄 10 克，菟丝子 15 克，覆盆子 12 克，西洋参 6 克，麦冬 10 克，北五味子 6 克 。7 剂，2 日 1 剂，分 2 次服。

医嘱：①建议输卵管检查。②丈夫精液常规复查（禁欲 5 日）。③月经第 3 天复查 FSH 、LH 、E_2 、P。

二诊（2016 年 4 月 25 日）：4 月 18 日来月经。舌红、苔白，脉滑。

2016 年 4 月 20 日性激素六项：LH 24.11IU/L，FSH 15.8U/L，E_2 145mg/mL，P 0.63ng/mL。

处方：①经后期方：淫羊藿 12 克，山茱萸 12 克，黄芪 20 克，枸杞子 15 克，菟丝子 15 克，桑椹 15 克，白芍 15 克，当归 6 克，川芎 6 克，肉苁蓉 15 克，柴胡 6 克，炙甘草 6 克。7 剂，每日 1 剂，分 3 次服。②非经期方：定坤丹 3 克，每日 2 次。

三诊（2016 年 5 月 24 日）：月经周期恢复，自然来月经第 2 天伴痛经，色正常、量偏少，余无特殊，舌红、苔薄白，脉滑数。LMP 5 月 23 日，PMP 4 月 18 日。

处方：黄芪 20 克，枸杞子 15 克，淫羊藿 12 克，山茱萸 12 克，玉竹 12 克，菟丝子 15 克，枳壳 10 克，川牛膝 10 克，柏子仁 15 克，砂仁 6 克，艾叶 6 克，白芍 12 克。10 剂，每日 1 剂，分 3 次服，先服 2 剂，余药经净后服。

四诊（2016 年 6 月 29 日）：LMP 5 月 23 日，经期 8 天，量少，腹痛，因牙痛未服定坤丹，苔中部腻，脉沉。

处方：北沙参 20 克，麦冬 10 克，北五味子 6 克，玉竹 12 克，黄芪 15

克，枸杞子 15 克，山茱萸 15 克，肉苁蓉 15 克，王不留行 15 克，丹参 15 克，白芍 15 克，罗汉果 1/4 个。7 剂，2 日 1 剂，早晚各 1 次，分 4 次服。

五诊（2016 年 7 月 25 日）：服药后 6 天月经来潮，本次月经 7 月 22 日，量中等，脉平。PMP 7 月 7 日，经期 7 天。

处方：北沙参 15 克，麦冬 10 克，黄芪 20 克，菟丝子 15 克，枸杞子 15 克，山茱萸 15 克，肉苁蓉 15 克，百合 15 克，淫羊藿 15 克，北五味子 6 克，丝瓜络 15 克，藿香 10 克 。7 剂，每日 1 剂，分 3 次服，经净后始服。

六诊（2016 年 9 月 6 日）：LMP 7 月 22 日，PMP 7 月 7 日，经期 7 天，伴绞痛。

处方：当归 10 克，黄芪 20 克，淫羊藿 15 克，山茱萸 15 克，肉苁蓉 18 克，鹿角霜 15 克，紫河车 6 克，石斛 15 克，川芎 10 克，生地黄 10 克，白芍 15 克，柴胡 6 克。10 剂，每日 1 剂，分 3 次服。

七诊（2016 年 10 月 17 日）：情绪一般，纳可，睡眠欠佳，梦多，二便调，月经未潮 96 天，LMP 7 月 22 日，舌红少苔，脉滑数。

诊断：月经后期，月经量少，证属冲任不足。

处方：北沙参 20 克，黄芪 20 克，枸杞子 15 克，砂仁 6 克，百合 12 克，菟丝子 15 克，竹茹 12 克，枣皮 15 克，车前子 15 克，陈皮 6 克，淫羊藿 15 克，五味子 10 克，白芍 12 克，紫苏叶 10 克，覆盆子 12 克 。7 剂，2 日 1 剂，分 2 次服。

嘱患者明日复查激素六项 +HCG。

八诊（2016 年 11 月 3 日）：月经未潮，停经 113 日，排除怀孕，情绪焦躁，手足心稍热，汗出，阴道分泌物少，口微干不苦，舌红少苔，脉滑数。

11 月 3 日性激素六项：LH 43.92IU/L，FSH 54.22U/L，E_2 155mg/mL，P 0.62ng/mL。

处方：黄芪 15 克，枸杞子 15 克，王不留行 15 克，菟丝子 15 克，车前子 15 克，川芎 6 克，当归 6 克，山茱萸 12 克，巴戟天 12 克，淫羊藿 12 克，三七粉 3 克，鹿角霜 10 克，黄精 10 克，石斛 15 克 。7 剂，2 日 1 剂，每日 2 次，药渣煎水泡足。

九诊（2016 年 12 月 5 日）：黄体酮胶囊 10 毫克，每日 2 次。5 日后阴道出血，现为出血第 4 天，量中、色深红，无痛经，纳可，眠安，二便调，潮热较前好转，舌红少苔，脉滑尺沉。

处方：北沙参 15 克，麦冬 10 克，北五味子 6 克，枸杞子 15 克，石斛 12 克，知母 6 克，鹿角霜 15 克，槐花 12 克，菟丝子 15 克，覆盆子 15 克，淫羊藿 15 克，怀山药 15 克 。10 剂，每日 1 剂，分 3 次服，药渣煎水泡足。

十诊（2017 年 2 月 7 日）：B 超示右侧卵巢 19mm × 9mm，左侧 19mm × 9mm，内见 1 ～ 2 个细小卵泡，未见较大卵泡。LMP 2017 年 1 月 10 日（7 日）。月经第 3 日雌激素检查：FSH 34.1IU/L ，抗缪勒管激素（AMH）0.04ng/mL ，LH 9.5IU/L ，孕酮（PROG）0.3nmol/L，泌乳素 3.9μg/L，雄激素 34ng/dL，游离甲状腺素（FT_4）1.2pmol/L，甲状腺激素 0.35 μ IU/mL。月经第 8 天复查 FSH 72.4U/L ，E_2 25pmol/L。

处方：山茱萸 10 克，巴戟天 10 克，淫羊藿 15 克，枸杞子 15 克，鸡血藤 20 克，黄芪 20 克，当归 6 克，川芎 6 克，王不留行 15 克，熟地黄 12 克，枳壳 12 克，牡丹皮 10 克，西洋参 10 克，紫河车 6 克（另包，后下）。每日 1 剂，分 3 次服，经期停服，每剂药渣再煎水，晚上睡前浴足。

建议平时服用维生素 E，以助孕酮的分泌。

十一诊（2017 年 3 月 24 日）：LMP 3 月 2 日，5 日净，量极少，PMP 1 月 10 日，7 日净，量多。

检查：3 月 4 日查 LH 8.67IU/L，FSH 10.2U/L，E_2 131mg/mL，PROG 5.64nmol/L。3 月 11 日查 E_2 146pmol/L，LH 37.2IU/L，FSH 7.4U/L 。3 月 12 日取卵 1 颗，并已成功受精保存待用，纳眠可，近 3 个月经前面生痤疮，二便调，舌淡红、苔薄白，左脉沉细、右略滑。要求在行试管婴儿技术前调理身体。

处方：淫羊藿 10 克，巴戟天 10 克，山茱萸 15 克，枸杞子 15 克，鸡血藤 15 克，黄芪 20 克，麦冬 15 克，石斛 15 克，熟地黄 12 克，当归 6 克，川芎 6 克，白芍 12 克，西洋参 6 克，北五味子 6 克，紫河车 6 克（另包，后下）。煎法、服法、用法同上。

随访告知怀孕。

按：本案表现为不孕，西医确诊为卵巢早衰，中医诊为不孕（经水早断），经西医内分泌治疗，月经偶来潮或闭经（监测排卵，未发现成熟卵），要求中医治疗。以“肾气为根，保阴为本”思想指导该患者治疗，经坚持中药复方论治 1 年余，共十一诊，监测发现优质卵子而行体外受精－胚胎移植（试管婴儿）成功。追踪随访小孩已 5 周岁，身体健康。

五、方药之长

（一）常用方剂

刘敏如教授常用方介绍如下：

补肾滋天癸：左归丸，右归丸，五子衍宗丸，归肾丸，寿胎丸。

补血：四物汤，当归补血汤。

补阴：二至丸，六味地黄丸。

健脾益气：四君子汤，参苓白术散。

气阴双补：生脉散。

活血化瘀：桃红四物汤，桂枝茯苓丸，生化汤。

疏肝理气：四逆散，逍遥散。

化痰除湿：二陈汤，三仁汤，温胆汤，藿香正气散，苍附导痰丸。

清热利湿：四妙散，甘露消毒丹，甘露饮。

清热解毒：五味消毒饮。

消食化脂：保和丸，防风通圣散。

临床上辨证施治，根据病因、病位、病机的不同，对方药灵活加减化裁，可以有很多组合。如五子衍宗丸合六味地黄丸、生脉二至六味丸、逍遥五子左归丸、四逆归肾丸、逍遥四妙散、生脉五子四物汤等。

刘敏如教授临床上最常用逍遥五子左归丸加减治疗妇科疾病，多能取得理想的疗效。

逍遥五子左归丸的功效为疏肝健脾补肾，对于月经先后无定期、月经量少、经行不畅、卵巢功能下降、绝经前后诸证、不明原因不孕、复发性流产、工作或求子压力大而焦虑紧张、“试管婴儿”周期前 3 个月调治，具备肝郁脾虚肾虚证者，均可加减使用。

【典型病案】

刘某，28 岁，2019 年 8 月 17 日初诊。

主诉：初潮后月经量少 12 年，发现幼稚子宫 8 年。2011 年因月经量少，在深圳市某医院行 B 超检查，提示幼稚子宫（双侧卵巢大小正常，子宫 4cm × 3cm × 2cm）。行人工周期治疗 1 个月，因为服药出现恶心、呕吐等胃肠道反应，无法耐受而停药。近年来间断服中药治疗。2019 年 6 月 3 日复查 B 超结论同前，妇科内分泌检查（D_3）无异常。月经 5 日 / 35 ～ 40 日，量少，色暗红，无血块。经前 3 日乳房胀痛，情绪波动，或烦躁，或低落哭泣。LMP 2019 年 8 月 11 日。平素焦虑，担心无法怀孕。胃纳一般，多食易腹胀、恶心，进食凉性食物易腹泻。入睡可，多梦，夜醒 1 ～ 2 次，半小时内可再入睡。晨起腰酸，口略干，无口苦。白带量偏少，无阴痒。舌淡红、苔薄白，脉弦细、尺脉沉。

辨证：脾肾不足，肝郁血虚。

治疗：予以疏导情绪，嘱患者放松情绪，有规律同房。逍遥五子衍宗丸加减。

3 次复诊后，情绪波动明显好转，胃纳可，无明显腹泻。

四至九诊予以逍遥五子左归丸加减，经期停服。

十诊（2019 年 10 月 11 日）：患者昨日查尿 HCG（+）。疲倦，腰酸，大便偏烂。舌淡红、苔薄白，脉略数、尺脉不沉。予四君子汤合寿胎丸加减。

2019 年 10 月 25 日 B 超见胎心。孕中后期因间发宫缩，间断服药，于 2020 年 5 月 21 日顺产单胎女，母女平安。

按：本案诊断为幼稚子宫，临床治疗难度大。患者因担心无法生育而焦虑紧张，影响临床疗效，每次诊疗都予以情绪安抚。患者体型瘦小，脾胃较虚弱，一至三诊予逍遥五子疏肝健脾，略加补肾，待脾胃功能恢复；四至九诊加强补肾的力量，予逍遥五子左归丸，渐达肝气疏、脾肾强、精血旺而胎成。

妇科病（尤其是不孕症、复发性流产）不可忽视精神因素导致的身心俱累。临床治疗中，医生应仔细询问病史，分析化验报告，给患者合理解释，舒缓精神压力，灵活辨证施治。正如《伤寒论》中所言："虽未能尽愈诸病，庶可以见病知源，若能寻余所集，思过半矣。"又言："观其脉证，知犯何逆，随证治之。"肝主疏泄，脾胃为气血生化之源，肾主生殖，肝、脾、肾功能协调，胎孕乃成。逍遥五子左归丸能疏肝健脾补肾，统治三脏，在临床中灵活运用，可以获得理想疗效。

（二）活用药物

刘敏如教授治疗重视补肾，同时注重气血双补、气血同调、气血贵在流通的思想。常用药对拆解介绍如下：

山茱萸 + 淫羊藿：山茱萸滋肾阴，淫羊藿补肾阳，共同使用具有调整肾阴肾阳之功，有助排卵期之阴阳转化。刘敏如教授常言这组药对有促排卵的功效。

菟丝子 + 枸杞子 + 五味子：菟丝子、枸杞子补肾阳、益精血，五味子补肾固涩，皆为种子，取"以子补子"之义，治疗不孕症。

川牛膝 + 桔梗：这是刘敏如教授治疗妇科、内科及其他科疾病喜用的经验药对。《本经逢原》记载："丹溪言牛膝能引诸药下行。"《本草求真》云："桔梗……可为诸药舟楫，载之上浮。"两药共同配用，一上一下，使气血通调达利。

枳壳 + 益母草：枳壳行气，益母草活血，气血并调，有助气血的运行，常用于气滞血瘀证或癥瘕一类的疾病。

山茱萸 + 麦冬 + 熟地黄：滋肾阴。

牡丹皮 + 黄柏：除肾热，治相火。

茯苓 + 白术：健脾祛湿。

蒲公英 + 马齿苋 + 薏苡仁 + 仙鹤草：马齿苋善解痈肿热毒；蒲公英清热

解毒，消肿散结；仙鹤草消痈散结，解毒补虚，消中寓补；薏苡仁利水渗湿，解毒散结。如此配伍，可使活血散结之功增强，同时兼顾脾胃，使祛邪而不伤正。

橘核 + 荔枝核 + 山楂 + 枳壳：行气散结，常用治于癥瘕一类疾病。

六、读书之法

刘敏如教授认为读书可分为初读、深读、深研几个层次。

在诸多的中医启蒙书中，教科书是集大成的代表，可作为入门书籍之一。中医药领域拥有数以万计的医著传承至今，《黄帝内经》《伤寒杂病论》《神农本草经》《本草纲目》等经典著作为世界所瞩目，是学医必读之书。尤其是《黄帝内经》，虽托名黄帝所作，实际上是我国古代劳动人民长期与疾病作斗争的经验总结和智慧结晶。它不仅仅是医书，更是以医书为依托，以生命为中心，从宏观角度论述了天、地、人之间的相互关系，从医学、哲学、政治、天文等多方面描述宇宙奥秘、生命起源的百科全书。

在中医妇科方面，刘敏如教授作为承上启下的传承人，推荐初读《医宗金鉴·妇科心法要诀》与《傅青主女科》，深读《景岳全书·妇人规》，下功夫深研《金匮要略》妇人病三篇，即《妇人妊娠病脉证并治》《妇人产后病脉证并治》及《妇人杂病脉证并治》。《医宗金鉴》为清代皇家御制的医学教材，为医学界创立了规范的教科书，也是一部现代学习中医的重要读物。其中的《妇科心法要诀》，简明扼要，提纲挈领，朗朗上口，便于记诵，主要讨论了中医妇科四大证（胎、产、经、带），内容涉及疾病的病因、症状、诊断、治疗等方面。《傅青主女科》由清代傅山所撰，体现了中医妇科学的底蕴，论述了妇人经、带、胎、产诸疾，共计八十症，病立一案，案列一方。

诊断辨证以肺、脾、肾三脏立论，治则以培补气血、调理脾胃为主，为妇科病的辨证论治提供了新方向。其条分缕析，言简意赅，有独到的经验。《景岳全书·妇人规》为明代张景岳所著的妇产科专章，内含很多与中医妇科密切相关的中医理论。其提出“妇人之病，本与男子同，而妇人之情，则与男子异”“月经之本，所重在冲脉，所重在胃气，所重在心脾生化之源耳”，认为天癸是人体后天滋养而产生的阴液，为无形之水，妇科病证当首重调经等。《金匮要略》（亦称《金匮要略方论》）被誉为方书之祖、医方之经，为治疗杂病的典范。各代医家对《金匮要略》的整理阐释是对原文的再创造与发展，形成了疾病学雏形，其中妇人病三篇所述的理论和方药，可以说是中医妇科疾病学的鼻祖，其分经、辨证（具有鉴别诊断意义）及方药均具有临床真实性、实用性，是后世治疗和研究妇科临床疾病的准绳。

刘敏如教授总结出学习经典的心得：学习经典必须通读原文，注意与其他经典（如《黄帝内经》《伤寒论》等）的联系，学会对经典条文进行归纳分析，时常重温才能感受到经典的“经典性”。

刘敏如教授经常说：“思维传承是高层次的传承。”思维传承是她的特色。比如刘敏如教授在研读《金匮要略》妇人病三篇时，追溯该书与《伤寒论》的渊源，认为二书内容彼此独立，又有密切联系。《金匮要略》以脏腑经络学说为基础，《伤寒论》以六经病学说为理论框架。再如刘敏如教授发展了中医的生殖轴学说，提出“肾气为根，保阴为本”的学术观、“形与神俱而为，以应天地的生命活态表达”的健康观等。这些成就都来源于《黄帝内经》，反映出刘敏如教授对经典融会贯通的修为。学习中医经典著作应吸收经典思想并运用于临床，而不应死记硬背。

对于读书，她建议最好以需求为导向进行学习。除专门研究某本、某类书籍外，最好重视经典，博览百家，擅于取舍，这样才能“由博返约，自出心裁手眼，吸取精华而用之”。对于前人的学术观点，需要具体情况具体分析，不可拘泥于古，要学其所长，避其所短。除了接受书籍经验外，还要在实际用药中进行创造，真正服务于临床。她的治学态度是“要有通功，才有专功”。

她认为作为中医人，应具备的知识结构是先做“通才”，才有“专才”，即重视基础，先有宽厚的理论基础和通科临床实践，才能谈得上专科攻尖，也就是金字塔“底”与“尖”的关系。

七、 大医之情

（一）以情历世

刘敏如教授经常对家人和弟子们说：医生是个特殊职业，是良心职业；做事先做人。人生两个字，“情”与“悟”，没有情就融不入社会，没有悟就开不了智。爱国情、事业情、亲友情、尊师情、师生情、忘年情、同窗情，还有医患情，贯穿她的一生。刘敏如教授以情动人、以情感人、以情诲人、以情施术、以情齐家、以情历世，正是这些数不尽、道不完的情，让我们见证并感受到她真善美的心灵。

1.爱国情

刘敏如教授爱国情深，感染着周围人和后代。无论身在何处，她永远抱有一颗爱国心，从不崇洋媚外。每当在中医药国际会议上发言时，她总是积极争取中医的话语权。她说：“爱国是做人的前提，爱我中华心，兴我国医。”

2.事业情

这是刘敏如教授 70 余年来对医教事业灌注的情怀。她一生以创新中医学为己任，奋斗不息，体现了她一生承、传、扬学术思想的溯源立新。特别突出的是她年轻时期即在中医妇科临床上耕耘不辍，在教学、科研的同时带学生，入田间、到工厂，为工农阶级群众服务。如今，92 岁的她依旧带着弟子们深入基层，进行临床服务，会诊妇科疑难杂症。

3.亲友情

这是刘敏如教授事业与生活最大的支柱。冯光宇先生（刘敏如教授的丈夫）1958 年写给刘敏如教授一段深情的诗："我知道，我留在你的心上，一如你在我的心中，过去和现在，我们，我和你一样，一直是个不能分离的生命，无论顺境或者挫折，都不会改变，从生命的开始，直到它逐渐凋零，任死亡或早或晚，这最早的情谊将把我们系到最后一天！"这是刘敏如教授家庭的感情支柱。刘敏如教授说："我和他吵吵嚷嚷 60 年，苦苦乐乐一辈子。"他们有一双儿女，她对儿女、孙辈爱之濡，培之严，在她预设与丈夫合穴的墓碑上刻有："寄语家人：人生之重，悟、格、为。悟开智，格有则，为在行。开悟，遵格，善为，行之指南也，做人之要也。"这反映了她对后人的要求。她的儿孙已成长为优秀之才。不仅如此，刘敏如教授对亲朋好友无私帮助，对晚辈们也是关爱有加。

4.尊师情

刘敏如教授的尊师之情，值得我们众多学生学习。她对中医妇科专家卓雨农、唐伯渊、王渭川、曾敬光等先师全心聆听教诲，守候临终；对李斯炽、吴棹仙、凌一揆、邓绍先、陈达夫、胡伯安、冉品珍等老师传授的中医精华学习运用至今；或是校外前辈廖蓂阶、黄绍芝、韩百灵、哈荔田、罗元恺、蔡小荪、邓铁涛、颜德馨、路志正、朱南孙等名中医，以及乐以成、张光圩等西医妇产科教授，均十分爱戴敬重，并向他们虚心学习。诸位先师在世时，她恪尽弟子、后学之礼，凡有师长驾鹤西游，她都尽可能亲临灵堂或追悼会致哀，重情感人。她曾说："我在 91 岁的今天，记下直接教过我的这些专业老师的名字，是为了永远怀念恩师之情。"

5.师生情

刘敏如教授的学生称誉她是"教学上的严师，生活中的慈母"，她在学校以严与宽著名。有一次她为外国学生授课，有人将两脚翘在课桌上，她马上严肃地说："我们中国尊师重道，把你的脚放下去！"发现教室不整洁时，她会说："十分钟内做好清洁，我再回来上课。"她常常不定期地召集学子们到家中去谈天说地，有针对性地就学术或研究等内容提出问题，让学生们回答。有时问题层次深，学生们来不及充分思考，回答欠佳，她就会严肃地当面指导，显得现场有些难堪，但学生们事后回味，往往发现就是这些看起来不经意的谈话，解答了学科发展方向的某些前瞻性问题，发现了学术理论中的某些缺如，开拓了临床诊疗中的新思路。

对于研究生，刘敏如教授不仅经常关心他们的生活起居、清洁卫生，甚至他们的恋爱、结婚、生育，以及子女的户口入籍、上幼儿园、进小学等问题均深切关心和尽力帮助。她会帮助有困难的研究生买假期回家的火车票。她的子女说："妈妈更关心她的学生。"刘敏如总是幽默地回答："谁叫你不学医，不是我的同行！"研究生们都记得，每逢教学或科研实验耽误了吃饭时间，她都会叫上学生去她家，无论早晚，不管是面条、饺子、抄手（馄饨）、米饭，有什么吃什么。大家围成一桌，或坐或站，有说有笑。看到学生们无拘无束，吃得开心，笑得欢畅，她也惬意地微笑。就这样，他们在教学和生活交流中建立了深厚的师生之情。有几位如今已逾八旬的学生，还经常回忆起当年年轻的刘敏如老师的宽严态度和师生融洽之情。他们说："刘老是我们的恩师，亦师、亦母、亦友，情深难忘。"刘敏如教授说："中医发展希望寄托在他们身上，我和他们教学相长，传承互进。他们是我的忘年交朋友。"

6.同窗情

刘敏如教授特别重视她从小到大的同窗。"一朝同窗缘，一世同学谊"，对于同窗好友，她做到了有难就帮。特别是上了年纪后，她与周围众多从小学到大学的同窗好友经常互助关心，但凡得知友人弥留，她必去探望，如遇病故都要亲自写挽联或悼词。如邓明仲（大学同窗）病逝，刘敏如十分悲痛，写下"堂堂男儿病无情，一生清骨留后人"的挽词，遥寄哀悼之情。唐德言（大学同窗）中年患病，在住院期间刘敏如经常到医院看望他。每逢同学聚会，无论她身处何地，总是推开一切活动，参加聚会。她的中学同学写给她 80 岁生日祝词："80 年，人生路，你一路开跑不停步。60 年，医学路，你洒下了多少汗水，饱尝了多少酸、甜、苦、辣和眼泪。光荣而艰辛的历程锤炼了你、造就了你，让你能始终发散正能量，实现了你人生的价值。我们是同龄人，我们还记你儿时的情景：调皮逗人，活泼甜美，豪爽大方，热情善良，上进自尊。长大了，你成为一位拥有仁爱、仁术、仁德、仁心的好医生；你的品德魅力是我们友谊长青的基石。老了，你有颗不老的心，还在继续跑步，向医学高难度攀登。让我们共渡耄龄，同祝自己：永葆童心，大爱永恒。”如今这些好友多已辞世，但真切之情仍鼓舞着92岁的刘敏如为健康传业。

7.医患情

这是刘敏如教授治疗疾患中最重视的感情。她行医70余年，在理论与实践结合的引导下，积累了丰富的临床经验。她把自己的医学智慧、学识和大半生精力奉献给了事业和患者。临证诊病，四诊合参而首重问诊。她总是耐心倾听患者叙述病情，不轻易打断，但也不时予以有针对性的提问。对疑难病证，她常常从患者口述内容中仔细寻觅有价值的资料，作为辨证求因的依据。有的病例，她又将中医学传统四诊与现代检查诊断相结合，将中医学的病因病机与西医学的生理病理观相结合，进行分析、求因论治。临床立法严谨，立方继承古方、重视验方，用药既强调中医传统理法方药的一致性，也不时参照中药药理研究加减，临床疗效良好。

对待患者，刘敏如教授总是着眼于疑难病患者和经济困难患者的救治与帮助，她总是尽心救治和设法解决困难。不少事实不胜枚举，所以她的医患关系很好。

（二）文化修养

刘敏如教授在专业学习之余的兴趣多样。她修读文史、弹琴唱歌、下棋绘画，更是写得一手漂亮的书法。但是她说：“都是表皮，算不了修养。”她总是散发出青春的朝气。一位熟悉她的国医大师、院士在视频中祝贺她90岁诞辰时说道：“我们的刘老师要精气神有精气神，要风采有风采，要活力有活力，要魅力有魅力。可以说她这几十年来唱的是一支青春之歌……刘老师在我们行业内有很多的浓墨重彩。她不仅是国医大师，更是巾帼英模……她在中医妇科方面的贡献尤其多，主编过多部《中医妇科学》，影响深远，科研硕果累累，不仅在国内有诸多影响，为香港培养中医人才，还到过许多国家讲学。这些都表现了她无论是在学识成就，还是在中医药方面都有诸多贡献……她获得了中医药的全国基础人才奖。我和刘老师经常一起开会，感受到她思维活跃，站位很高。每每说到中医药如何发展，她就慷慨激昂，给我们很多的感动。我们借这个机会，祝刘老师永远年轻，给我们中医药继续做出贡献。”90 岁的刘敏如教授笑着说：“过奖了！差远矣！但能得到诸方鞭策，追求美丽人生亦是幸事！”

刘敏如教授体会到，中医药具有浓郁的传统文化特色，是中华儿女在同疾病作斗争的过程中积累的经验总结，在世界医学发展的道路上起了不可估量的作用。两千多年来，中医药在不断的发展和提高中，形成了独特的理论体系和诊治方法。她深刻感受到中医文化是中国传统文化的精髓，是中国传统医学的根基，也是中医药走向世界的本钱。因此她时时告诫弟子们，务必了解什么是“文化”，为什么称“中医文化”，“中医文化”的内涵是什么，以及这些为什么是中医药学术讨论与研究的前提。中医工作者要把“传承精华，守正创新”作为发展中医的守则。

对于“文化”二字，历来有各种精辟的理解。《辞海》指出：“人类社会的生存方式以及建立在此基础上的价值体系，是人类在历史发展过程中所创造的物质财富和精神财富的总和。”的确，世界文化内容深广，不是简单的文字可以概括出来的。刘敏如教授在《辞海》注解的基础上理解：“文化”是人类生存进化所必需，是在社会历史长河中不断造就的一种行为表达形式。至今，我国优秀的传统文化是我国文化的主体，它是中华民族对生命、宇宙现象、社会进步、天文地理、政治经济等无所不包含的历史发展的表达。人类创造文化，文化记录传承认知，促进思维，观察事物，提高创造性解决问题的能力。所以文化是人类生存发展的必然产物，文化作用的本质是传承创新，文化的发展促进了各种事物的发展，提高了人类生存的质量，促进了人类社会的发展。各种事物都要依赖于文化传递、交流、发展，所以文化是人类生存依赖的根本，是一个国家发展的灵魂。

人类生存的本质是生命，生命体现在健康上。疾病损及健康、威胁生命，因而出现救治知识。随着社会文化的进步，逐渐形成了医疗行为，随文化发展而产生医学。中医即是我国原始的医疗行为中依托中华文化发展起来的、一门独具中华文化特色的医学，所以中医文化就是研究中医药学术的根，也是最本质的探讨。

近几年，社会上经常提及中医文化。什么是中医文化?

关于“中医”的称谓，要从1840年鸦片战争说起。西方文化进入中国，也带来了西方医学。为了区别于我国固有的医学，从此称西方医学为“西医”，称我国固有的医学为“中医”。

那么，什么是“中医文化”？简单地说，就是促进中医学、中药学传承创新的文化。中医师、中药师的行为文化，是在中华文化孕育下建构的一种原创的、独特的、具有系统理论和临床特色而发展的一门医学。中医文化本身不是文学文化，也不是哲学文化，但文化构建又是以文学和哲学为基础。要用这种辩证关系认识中医文化。文化起源于人类的思维，为什么人类才能产生文化?因为人的思维是高级的活态思维。即便智能机器人可以拥有大量的数据，拥有比人脑容纳更大量信息的智库，但它不具活态，所以它也比不上人类的智慧。所以，中医文化是建立在中华文化基础上的一种医学文化。为此，刘敏如教授深有体会:“中医文化是人类思维的优质产物，我承传中医思维并为之守正创新。”鉴于此，她与弟子们的交流不局限于一方一药，而是中医理念的传承。

中医文化形成的中医学具有它独特的理论体系及医疗实践作用，其主要思维方式包括整体宏观、天人合一，主要特点包括审证求因、辨证论治。中医学的基础理论是阴阳学说、五行学说、精气学说、运气学说，以及藏象、经络、气血津液、病因病机、辨治学说等内容。它的认识论“有诸内必形诸外”；诊断方法有望闻问切四诊、八纲辨证；治疗方法有内治、外治等，包括中药、方剂、针灸、推拿、按摩、气功，以及民间的单方、验方和各种简易疗法。

在中医药文化背景下，中西医应共同发展，不要耗在无谓的争端上，在发展变化中以开放的心态不断去接纳新事物与新知识，让传统中医与现代科学成为共同体。中医药经历了千年辉煌，百年沧桑，70余年的崛起发展之路，近年来也在“西方科技霸权”的影响下，经历了各种干扰，在中医政策的保护下而得到发展，并纳入了国策，成为我国主流医学之一。中西医并重，共同发展，肩负着我国 14 亿人口的健康事业。没有哪一个国家具有这样两种主流医学的服务特色，也可以说这是世界上独树一帜的医疗卫生服务模式。这是我们走向国际的资本，应予大力彰显。

同时，随着现代科学技术的发展，生物、化学、分析等领域的新技术、新手段层出不穷，这也为中医药的发展插上了新的翅膀。刘敏如教授经常说："我要尽力把我的教训、经验传授给弟子，为中医药发展服务，为健康中国服务。在临床上每开出一个重病方，就拿到大数据库中筛选一次，看看我的理法方药和大数据的符合率有多少，用筛选出来的方子在基因靶点上打靶，看在基因学方面可以打中哪些内容，再评价效果。我发现这个方法比较适合中医研究。我们要把中医药服务女性大健康的体系完善起来，促进健康中国早日实现。"

八、养生之智

刘敏如教授几十年孜孜不倦的耕耘、求索，形成了"形与神俱而为，以应天地的生命活态表达"的健康观。这高度浓缩了她对健康的理解、对治病的追求和对患者的责任感，继而影响和奠定了她的人生观、世界观和职业观等。

刘敏如教授的健康观中，"形"是指人体外在的形态。《素问・宝命全形论》云："人生有形，不离阴阳。"《素问・生气通天论》云："阴平阳秘，精神乃治。""神"是指人体内在生理活动形于外的精、气、神的活态表达。"为"是指人的作为、行为、行动，以及适应自然环境、社会交往的能力。生命的全息加生命的活态便是生命的健康。

为什么要"以应天地"？《灵枢・岁露》云："人与天地相参也，与日月相应也。”“以应天地”，强调我们生活在一定的环境中，要根据自然环境的变化而改变，针对不同体质、不同气候和不同地域，运用不同的方法主动适应自然界的环境和变化，顺应自然、适应自然，这是天人合一观的重要部分之一，是健康的重要原则。现在常说的大健康指个人生理、心理、社会、环境相和谐的状态，被称为“四要素健康”。而中医对健康状态的解读包括：①形体健康。《素问·宝命全形论》记载：“人生有形，不离阴阳。”阴阳平衡和谐，形则健康。②心理健康。这是一种比形体健康更高层次的健康要求，属中医“神”的范畴。③社会适应性健康。这是人体健康的高级状态，是中医整体观念的体现。④道德健康。这属于健康的高层次范畴，《备急千金要方·养性序》中提到，道德可使百病不生，道德健康胜过服用药饵。品德高尚的人能遵守社会道德准则，正直仁义。如此，则可健康。

刘敏如教授虽已鲐背之年，却依然体态挺拔、精神矍铄。刘敏如教授把自己对生活的态度，总结为 3 个“自”，即自在、自律和自为。自在，即在生活中做到心态宽松，减少心理负担，兴趣多样，随性自在。自律，即生活上求自在，行为上却要自律。不是任性行为，要有底线，把握好自在和自律之间的尺度。自为，即自己要有所作为，和谐人际，有助他人。三者协调则是养生秘诀。

作为地道的成都人，刘敏如教授有着典型“川妹子”的豪爽之气。在生活起居方面，该睡，她就不拘泥于睡觉的时间、地点，到了九旬高龄依然是说睡觉就睡觉，说熬夜就熬夜。如果困了，就会马上放下自己的工作去睡觉；如果有工作必须加班，她甚至可以彻夜工作。她乘坐任何交通工具都能做到随时入睡，以养精蓄锐；当医生值夜班时，被喊醒立刻起床，事过倒头便入眠。在饮食方面，她可谓“百无禁忌”，并不像大家想的老年人就必须少盐少肉，她是想吃什么就吃什么，但不过量；保证基本营养摄入，每天吃鸡蛋、喝牛奶，保证身体蛋白质的摄入，而晚餐会多吃蔬菜水果，帮助消化；她平时也注意补充膳食纤维和维生素；不喜欢的食物，只要身体需要就不挑食，但也不会过食。

刘敏如教授认为，养生是综合的、动态的、自在的、宽松的、发展的，是在自觉或不自觉中形成的，没有什么固定的、硬套的养生方法。每个人的情况不一样，要因人而异、因地制宜，找到适合自己的养生方法。

九、 传道之术

（一）人才培养方法

刘敏如教授在中医妇科教学方面颇具匠心，她参与历次中医高等院校教材建设，先后授业于成都中医药大学（原成都中医学院）本科班、大专班、成人教育班，以及全国中医妇科高师班、进修班、海外学习班，培养硕士研究生、博士研究生等不同层次的教学对象。她能因地制宜，因材施教，致力于提高学生独立思考、分析、解决实际问题的能力。她严谨灵活的教学方法深受学生欢迎，曾荣获教育部颁发的“巾帼建功奖”。她在全国中医妇科师资班的教学中，提出“师资班双线教学法”，在中医教学界颇有影响。在她的带领下，成都中医药大学中医妇科学科被评为国家级重点学科，是教育部授予的首批中医妇科博士点之一，刘敏如教授也被评为中医妇科首批博士生导师。她培育硕、博研究生重质不求量。成都中医药大学与香港东华三院于2020年联合开办特色中医妇科人才培养班——“刘敏如班”，强化中医经典教育，鼓励学员参加中医经典等级三、四、六级考试，国家级中医经典类比赛等，并为通过的同学提供奖励，以激发学生主动学习中医经典的积极性，养成诵习中医经典的习惯。同时，“刘敏如班”注重学生学术意识、创新思维和创新能力的培养，营造浓厚的科研及实践氛围，配备妇科优秀师资，鼓励及指导学生发表人类生殖疾病方面的专业性学术论文、申请人类生殖疾病方面的研究课题等，并对学生的科研学术成果进行奖励。被评为国医大师后，刘敏如教授担负传承使命，改革传授模式，积极支持刘敏如女科医系研究院

（深圳）、北京刘敏如中医女科研究所等的创建工作。她说：“这是整合传承的新形式。”旨在进行女科医系教育文化、临床实践、新药开发等研究。以“直线式”（中医妇科临床思维与实践课程传承）与“方圆式”（周边辅助学科支撑）、近距离和远程辅导相结合的方式，在学术、临床、实践、做人等方面传思维、传理念，要求传活、传实、传精，为大家开悟、传道。她经常谦虚地说这是教学相长。对于培养传承弟子，她考核严格，传承内容宽深精实。她对招收传承弟子很严格：①单位推荐，经主管部门培养计划输送者；原培养已毕业的硕、博研究生愿再为弟子者。②经师父考核。③有淘汰制和延迟毕业制。④毕业时限 4 ～ 8 年。教学方式以在原职岗位学习为主，包括线上、线下授课，结合教材自学，定期参与临床，由成都中医药大学国医大师传承工作室与公证处发放入学通知和毕业证。拜师弟子不收取任何费用。拜师仪式上，弟子们需朗读大医精诚医训，而她自费赠送传承戒指，并告诫大家要“戒谀，戒伪，戒妄”，不忘初心。

（二）人才培养成果

她培养的硕、博研究生和 75 名传承弟子多已是岗位上的骨干力量，多服务在临床第一线，成绩斐然！其中，包括国家中医药管理局重点学科学术带头人 5 名，中华中医药学会妇科分会主任委员 1 名，副主任委员及常委数名，岐黄学者 3 名，获全国名中医称号者 5 名。

刘敏如教授 2002 年受聘前往香港东华三院、香港大学临床教研中心，任顾问中医师 13 年，在香港起到了传播中医的作用。香港中医界至今与之来往密切。为此，刘敏如教授成立了“刘敏如国医大师工作室”，与成都中医药大学共同举办“刘敏如班”，至今已 4 期，在成都中医药大学九年制学生中进行选拔，每期 20 人，教学工作情况良好。对于“刘敏如班”，刘敏如教授从班级的策划到学生的遴选，再到学生的教学计划制定及传道授业，无一不亲力亲为。截至目前，“刘敏如班”共计招生 4 届，成员 80 名。该班将院校教育与师承教育结合，是做好活态传承的一个重要举措，能够加强内地与香港中医药人才的交流。

刘敏如教授一辈子教书育人，桃李天下，现传承人和已拜师弟子 123 人，学生、弟子遍布美国、加拿大、意大利、澳大利亚等国家，以及我国香港、澳门、北京、山东、河北、广东、陕西、江苏、浙江、福建、贵州、四川等地，在中医妇科科研、教学、临床、中医药开发与研究、中医文献整理与挖掘、中医药与基因结合研究、中医药服务女性大健康等领域各有建树。做到了真正的传承精华，守正创新，造福社会。

（内容摘自《国医大师传承录》第二辑 353—381 页）

刘敏如学术传承谱

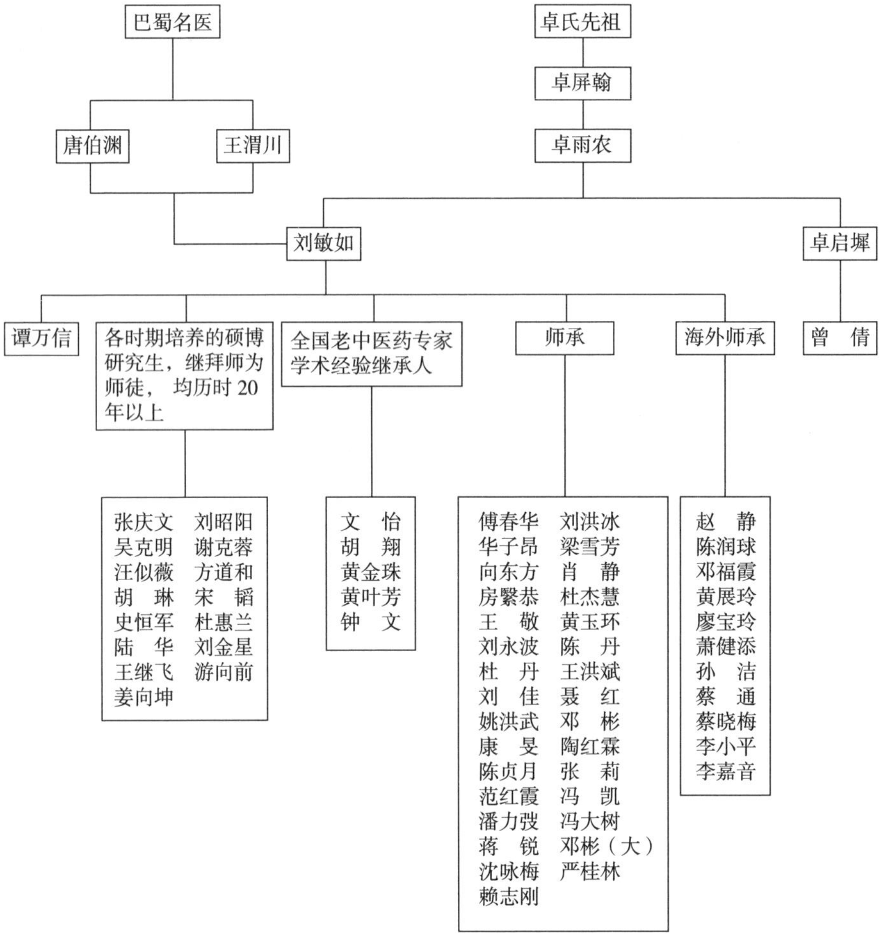

注：
一、刘敏如传承弟子来源有三方面：
1. 从 1984 年起硕博点培养又从师者；
2. 刘敏如获国医大师后公立单位推荐招收的、具有博导资历的传承人；
3. 国家中医药管理部门分配的继承人。
二、每位弟子经 4 ~ 8 年间断临床跟师和学术培养及大师考核，由成都中医药大学刘敏如国医大师工作室考核发出师证，并经国家公证处公证为传承人，其传承人均有任务。
三、现已出师传承人 75 名，尚有 48 名学生继续跟师。

（张庆文、胡翔整理，王爽编辑）

序 李克光

倏忽间，吾与刘敏如同志相识六十余载，对其耿介直爽之性、钻研开拓之功颇为赞赏。早年，吾奉调任教成都中医学院时，她刚毕业留校不久，尚在历练之中。因其勤勉好学善于思考，性格率直敢于发问，在卓雨农、王渭川、唐伯渊等女科名家的潜移默化及悉心指导下，教研水平提升甚速，堪称日新月异，渐形成自己的医教研特色，为其日后的成就奠定坚实基础。尤可贵者，她在管理方面也展现出颇强能力，给我留下了深刻印象。故而在二十世纪八十年代，四川省中医药管理局筹建之际，吾力荐她任副局长，她欣然应允。在其任上，为四川省中医药发展做出很大贡献，值得肯定。

“万事云烟忽过，百年蒲柳先衰”。遥记十年前，吾曾与她在围棋协会一晤，相谈甚欢。耄耋相聚，畅论养生延命之术，兴之所至，我将老年养生愚得“静宁观世态，淡泊养身心”书赠与她，“以介眉寿”。《礼记》言：“七十不与宾客之事。”如今吾已过百岁，日常深居简出，闭门谢客。但吾尚关注着她的信息，据悉她一直在全国各地为中医女科的传承和发展而奔走，做了很多实事，吾为之欣慰。

前些时，门徒马烈光专程诣吾寒舍，带来刘敏如同志的托付和资料，言其将再创新作《刘敏如女科承传医文集选》。吾闻之不胜感慨。

“莫为之前，虽美而不彰”。中医发展莫不赖传承，传承乃中医受术之基。吾之术，即源自家传及董师等前辈；刘敏如之术，源自建校时各位女科前辈大家。薪火相传，遂得永续不绝。中医之传承，在文，在悟。一部《黄帝内经》，研读者不同，所得亦不同，遂能分出伤寒、温病及其他学派。故中医传承亦重“文以载道”，集文以示前人论述之原貌，可供后人各自体悟，各有发挥，多路突破，齐头并进。因此，刘敏如新作，以集选形式成书，契合中医传承特色，嘉惠后学，其功匪浅，洵乃中医女科传承之宝也。

大作付梓之际，不揣鄙陋，爰志数语以贺之，并寄传承之望！

李克光

甲辰季秋

序 诸国本

医学女科的重要性，首先应该从人类学的角度去考察和认识。

38亿年前，地球上出现了单细胞生命体。经过漫长的演变过程，生物从氤氲中消长，人类从进化中成形，终于走在生命世界的顶端，以男女形态和交媾方式繁衍成长。中医学的天人合一观念，重视人与自然的相应联系，在医学女科中体现得尤为明显，对医学女科的发展具有根本性的指导意义。

从人类学的角度认识人体，中医女科是生命科学的源泉。一切对女性的探索、保护和合理调摄，促进了人类的繁荣与进步。然而长期以来，某些传统观念对女性社会地位及身心健康的束缚，对女性在恋爱、婚姻、生育、养老及家庭生活等方面的种种干扰，都造成严重不良后果，至今留有余痕。女性问题是一个国家和民族发展的根本问题，研究、关注和维护女性的生存健康是对人类文明进步的不可或缺的贡献。

早在殷商的甲骨文中，就有“育疾”（即妇女生育疾病）的记载。《史记·扁鹊仓公列传》讲述了战国时期名医扁鹊和仓公的故事：“扁鹊名闻天下，过邯郸，闻贵妇人，即为带下医；过雒阳，闻周人爱老人，即为耳目痹医；来入咸阳，闻秦人爱小儿，即为小儿医；随俗为变。”这不仅说明扁鹊的医术高明而且全面，也反映了当时的医学已有基本的分科。扁鹊对妇科、老年科、五官科、小儿科的疾病都能随时出诊，应对自如，以至誉满天下，载于史册。

之后，从长沙马王堆汉墓出土的《胎产书》，到唐代孙思邈《备急千金要方》的“妇人方”，宋代陈自明的《妇人大全良方》，明代王肯堂的《女科证治准绳》，明末清初的《傅青主女科》等，仅仅是女科一类，其古籍浩如烟海。这些古籍为中医女科奠定了基础。

近几十年来，随着社会发展和医学实践的积累，中医女科迎来了新的发展机遇，也取得了历史性的发展成就。其中，《刘敏如女科承传医文集选》系列的出版，站在人类进化的历史高度，以社会进步的宽阔视野审视女性大健康问题，为继承发展中医学提供了具有时代特点的学术思想和实践经验，是中医学基础理论守正创新、中医女科临床汇通求变的具有代表性的标志之一。

刘敏如今年已届 91 岁高龄。年轻时受教于成都中医药大学，受卓雨农、唐博渊、王渭川、黄绍芝等老一辈中医专家的亲自教诲和临床指导。在以后 70 余年的中医医业生涯中，深刻感受到中医文化是人类智慧的优质产物。中医学是我国的原创医学，为人类健康做出了不可磨灭的贡献。秉承扎实的中医基本功，在中医全科基础上，她专攻中医妇科学。她紧跟中西医学的前沿知识，以衷中参西思想为核心，在学术思维、学术内涵、学研方法上取得不少具有特色的创新成果。

中医的医学文献，存量巨大，汗牛充栋。但精华极多，糟粕也不少。既有不少遗漏，也有良莠不分，或错引错解。今天全面继承古训，首先要做一番系统整理工作。于是她在文献学研究的基础上，从整理女科文献开始，与助手黄玉环历经 8 年时间，编著完成《女科医典传承新编》一书。在编著时，刘敏如接受历史教训，实事求是，谨慎从事，克服“医籍鉴别难度大，创新评估标准少”等困难，不雷同于既往的医籍文献整理，体现了以“承”为先，承传统、溯源流、启发展的精神，达到回溯源头、去伪存真、去粗存精、正本澄源、发展创新的目的。

近两百年来，西学东渐。中医学与西医学互相碰撞，团结合作，各展所长。中医发皇古义，融汇新知，不少临床思维和学术观念需要深入讨论，取得共识，升华为理论，进入医学教育。刘敏如系统地梳理了她的学术观和健康观，认为“形与神俱以应天地是生命活态的基本表达”。在前人研究的基础上，提出“脑 – 肾 – 天癸 – 冲任 – 胞宫”女性生殖轴调控理论；“以肾为根，保阴为本”“以血为证”。她鉴于中医妇科疾病学发展滞后，提出盆腔疼痛证、盆腔瘀血证、女阴白色病变证等中医妇科新病种；对西医发现而中医尚未论及的新病种，主张做相应探讨，如西医妇科的“卵巢早衰”，她首先论证属中医妇科的“经水早断”；西医妇科的“多囊卵巢综合征”，她论证取名为“胞中脂膜壅塞诸证”，等等。她特著《中医妇科病种补遗研究》，从中医基本理论层面发展中医妇科疾病学。她的老师卓雨农主编的《中医妇科治疗学》，是刘敏如一生的专业指南。她专门撰写《卓雨农中医妇科治疗学方剂解读研新》一文，做了别开生面的创新解读。她的弟子整理她平生数万例医案，编著了《刘敏如医案实录》。按刘敏如的要求，其中既有有效验案，也有失败案例和不全记录案例，她一一做了求实分析。其他如《衷中参西大妇科学》《刘敏如柳丝杂记》等十几部著作，她都亲策亲力，和弟子团队教学相长，传承相长，努力完成她的传承使命。

刘敏如从事教学、科研、医疗工作70余年，是医、教、研、管复合型人才，是中医界承上启下的代表人物。她自幼受到全程普及教育、10年的医学教育及不同岗位的工作锻炼，为她的文化素养和专业修养奠定了基础。

在传承教学上，刘敏如提倡全面继承，立体带教。以导师为中心，老、中、青围成圆圈，医、教、研相互沟通，知识呈放射状散发，主题成圆心般凝聚。她认为，做学问志趣要高，基础要牢。练好通功，才有专功；建好塔基，才有塔尖。她认为一个人的教养决定其对事业的追求。人首先要有思想，有主见，有风骨，能独立思考，不随波逐流。中医的现代化，继承而不泥古，发展而不离宗。可以衷中参西，但中医不能西化。正所谓守正创新，守正就是要守住底线，防止异化，使创新有根有据。

凭借几十年的医学耕耘成果，特别是在中医女科领域取得的成就，刘敏如获得国家以及地方授予的多项殊荣，包括国医大师、中国中医科学院学部委员等。但她谦虚地说，人生重在贡献，不必看重浮名。她认为迄今为止编写的系列著作尚为粗浅之作。她注重实际，反对浮华。成为国医大师以后，她提出不让岁月走过场，不把“大师”当资本，不把“大师”当花瓶，把主要精力放在学术传承方面。她认为学术继承主要是传递思维、理念和基础理论，传经验要传活、传实、传精、传深。她主张因材施教，有教无类，打破门户之见和流派之别，接收不同专业基础的学生，以便于中医学的多学科研究，取得教学相长的效果。她十分重视学生的人品、文品、医品，提出戒谀、戒伪、戒妄的“三戒”原则，要求自己和弟子在人品、学品、医品上互督互勉。她思想解放，思维敏捷，兴趣广泛，善于合群。她老而康泰，忙而有序，动静有度，养生有道。她庄谐自若，医患如亲，桃李芬芳，下自成蹊。学生们誉她是“教学上的严师，生活上的慈母”。

在艰苦曲折的特殊年代，每个人脚下的路都是不平坦的，但刘敏如的一生，基本上是幸运的。她生于成都，攻于女科，立于讲坛，成于改革，临风而不着雨，盛名而不居功。晚年的她，非常欣赏著名英国记者、国际旅游诗人莫里斯的人生态度。有人问莫里斯，人老了是什么感觉？莫里斯回答说：“伴随着年老而来的宝贵的自由，如果我愿意，我可以看书、玩电脑一直到凌晨四点，然后再一觉睡到过午；如果我愿意，我可以独自一人听着五六十年代优美的旋律而翩然起舞；如果我愿意，我可以为我逝去的爱情一洒伤心之泪……”刘敏如的率真、洒脱、任性、执着，都很像莫里斯。她把她的学问、思想、作风甚至脾气全都传给了她的弟子。她的团队有功力和活力，更有风格和风采，像一股早春的清流，活泼而富有生机。

当代中医药的发展，面临很好的机遇，也存在诸多困难和问题。中医学术的守正创新，说来容易，实现甚难。既要防止丢失退化，也要防止效颦异化。面向世界，面向未来，刘敏如“爱我中华，兴我国医”“健康中国，从我做起”，将毕生心血凝聚在《刘敏如女科承传医文集选》系列著作中。这套著作以女性大健康为背景，以中医女科为核心，贯通古今，环视中西；总结自我，纵横团队；前承师友，后启来人；其内容浩繁宏博，结构奇中有正，策划匠心独运，最后达到立德、立功、立言的目的。刘敏如在多个场合呼吁，中医学发展要在传承传统经典理论的基础上，创造中医学的新观点、新学说、新理论。她在中医女科领域率先垂范，垒字成书，认真做到了这一点。当新书付梓之际，吾乐而为之序。

诸国本

2024 年 11 月 19 日

序 余曙光

我在四川省中医药文化发展促进会刘敏如中医传承研究专委会成立暨第四届成都中医药大学“刘敏如班”开班仪式上，见到我校终身教授、91岁的刘敏如国医大师。她一如既往健康美丽，思维敏捷。她在讲话中说：“我还有劲做好传承工作……”我深受感动，深表敬意！作为现任校长的我对她甚是了解。

《刘敏如女科承传医文集选》系列丛书即将陆续出版，邀我为序。为前辈书作序乃是重任，思之再三，认识到于公之责，于私之敬，应对老教授予以支持。经过学习了解，我深感这是一部刘敏如教授历经20余年策划、亲任总主编的中医妇科书，一套符合“传承精华，守正创新”精神的系列著述，“体现中医学术高度的真实性、传承性、实践性，具有与时俱进的活态‘象’”。我深受教益！

刘敏如教授从医传道授业70余载，桃李满天下。作为中医领域的杰出代表，她不仅医术精湛，更是医德高尚。作为我国首位女国医大师，刘敏如教授在中医妇科领域的卓越贡献和深厚造诣，不仅为无数患者解除了病痛，更为中医的传承与发展树立了典范。近年来，刘敏如教授身负传承使命，改革传授模式，以中医妇科临床思维与实践传承为主线，以多学科交叉融合为支撑，深研与普及相结合，教学相长，提高了传承效果，引领中医传承模式的创新发展。这是她步入老年却文思喷涌、著述丰厚的基础。

承岐黄薪火，传国医精粹。这是我们中医药事业经久不衰、创新发展的要诀所在。刘敏如教授和她的弟子的系列著述，独具学术特色，为中医学术思想和临床经验传承提供了多维空间和崭新舞台，搭建好刘敏如教授学术思想传承的平台，进一步巩固和提升中医妇科医、教、研、管综合能力，不断推进与创新中医传承人才培养模式，不断促进复合人才及学科建设的发展壮大，是我们共同的责任，是四川省推进国家中医药综合改革示范区和中医药强省建设的学术支撑，也是著书立说的目的所在。

中医药的传承与发展任重而道远，更是新时代赋予我们的责无旁贷的历史使命。刘敏如教授是中医妇科领域的领军者，其学术思想与精髓是中医药宝库中的珍贵财富。

成都中医药大学将一如既往地支持中医药的传承创新工作，刘敏如中医传承系列丛书与传承研究专业委员会相得益彰，携手并进，共同努力，为中医药事业的繁荣发展贡献力量。

岐黄之志，薪火相传，国医精髓；千秋伟业，悬壶济世，福泽人间。

特此敬以为序！

余曙光

2024 年 11 月 20 日

INTRODUCTION 前言

《刘敏如女科承传医文集选》（以下简称《承传集选》）是当代中医大师刘敏如教授担任总策划的一套系列丛书。它不是单一的专著，但它比丛书集中，比选集宽泛，比专著系统。刘老特别强调：冠以“刘敏如女科”，不是“门派”属性，而是在守正中医学基本理论和临床实践的基础上，突出中医女科带有时代特征和独立见解的学术内涵。

刘敏如教授说：“我年轻时候，老师卓雨农告诉我，学习中医要正本溯源，取其精华，去其糟粕。尽管我在中医教、研、医工作中体会到中医文献的传承意义，但直到我步入老年，方才悟到卓老师教导的分量，可惜我至今未能做好！在内容认知、承传方法上，存在不少空白。还有大量的难题和困惑，迫切需要研究和整理，从中医文献、理论探索和临证实践中寻找答案。”

因此，刘老从70岁至今92岁的20余年间，著述10余种，以广阔的视野和深刻的经验，力求体现中医学术的真实性、实践性和传承性，喷涌内在的中医思维，描绘独特的活态“象”，展现与时俱进的风采。她不无感慨地说：“20余年来，我在写作时需要大量的查新、记录、收集、整理等工作，全靠众多弟子和‘义工’志士组成的学术团队的努力配合，否则不可能有如此的学术累积。同时还依靠有关领导、海内外友好人士及忘年之交的多方支持。”总之，这套丛书是在刘老70余年辛勤耕耘的基础上，依靠学术团队绵绵不断的集体奋斗所结出的丰硕成果。除了体系完整、传承创新、结构独特、信息量大之外，具有聚焦集成、编辑新颖等学术特点。

《刘敏如女科承传医文集选》的第一部《女科医典传承新编》，

其先行的六部（《本草论》《基础论》《痛经论》《外治论》《不孕论》《闭经论》）重在溯源中发掘精华；《卓雨农妇科治疗学方剂解读》（上下册）承读师著，发挥研新；《刘敏如女科医案》实录经验，融会新知；《中医妇科病种补遗研究》是一部突破固步的首创著作，具有中医病种发展的意义；《衷中参西大妇科学》是女性大健康的学术支撑；还有《刘敏如中医之路七十年》是当代中医发展的历史见证；《刘敏如女科习用方》乃女科必备之书。这些著作均体现了承传集在中医女科学术上的承、传、扬一以贯之的逻辑思维。同时，书中不避讳传承创新存在的主客观问题，如医籍鉴别难度大、创新评估标准少等。这些问题都待今后深入研究。尽管如此，编者们不辞劳苦，广取资源，放眼未来，根于实践，不拘一格，不纠缠于各书体例不统一，编写格式不雷同等形式问题。目前已编著四部出版，六部紧跟完成，其余的将陆续完稿。我们深信，这套系列丛书是著者、编者和助力者对真实世界的贡献，具有承上启下的现实意义，有利于女性健康和新一代幸福生活，是一项千秋万代的事业。

由于全书内容庞浩，古籍近著兼收，编著过程较长，其疏漏、错误及不足之处，望读者指正。

特别鸣谢有关人士给予本套系列丛书的鼓励。

有关领导：李蒙、王国强、殷大奎、诸国本、李大宁、屠志涛、朱丹枫、田兴军、刘毅、余曙光、郑川、万德光、国锦琳、杨明、高存亮、陶海霖、王国辰、罗建、刘峻杰、李俊德、刘志龙等。

资深学者：马有度、李兴培、刘元洪、何光鉴、杨实诚、徐经世、肖承悰、哈孝廉、张吉金、国培、哈孝贤、刘德齐、冯大庆、夏中和、张如宾、周训论，以及何嘉琳、钱丹凝、陈佳月、李春清、吕松涛、宋刚、李刚、杨慧芳、李元庆等友人。

港澳友好人士：王定一、陈跃莊、冯柏乔、吴维新、杨淑贞、杨超成、何超蕸、梁景芳、苏佑安、邓明慧、曾庆业、李爱清、王立恒等。

附：新书预告

《刘敏如女科承传医文集选》系列著述：

一、《女科医典传承新编》

包括《本草论》《基础论》《痛经论》《外治论》《不孕论》《闭经论》

二、《卓雨农妇科治疗学方剂解读研新》

三、《刘敏如医案实录》

四、《中医妇科病种补遗研究》

五、《衷中参西大妇科学》

六、《刘敏如学术发言视屏录》

七《刘敏如柳丝杂记》

八、《刘敏如医生的故事》

九、《刘敏如临床习用方手笔》

十、《刘敏如传承人心悟录》

十一、《刘敏如医教研管行踪记》

十二、《中医之路七十年见证》

《刘敏如女科承传医文集选》编委会

2023 年 11 月 28 日

PREFACE 序

《女科医典传承新编》相关的文献搜集、整理与数据分析工作始于2016年。其目的是理清女科医系的发展脉络，追溯女科特有理论的源与流，去伪存真，精准传承，促进女科医系的发展创新。

我们的研究工作是以某个问题或某个疾病为核心，纵向地、大范围地收集相关历史医籍文献，并进行系统性的梳理和研究。

研究的范围从使用药物汇总及特征分析、方剂的汇集与综合对比分析，到梳理理论的溯源及应用情况等。

研究方法与研究工具，一是“以点带面”的文献研究方法为主导，二是充分利用现代的数据分析方法与软件工具，将以往用人力无法完成的大量的数据对比与分析工作交由电脑完成，我们只需对结果做出分析。

在这一过程中，我们下的是苦功夫、慢功夫，一点点分析琢磨。针对某个病种或问题点，如痛经、肾功能等，依线索将所能寻找到的有价值的历史医籍文献一一罗列，再录入数据库，从用药、方剂组成、证型、治法、理论源流等方面进行分析和整理。如为了理清女科用药规律及女科用药在女科治疗理论发展过程中的演变，我们建立了一个含800多味中药的数据库，其中包括某一味中药所在不同历史时期的主要本草文献中的记录。如果我们要研究汉唐的方，我们就调取汉唐时代的本草文献记录；我们要研究宋元的方剂，就调取那一时代的文献记录。以这种方式来一点点地开展研究，力图展现并回溯那个特殊的历史时期的用药规律、理论渊源及医家写下并记录这些文字时的灵感闪现。这是一项有趣的工作，可以历久而不烦心，会在眼前渐渐呈现出一张清晰的历史脉络图。上面标识着中国医药历史发展进程与女科发展历史中，中医人耗心竭力而汇聚成的点点繁星，光耀后世。

我们用力最深、耗时最多的有两处：一是女科常用中药的整理；二是对女科主要涉及的、中医基础理论中的部分核心问题从源到流的整理与分析。

首先，对女科中药整理的基础是要先摸清楚女科疾病的用药规律。比如每个时代哪些中药是常用的？后代又有什么变化？它需要进行大量的基础数据录入、计算等工作。然后是对中国历代的本草文献进行梳理，理清其源与流，这样才能选取最有代表性的、某一时代的医家最可能参考的著作，防止做无用功，或是研究结果出现大的偏颇。偏或不全的问题是难免会存在的，我们只想尽力纠正这种偏，尽可能地全，而使其不断趋向于“正”。女科中药的研究整理，是对女科各病种所使用方剂进行分析的基础性工作。

对女科所主要涉及的、中医基础理论中的部分核心问题从源到流的整理与分析，是一项会不断产生惊喜与疑惑的工作。如肾、三焦的功能，冲任督带的作用。如“冲脉从动气生”“督脉过心”“任督相交”“三焦之气发腠理”等。单独看某一部文献中的记述，可能会发现问题，但将很多文献汇总起来再看时，它就会自动形成一条条解决问题的通路，令人欣喜。

在发现问题，并一步步解决问题的过程中，我们所发现的具有代表性的问题主要有以下几个：

一、中医发展历史进程中的“断层”现象

我们亦将之称为中医发展过程中的“非连贯接续”现象。当我们从历史发展的角度，审视中医发展进程，发现不管是中药，还是方剂，还是中医的

理论，都存在一个“非连贯接续”的现象，即“断层”。时间大概在“五代十国”，从唐末到北宋150余年的战乱时期，这一段时间新出现的东西少，且在这之前的理论和用药与在这之后的理论和用药差异较大。虽然都是在中医这个理论体系之内，但也有前后不能贯通之说。

这种现象在中药方面体现得比较明显，主要是对药物的认识不同。现以当归为例。

汉《神农本草经》：“味甘，温。主咳逆上气，温疟寒热，洗洗在皮肤中，妇人漏下绝子，诸恶疮疡，金疮，煮饮之。一名乾归。生川谷。”

汉《名医别录》：“味辛，大温，无毒。主温中，止痛，除客血内塞，中风痓，汗不出，湿痹，中恶，客气虚冷，补五脏，生肌肉。生陇西。二月、八月采根，阴干。”

二者皆成书于汉，内容有可见的相似性。

唐《新修本草》：“味甘、辛，温、大温，无毒。主咳逆上气，温疟寒热洗洗在皮肤中，妇人漏下绝子，诸恶疮疡，金疮，煮饮之。温中止痛，除客血内塞，中风，汗不出，湿痹，中恶，客气虚冷。”

该书为官修本草，被誉为“中国第一部由政府颁布的药典，也是世界上最早的药典”，与汉代本草一脉相承。

宋《本草衍义》：“《药性论》云：‘补女子诸不足。’此说尽当归之用矣。”

该书成书于宋，《药性论》成书于唐，但这里有引用错误，其完整的原文是“止呕逆，虚劳寒热，下痢腹痛齿痛，女人沥血腰痛，崩中，补诸不足”。“补诸不足”与《名医别录》的“补五脏”意义相近，但与“补女子诸不足”相去甚远。“补女子诸不足”应视为《本草衍义》作者寇宗奭的个人观点。

元《汤液本草》：“易老云：用头，则破血；用尾，则止血；若全用，则一破一止，则和血也。入手少阴，以其心主血也；入足太阴，以其脾裹血也；入足厥阴，以其肝藏血也。头能破血，身能养血，尾能行血。用者不分，不如不使。”

《汤液本草》作者王好古，为易水学派的创始人张元素的弟子。今人对当归的认识与此书有很深的渊源。

从以上文献中我们可以看到，当归的主治范围明显缩小，由汉唐时期的温中、发表、除痹、补虚、止呕、止痛、疗疮、可治妇人下血，变为宋金元时期的“活血养血”“补女子诸不足”。这个转变过程过于突然。中药方面这种例子还有很多，如地黄，《名医别录》中言其可“破恶血，通血脉”，到了宋元时期，就变成了“凉血补血，被肾水真阴不足”（出自《药类法象》）。前后文献记载的变化过程不够连贯，接续有困难。这一问题是否由于我们今天见到的文献亡佚较多所引起的呢？并非如此。因为虽有文献亡佚，我们仍能找到每个朝代的代表性本草著作。我们又对中医理论、辨证原则方面的文献进行汇总，汇总的结果佐证了这一“断层现象”的存在。它不仅体现于中药，还体现于中医理论的其他方面。

如以闭经为例。我们先统计了由汉至唐的文献中所有有关闭经的病因病机内容。那个时期是以辨病因、病机为主的，不会总结为后世我们常见的诸多证型。病因病机是立体的描述，辨证更倾向于病机发展过程中某个时期矛盾的集中体现和治疗切入点。统计后发现，提及因胃气虚导致闭经的内容只有 1 条，涉及经脉（主要是冲任、胞络、手太阳经、手少阴经）的占大多数；其他脏腑未有提及，仅提到了“肝脉”，这属于脉法的内容。

到了宋金元时期，虽前代医书仍存世，也有记录，但在闭经的病因病机分析与治疗上开始重视脾胃等脏腑。最关键的是整体辨证思路的改变，从以经脉入手的病因病机分析，突然转变为从脏腑的角度进行分析。这样的转变其背后存在着对于人体运行机理的不同认识。女性的生长发育、孕育胎产等过程与经脉的关系非常紧密。在汉唐时期，人们常常是从经脉的角度来认识、分析这些问题的。从宋金元起，转而从脏腑入手。

如果我们再进一步去研究中医一些基础理论中的概念在各个不同历史时期的文献记录，这一“断层现象”的演变线索会变得更为明晰。例如：

在早期的中医理论中，“命门 – 肾间动气 – 冲脉”是一个密切联系的轴。这一理论在唐代的影响较大，《黄帝内经太素》中有非常多的相关论述。从这一理论出发来解释冲任、胞宫、胞络等的关系比较容易。冲为血海，为五脏六腑之海，而冲脉从动气生……同样是命门、元气之类的概念，两宋、金元时期多论“命门 – 相火 – 三焦”，又引入了丹田、君火、相火、水之精、坎之气等理论要素，务要使中医生理活动的运转过程与术数理论中坎离、君相之说相符合。这就由务实转为务虚，脱离了人体的经脉体系，很难解释命门、相火、冲任的关系。它们与女性经带胎产、生理病理变化过程的关系很难直接讲清楚。医生只能从命门、肾、脾、胃、元气、肝、胆等的相互关系中间接地去解释这个问题。

产生这一现象的原因，百余年战乱与割据引起的医籍亡佚与人员（医生）、物资（药物）的交流困难是大的时代背景因素，某些医家所代表的医学流派及重要典籍的“消失”可能是主要原因。如《汉书·艺文志》所记载的《扁鹊内经》《扁鹊外经》《黄帝内经》《黄帝外经》《白氏内经》《白氏外经》《白氏旁篇》，今天我们只能看到《黄帝内经》，余书皆已亡佚。而北宋时期的医家比我们能看到的还要少，仅能看到《黄帝内经》中的《素问》。《灵枢》在北宋以前亡佚不传，至北宋元祐年间才由高丽回归，此即今流传的《灵枢》之祖本。而直到南宋时期，史崧所献《灵枢经》二十四卷本，才使此书得以再次广泛流传。众所周知，《灵枢》所载内容多与经脉相关。这或许可以解释上述中医发展过程中的“非连贯接续”现象，即“断层”现象产生的一部分原因。另外，《黄帝内经太素》这一体现唐代医学理论水平的重要医籍在宋金元时期也是没有广泛流传的，很可能当时已经亡佚。现在我们看到的《黄帝内经太素》一书是在民国初年，由中国驻日大使馆官员杨守敬由日本手抄带回中国。因医籍之亡佚，交流之困难，宋金元时期的医家不得不另辟蹊径，或许这也是我们今天的中医理论体系得以丰富的原因，抑或是“断层”现象产生的原因。

二、如何更深入地理解古医籍中的方剂与药物

我们分析一个方剂和其中的药物，目的是学习其治疗方法及用药思路，或是进一步探究其与辨证、病因病机之间的关系。这就要求我们了解其时代背景。这里面又包括很多细节，如某位医家在创立这个方时，他能看到的本草医籍可能有哪些，那个时代的中医理论有哪些基本的特色，他可能受到哪些医家的影响。或者更深入一点，那个时代的工艺水平、炮制方法等。更有甚者，还需关注某个历史时期的社会中有哪些特殊的“喜好”，如魏晋时期的服金石之风。如此既需细致，又要广泛，需要我们不断地花时间去探索、去总结。

例如，《金匮要略》的方剂，需参看《神农本草经》与《名医别录》。《备急千金要方》的方剂可参看《新修本草》或《千金翼方》的本草部分。宋金元的方剂，《珍珠囊》及《汤液本草》是重点，其次是《本草衍义》。明清的方子，如果医家本人写过本草学著作，则参看其本人作品，无则可先参看《本草纲目》。这一时期的本草学著作较多，作者阐发的角度多有不同，但仍建议以《本草纲目》为起始点。《本草纲目》未载的药物则看《本草纲目拾遗》或《滇南本草》等地方性本草学著作。

研究李东垣，需同时参看张元素和王好古的著作，他们有师承关系。可能一本书未讲透的点在另外一个人的著作中会写到。钱乙不仅仅是一位儿科专家，他的立方思路对整个时代都有影响。他用五脏五行的方式来辨证立方，精于术数。这在《宋史》上有相应的记载。

汉代的炙甘草，之所以叫炙甘草，因为真的是以“烤”来炮炙。那个时代还没有铁锅来炒甘草，所以与后世之蜜炙甘草不同。橘皮在唐代不分新、

陈，也未有陈皮一说。见到“桂心”一说，当知它实际是去掉了粗皮的“肉桂”，而不是桂枝。金石类药物的运用在唐代是一个高峰，这是受魏晋服食之风的影响。金石类药物药性悍烈，但用之得当也确有奇效。后世文献的追寻，在道医类文献中较多，一般的本草书中则记载较少。

最不应出现的一个错误就是用现代中药学中的归经理论去分析汉唐及宋金元时期的中药，原因是归经理论始自张元素，但他的归经理论是与药物的阴阳理论相衔接的，并且是以药物的阴阳理论为基础的，更倾向于升降浮沉之说。如论某药是阳中之阴或阴中之阳，然后才是引经报使。与后世的某药入某经，实为药物作用的归属部位的观点有很大不同。

药物的功效是理论总结的结果，但谈中药既需要看功效又要了解主治。部分药物主治的内容并不在药物功效所概括的范围内，如白术可“利腰脐间血”，此记载出自《名医别录》，有医者用大剂量白术治腰痛，已验证有效。早期本草文献中所列“主治”是值得重视的，是临床经验的总结。

三、冲、任、督、带四脉不仅是通路，更有其特殊功能

奇经八脉的独特性主要体现在两点：一是它们的走行。它们的走行不像十二经脉那样的规律，更为复杂，所经历之脏腑更多，还会出现与十二正经并经而行的现象，尤以冲脉最为明显。冲脉分为三支，其上行的一支和下行的一支都会并少阴经而行。在走行过程

中，任督二脉还会出现同时走身前和身后，形成环形相交循环往复的现象。这部分中医文献可与丹道修行的相关文献相互印证，《奇经八脉考》中也有记载。它们的走行是与其功能相配合的。二是它们并不像十二经脉一样，主要是作为气血的通路和联络的媒介，反而像脏或腑一样具有自己独特的功能。这部分的内容是有确切文献记载的，主要是在《灵枢》和《黄帝内经太素》之中，其他隋唐时期的文献也有涉及。以冲任为例：

1.任脉

①《黄帝内经太素》曰："此脉上行，为经络海，任维诸脉，故曰任脉。"

②唐代杨玄操曰："任者、妊也，此是人之生养之本。"

2.冲脉

①《黄帝内经太素》曰："冲脉从（肾间）动气生。"

②《黄帝内经太素》曰："冲脉，气渗诸阳，血灌诸精。"

③《灵枢》曰："夫冲脉者，五脏六腑之海也……渗诸阳，灌诸精。……渗三阴。"

④《灵枢》曰："冲脉者，为十二经之海。"

⑤《脉经》曰："冲脉者，阴脉之海也。"

3.冲任共同作用的功能

①《黄帝内经太素》曰："二脉并营心包……任冲二脉气血俱少，精气尽，子门闭，子宫坏，故无子。"

②《诸病源候论》曰："此二经（手太阳经、手少阴经）之血，在于妇人，上为乳汁，下为月水，冲任之所统也。"

③《灵枢》曰："冲任不盛，宗筋不成（杨上善注：宗筋即二核及茎也）。"

④《黄帝内经太素》曰："任冲之血独盛，则澹聚渗入皮肤，生毫及毛。毛，即须发及身毛也。"

可见生殖功能的完成，无论男女，皆与冲任二脉关系巨大。它是与人体"肾间动气"直接相关的。冲脉是从动气生。冲乃盛壮之意，"其气壮盛，故曰冲脉"（《黄帝内经太素》）。因其气壮盛，故才可以"气渗诸阳，血灌诸精”“渗三阴”。人们习惯上认为奇经八脉之气血是从十二经脉、十五络脉满而溢出。这种观点与诸多汉唐时期的文献记载有不相符之处，值得深入思考、研究、印证。

四、三焦功能与元气的关系更为密切

三焦功能的重要性，在于其通行“元气”，为“元气之别使”“经营五脏六腑”。它不仅是通路，更是发挥作用的场所。它不是一个单纯的腑，更是贯通上下、内外，联系了诸多脏腑功能的作用集中点。而它之所以有这样的功能，核心仍是“元气”。元气有着引导、推动的作用。上焦与心肺的功能、中焦与脾胃的功能、下焦与肝肾的功能是相互交叉在一起的。重新认识三焦，有助于深入认识并理解五脏六腑功能的相互配合与统一性。

三焦重要性的另一点体现是它与心的关系，三焦与“心主”相表里（《难经》）。心主即“心主之脉”，心之包络。三焦又源于肾间动气。在一定程度上，可以说三焦沟通了肾与心、精与神。

五、脏腑辨证与八纲辨证之外的新思路

一个新的辨证视角、治疗方法的起点，往往对我们是新鲜的，

但对中医漫长的历史而言可能是有人经行的，是可以顺着前人的脚步前进的。

①从辨证转为辨病因和辨病机，细究疾病的产生和发展过程，推荐《诸病源候论》。这本书记录了那个时代人们的辨病思路，并掺杂了今人未必清楚、了解的一些基础理论内容。

②选择组方药物时，要注意其历代本草中曾列出并反复出现过的“主治”。如麦冬“止烦躁”，薏苡仁“主筋急拘挛，不可屈伸”，五味子“强阴，益男子精”，旋覆花“消胸上痰结唾如胶漆，心胁痰水，膀胱留饮”，槐角治“子脏急痛”，柴胡“主心腹肠胃中结气，饮食积聚”，川芎“疮家止痛”等。

③从经脉的角度重新思考疾病病位与传变过程，尤其适用于女科。如某医治疗乳汁过多，从很多角度治疗皆无效，后采用了养心之法治愈。依汉唐时期的理论，“手太阳小肠经、手少阴心经之血上为乳汁，下为月水，皆冲任之所统”，乳汁和月水的问题是可以从心来论治的。

④五行理论虽然贯穿于中医的基础理论之中，但用药方面比较难以把握。有两部书在依五行而用药方面比较精当，一本是钱乙的《小儿药证直诀》，一本是敦煌遗书《辅行诀脏腑用药法要》。

在整理古籍完成《女科医典传承新编》中所发现的这些问题，不只存在于中医女科领域，可能是中医各科的普遍性问题，希望有更多的中医药研究者深入这些领域进行探索和研究。我们在这里做的工作主要是抛砖引玉，希望对研究者有所启迪。

《女科医典传承新编》编委会

2023 年 8 月 18 日

编写说明

中医药学是在中华文化长期锤炼中不断汲取各时期的哲学、天文学、数学、地理、军事等知识而传承发展起来的，中医药历史文献整理是继承发展中医药的首要任务。有关中医药文献整理研究历来受到中医药学术界重视，而且中医药各学科已有不少整理研究，但多按传统方法梳理历代文献，免不了堆砌庞杂，所以中医药文献整理的内容与方法一直是值得研究的课题。特别是内容的去伪存真与整理方法的突破可以说是中医药文献整理的一项改革工程。

编写这部《女科医典传承新编》，目的是为女科医系的发展脉络正本清源，追溯女科特有的理论与临床辨证遣方用药的真实原创，去伪存真，精准传承，促进“女科医系”的发展创新。

本书的编写，以新的文献研究方法为主导，数据分析技术为辅助，二者有机结合，实现中医药文献整理的突破，现分述如下：

一、以“以点带面”的文献研究方法为主导

流传至今的中医女科古代医籍，总数量并不多，仅数百部，但涉及中医女科的中医古籍数量却非常庞大，本草、方书、医经、脉学、针灸……几乎无书不论女科。如何用最短的时间找到最有价值

的信息，并找到这些零散信息之间的内在联系，是每一个中医药人都会面对的问题。

"以点带面"——先圈定重点古籍，确定所选医籍的基础范围，在此基础上逐渐向外扩展的方法——是解决这一问题的极佳途径。即首先圈定在中医女科发展进程中最有影响、最有代表性的医籍范围（初期共48部，包括《山海经》《史记·扁鹊仓公列传》《胎产书》《黄帝内经》《针灸甲乙经》《黄帝内经太素》《神农本草经》《金匮要略》《外台秘要》《褚氏遗书》《经效产宝》《产宝诸方》《坤元是保》《妇人大全良方》《四库全书提要》《医学衷中参西录》《沈绍九医话》《妇科治疗学》《王渭川妇科治疗经验》《唐伯渊医案》等）。在此基础上向外扩展，以点带面。不在初始阶段对研究可能出现的结果和各种情况做任何预设，而是像寻宝一样，依其所提示的线索，逐步有序地开展文献检索工作，扩大或缩小工作范围。零散的信息会逐步聚拢、汇集成重要的节点，点会连成线，以揭示中医女科发展脉络，提示中医女科及中医药发展史上的每一个重要节点。在此基础上，我们再对同一线索下具有某些共通特征的相关文献进行多维度的对比研究。

这种文献研究方法突破了辨伪、辑佚、校勘、集注等传统文献研究模式，既是继承又是创新。它充分利用了百年来中医文献学者们的研究成果。在大量电子化的中医古籍以及各种出土、回流的古籍珍本中，又从历史发展的全新角度审视它们，从中寻找中医女科发展的历史脉络。

本套丛书的一个重要特点是所选录的文献范围并不是固定的。它有两个范围，一个是基础的文献范围，涵盖了女科发展进程中占有重要学术地位的医籍文献。第二个是根据所探索的主题，由已知文献范围内搜集到的线索向外扩充，不设上限，也不仅仅在中医古籍范围内进行查检，所涉及的可能是丹道相关的文献，也可能是历书或是前人杂记。

接下来，我们将研究过程中所使用过的重点文献，做一个概要性的介绍。

①《胎产书》：该书是长沙马王堆汉墓出土的帛书，为现存最早的妇产科学专著。

②《五十二病方》：长沙马王堆汉墓出土，是已知我国最早的医学方书，

有妇产科及儿科内容。现存最早的女科外治法记载便出自这部书的“婴儿索痉”。

③《养生方》：该书于长沙马王堆汉墓出土，是一部以养生为主的方书。其中有滋阴壮阳、房中术等方面的内容，也有阴部肿胀的治疗方。此书有阴道纳药的记载，早于《金匮要略》。

④《金匮要略》：东汉张仲景著《伤寒杂病论》，成书后不久即散失。北宋时期，一位叫王洙的翰林学士在馆阁残旧书简中发现了《伤寒杂病论》的残本，叫作《金匮玉函要略方》，有伤寒、杂病及妇科内容。后林亿等人对此书进行了校订，重新编次，删去了伤寒部分，只保留了杂病及妇科部分，即我们今天看到的《金匮要略》一书的祖本。其中妇人病三篇，提到了妇人三十六病，为妇科常见病、多发病，是中医女科辨证治疗的起点。其方剂的组成与《备急千金要方》《千金翼方》中所记载的方剂有相似之处，可互参。

⑤《神农本草经》：该书非一时一人之作，约在东汉集结整理成书。马继兴先生的观点是，该书“包括了夏、商、周各代，初期简帛医籍中广大劳动人民在医疗实践中所累积的药学成果，而其基本定稿至少不晚于战国末期”。该书在药物作用的记载中，明确指出了可用于治疗哪些妇科疾病或症状。这一部分内容又可与《名医别录》《本经集注》《新修本草》等书相互印证，是必不可少的文献资料。

⑥《名医别录》：该书是现存最早的一种较完整的《神农本草经》补注本，增加了药物品种，对《神农本草经》所记载的药物、药性及功用有新的思考。故同一种药物在这两部书中所记载的药性可能是不同的，而功用会相近。《名医别录》的内容较《神农本草经》更易读懂，讲解更为详细。这也是一部由诸多医家创作，最后编集整理而成的本草著作，主要内容约完成于东汉末年至三国之间。它也是阅读《伤寒论》《金匮要略》的必备参考书。

⑦《吴普本草》及李当之《药录》：李当之及吴普皆为华佗的弟子。这两部书均已失传，是清代学者从其他各种文献中辑佚而出

的。其重要性在于可从中窥见扁鹊、华佗这一派的学术观点。他们对药物的药性、主治功能等多有发挥。

⑧《脉经》：该书为晋代王熙（叔和）所撰，是一部非常重要的诊脉学著作。其中保存了大量的古医籍内容，但相当多的部分今已失传。可与《黄帝内经》《难经》《黄帝内经太素》等书相互印证。

⑨《褚氏遗书》：南齐时期褚澄编，系唐朝人从褚氏椁中发现石刻，后整理成书。内容不长，观点清晰明了，尊重女性，发前人所未发。

⑩《诸病源候论》：该书为隋代太医博士巢元方为首的医官所撰。全书将疾病分为67大类、1737候，内容非常全面。详列内、外、妇、儿各科多种病症的病因及病机分析，附导引法，但针灸、方剂等治疗方法较少。治疗上可参看《外台秘要》《医心方》等书，都大量引用了《诸病源候论》的内容，并附有方剂。该书体现了那个时代的医学水平。其对疾病病因及病机转变过程的分析非常值得参考。需要注意的是，它所构建的医学理论体系与今人所熟知的体系是有区别的，有些内容晦涩难懂。

⑪《备急千金要方》及《千金翼方》：唐代孙思邈所撰。此书参考了大量唐以前的医学文献，结合孙氏本人的医学观点而写成，是一部综合性医书，内容丰富，有非常高的文献价值和医学价值。例如，作者引用了《华佗神方》的内容，证明华佗一派的医书曾经传世；引用了《伤寒论》，成为《伤寒论》的一个重要传本系统。需要了解的是，我们今天看到的这两部书是经宋代林亿等人校订的，非它的原貌，也不是它的全貌。从现有资料看，它的用药受到《伤寒论》等书的影响，又自成体系。一些在《黄帝内经》中仅有只言片语的理论性内容，常常在《备急千金要方》中可以找到后续。

⑫《外台秘要》：唐代王焘所撰。该书是在广泛收集前代文献的基础上编撰而成，卷帙浩大。它在内容上与《诸病源候论》《备急千金要方》皆有重复之处。因《诸病源候论》《备急千金要方》等书在流传过程中都有所缺失，故《外台秘要》的文献价值显得尤为突出。

⑬《徐之才逐月养胎方》：北齐徐之才撰。其内容保存于《诸病源候论》和《备急千金要方》之中，它是在帛书《胎产书》的基础上补充而成。

⑭《医心方》：928 年，日本人丹波康赖撰，它保存了大量在中国已亡佚的医籍内容。

⑮《经效产宝》：该书又名《产宝》，唐代昝殷撰。原书论述胎产诸病证治，分 52 篇，载医方 378 首。北宋末年，有人在刊行《经效产宝》一书时将时贤的《产经》、李师圣《妇人产育保庆集》等混入，作为续编。故此书虽撰于唐，但其内容为唐宋医籍之合刊。陈自明撰写《妇人大全良方》时曾引用此书的部分内容。

⑯《太平圣惠方》：该书是一部大型官修方书，北宋初年由医官院在全国征集经验医方的基础上编纂而成。它虽是方书，但保留了大量的理论内容，值得细读。

⑰《圣济总录》：该书是北宋时期另一部大型官修方书，但因撰成于北宋末年，未经刊刻北宋便已被金所灭。它的初刊本刊于金朝大定年间，后元朝又曾再度刊行，内容较《太平圣惠方》更为全面、细致。北宋时期，已知的妇科医籍多被收入《太平圣惠方》《圣济总录》，单独传世者甚少。

⑱《普济本事方》：南宋许叔微撰。该书载方 300 余首，皆临床各科试验有效者。成书于作者晚年，叶桂曾对此书加以评释，有《本事方释义》一书传世。

⑲《三因极一病证方论》：南宋陈言撰。该书是宋代一部重要的、有代表性的方书。

⑳《严氏济生方》：南宋严用和撰。该书是宋代另一部重要的方书，所录妇科内容较其他相类似的方书更多。

㉑《妇人大全良方》：南宋陈自明撰。该书是在广泛收集各家妇产科方论的基础上编撰而成，并加入了作者的个人见解。作者于晚年又做了部分补充。该书是一部重要的妇产科专著，对后世影响非常大。明代薛己曾对此书进行校释，名《校注妇人大全良方》，这是医者学习妇产科的必读之书。

㉒《女科百问》：南宋齐仲甫撰。该书用一问一答的形式论

述经、带、胎、产诸证，用语精妙，简洁易懂。遗方多有可取之处，值得细读。

㉓《儒门事亲》：金代张从正撰。本书收载张氏医论、医案30篇，亦有妇科内容。

㉔《格致余论》：元代朱震亨撰。该书涉及女科部分多有创见。

㉕《丹溪心法》：本书是在杨珣整理朱氏遗文的同时，收载戴原礼等人的论述编辑而成。书中有妇科内容，其用方和治疗思路对后世影响较大。

㉖《兰室秘藏》：元代李杲撰。本书是李杲去世后由罗天益撰序刊行，女科内容较李杲的其他著作略多。

㉗《女科证治准绳》：明代王肯堂撰。本书流传较广、影响较大，汇编了前代的妇产科成就。明代武之望的《济阴纲目》是在该书的基础上改编而成，内容相似度高，但更有条理。

㉘《沈氏女科辑要》：清代沈尧封撰。本书也是在汇编前代妇产科成就的基础上，加以个人见解而成书。这本书对后世的影响较大，王孟英和张山雷分别为其作注，对临床医生来说值得一读。我们现在所看到的版本，大部分是王氏作注的本子，在书中有明确标示。张山雷作注的本子名为《沈氏女科辑要笺正》。

㉙《傅青主女科》：该书系陈士铎从傅氏生前所撰的《辨证录》卷11、12中摘出，影响极大，传本甚多，为妇科必读之书。傅氏用方及理论有受道医影响的痕迹，用方极简，言理往往也只有寥寥数句，却是精妙巧思，发人所未发。读《傅青主女科》建议兼读《辨证录》全本，更易理解傅氏用方及辨证思路。傅氏的医学思想受道家的影响，有丹道的影子，补阳药的选用与配伍可窥其端倪。

㉚《竹林寺女科》：该书是杭州萧山竹林寺僧所撰写的妇科著作。最初是由“窃录”而得的秘本，后又有多种刊本并行于世。我们今天所看到的这部书多是几种影响较大刊本的合刊本。它的特点是对妇科经、带、胎、产诸证的分类较他书更为细致，如将女性的“经证”按年龄进行划分，符合临床实际，用方亦简洁明了。

㉛《妇人规》：明代张介宾撰。张介宾是研究《黄帝内经》的大家，此书中他于妇科理论多有发挥和创见，属于妇科必读之书。

㉜《医宗金鉴·妇科心法要诀》：清代吴谦等撰。本书是由政府组织编撰的一部医学丛书，内容简洁明了，选方平和，有清代医学教科书的性质。

㉝《女科经纶》：清代萧埙编撰。本书资料非常丰富，但少创见。

㉞《妇科玉尺》：清代沈金鳌编撰。该书亦是以汇集前代资料为主，少创见，有资料价值。

㉟《达生篇》：清代亟斋居士撰，这是一部多有创见、学术价值颇高的产科专著。

㊱《血证论》：清代唐宗海撰 。本书成书于清末，作者是中西汇通派的代表人物之一。他对血的生成、功能、作用有详细论述，富有创见。中医历来有“女子以血为本”之说，故此书对理解女性之生理、病理，以及经、带、胎、产诸证有重要的参考价值。

二、运用“以经注经”的方式，解决基础理论系统梳理中的难题

“经”不仅是中医学的经典著作，还可以像成无己那样，以《黄帝内经》等经典注《伤寒论》。我们需要在此基础上，利用中国传统文化的经典著作如《诗经》《说文》《吕氏春秋》等相关内容来注释中医学的经典，解决我们在中医学范围内难以解决的一些问题，包括中医基本理论的缺如和含糊不清问题。如：需要了解二十八宿计时法，才能解决营卫运行的具体时间；需要运用训诂学的知识对文

字进行深入解读，才能渐次理解何为“三焦”；需要用《难经》与《黄帝内经》中的内容进行对照、注释，才能一步步理清上、中、下三焦的具体功能及其发挥功能的必要条件等。这就比传统文献整理方法更能体现中医药学源于中华文化及认识生命健康与疾病的动态思维特色。

这一方法的运用主要见于《基础论》中，如“三焦源流考辨”“肾与其他脏腑、经脉之关系”“冲、任、督、带四脉走行与功能的系统梳理（唐及唐以前）”等。

初步理清了三焦与营卫一些悬而未决的基本问题，并对肾的诸多功能及它与各脏之间的关系进行了系统梳理，亦对奇经八脉体系里文献中有明确记载但一直未引起足够重视的内容进行了说明，以期有利于临床辨证拓展思路。

以上所运用的方法，训诂学的、天文学的、术数学的……以及“以经注经”等等，都不是全新的，是历代先贤运用过的。我们只是创造性地将其结合在一起，不再只是对经典进行注释，而是试图从新的视角，站在新时代的高度，为满足我们新的需求，解决我们亟待解决的问题。我们想知道中医的基本理论、基本概念等，在它产生之初究竟是怎么样的，它的本来面目是什么……这些是埋藏在每一个中医人心中，一直悬而未决，似清楚又模糊的问题。我们运用这些方法研究，可能不是最佳选择，也可能我们在运用过程中会找到更好的方法。但不管怎样，我们每前进一步便不会后退，因为我们踩在先贤的肩膀上，足够稳、足够真实，后来的人也将踩在我们的肩膀上前进。这就是从认识思维到创新思维的过程，以升华对事物的再认识和再发展，也是中医继承发扬的必然过程，是为了更好地发展。

三、立于古人视角，对妇科常用中药进行系统梳理

初步成果见于《本草论》中。古人对药物的认识大体来自三个方面：一是取类比象，如植物何时发芽，何时开花，何时结果，花如何，果如何，种子如何，根如何。结合天地阴阳之气变化的规律，来理解某一种药物的特性，从而推断它的用途。二是临床实验，在懵懂中试、用、调，既承受它的益处，也承担它的坏处，慢慢确定它可以用于治疗何种症状、哪些问题。三是思考与总结，朴素的辩证法与临床实验的结合，加入“人”的灵性思维。如某味药作用于人体什么部位（脏腑、上中下三焦），它的气是升是降还是守中，是寒还是温，有哪些效用，是祛邪还是扶正……

今人所学所用，多是思考和总结的结果，秦汉之时有《神农本草经》《名医别录》，宋元之时也有《珍珠囊》《证类本草》《本草衍义》等，明清之时除旷世巨著《本草纲目》外，还有诸多医家依自身经验结合历代本草而撰写的著作，如《本草述钩元》《本草从新》等。异彩纷呈却也众说纷纭，何者为是？何者为非？理论和经验的不断总结，已经将今人框在了一个圈圈里。义理看似皆通，用之临床，或效，或不效；依之观古籍，或通，或不通。

我们以《神农本草经》《名医别录》为本，参以《本草图经》《证类本草》《新修本草》《本经集注》《本草衍义》《汤液本草》《本草纲目》《珍珠囊补遗药性赋》《本草崇原》《本草求真》《长沙药解》《本经疏证》《神农本草经读》《本草思辨录》《本草经解》《本草问答》《汤液本草》《神农本草经百种录》《本草正义》诸书，择其要者而选录之，以期不同

时代、不同医家的著作相互印证、对比，方便读者。选录的内容集中于三个方面：①古人理解药物具有某种特殊功能的原因，如药物的生长环境、生长特点等。②药物因之而具有的特性。③药物功效在不同历史时期的变化。④宜用与不宜用的情况。⑤有助于理解药物特性的某些传说、逸闻等。希望对读者理解药物的药性、功效、用法有所裨益。因篇幅所限，亦为方便读者阅读，我们的摘录没有选择通篇摘录的方式，而是择其要点而录之。中医古籍浩如烟海，我们在选录过程中难免挂一漏万，有所不足，希望读者理解。

我们选择药物的依据，是从女科的实际应用出发。从文献上看，女科的用药与其他科并无明显的区别。在女科医典文献整理研究的过程中，我们以刘敏如主编的《中医妇科学》（二版）的疾病目录为依据，以在中医女科发展进程中最有影响、最有代表性的医籍为基础，用“以点带面”的方式逐步向外扩展文献范围，最终完成了女科主要病种的文献搜集和系统梳理工作。在经、带、胎、产方面各选一二主要病种，对古籍文献中的女科用药进行了抽样统计。

1. 抽样统计

所选病种为：不孕症、妊娠腹痛、带下病、产后恶露不尽、痛经、闭经、崩漏。

2. 药物品种

治疗以上疾病，各不同历史时期所使用过的药物品种统计如下：

（1）药物品种见（表1）

表1 不同历史时期治疗不同疾病所使用的药物品种数

疾病	总品种数	汉唐	宋金元	明清
不孕症	319种	190种	190种	212种
妊娠腹痛	275种	64种	81种	242种
带下病	415种	117种	254种	284种
产后恶露不尽	207种	54种	116种	155种
痛经	214种	66种	172种	129种
闭经	305种	112种	223种	232种
崩漏	487种	218种	291种	313种
总体	800种	340种	494种	546种

从上表可以看出，越是复杂的疾病，人们所使用的药物品种数越多，而且治疗某一疾病所用的中药品种是随着时代发展而增加的。

（2）常用药物

我们发现在这些药物的使用中，有的药物使用得非常多，有的药物使用得少，有的药物只是偶尔使用。我们对各病种的常用药物进行统计发现，以不孕症为例，各不同历史时期对药物的使用差异还是比较明显的见（表2）。

表2　不同历史时期不同药物的使用频次

总体	频次	汉唐	频次	宋金元	频次	明清	频次
当归	190	干姜	46	肉桂	51	当归	105
人参	146	肉桂	44	当归	49	川芎	83
肉桂	145	细辛	37	人参	39	茯苓	83
川芎	142	人参	36	干姜	35	熟地黄	80
茯苓	130	当归	36	牛膝	35	人参	71
熟地黄	108	花椒	36	川芎	34	白术	65
干姜	107	川芎	25	细辛	32	白芍	62
细辛	87	茯苓	25	花椒	31	香附	59
白术	86	大黄	24	附子	29	肉桂	50
花椒	82	附子	22	熟地黄	28	牡丹皮	35

经统计后，我们将汉唐时期、宋金元时期、明清时期使用最多的前100味中药做对比，发现有53味中药相同，然后在其余中药中选择常用、易得、品种无争议的药物48味，将这101味中药作为本草文献重点整理的对象，具体见（表3）。

表 3 本草文献重点整理药物

53 味			48 味		
阿胶	黄芪	乌贼骨	石菖蒲	僵蚕	枸杞子
艾叶	黄芩	吴茱萸	石膏	荆芥	红花
白术	桔梗	五味子	水蛭	卷柏	黄柏
白芷	龙骨	细辛	葶苈子	麻黄	火麻仁
半夏	鹿茸	续断	菟丝子	没药	藿香
柴胡	麦冬	泽兰	乌药	虻虫	姜黄
赤石脂	芒硝	紫石英	五灵脂	木香	酸枣仁
川芎	牡丹皮	炙甘草	香附	前胡	莪术
大黄	牡蛎	苍术	小茴香	羌活	
当归	牛膝	肉桂	杏仁	三棱	
地榆	蒲黄（蒲灰）	白芍	禹余粮	桑寄生	
杜仲	人参	熟地黄	远志	砂仁	
防风	肉苁蓉	干姜	泽泻	蛇床子	
茯苓	桂枝		䗪虫	柏子仁	
附子	山茱萸		知母	鳖甲	
甘草	赤芍		栀子	补骨脂	
藁本	生地黄		枳实	侧柏叶	
厚朴	生姜		竹茹	大枣	
花椒	石斛		紫苏	丹参	
黄连	桃仁		代赭石	地骨皮	

在此基础上增补薏苡仁、百合、贝母、瞿麦、马齿苋、滑石、茵陈 7 味常用药，共计 108 味。

文中中药的性味，主要依《神农本草经》和《名医别录》而定。如《神农本草经》《名医别录》未收载的药物，各本草书中无太大争议的，皆依

《本草纲目》；如差异较大，则依现有文献范围内能查到的该药物的最早出处文献，或论之最详且成理者而定。归经方面，因诸书差异极大，众说纷纭，疑问较多，未做重点选录。作为补充，我们对药物的升降浮沉特性做了重点选录。

四、系统搜集女科常见病种的理论、治法、方药等相关文献进行汇总

（一）以传统文献学研究方法作为辅助手段

传统文献学研究的作用体现在以下几个方面：①确定古籍版本。了解古籍的存世情况，精选版本，保证信息录入的准确性。②对古籍及其作者之间的相互关系进行分析。对相近或有学术渊源的文献进行归类处理，有助于理清女科医系的发展脉络。

（二）所涉及的中医女科疾病范围

以刘敏如主编的《中医妇科学》（二版）疾病目录为依据，对古代文献中的相关内容进行整理。

共涉及崩漏、闭经、不孕症、堕胎小产、滑胎、难产、热入血室、胎漏、胎动不安、胎死不下、胎萎不长、痛经、月水将断、脏躁、癥瘕、子宫脱垂、子烦、子咳、子淋、子满、子痫、子悬、子喑、子晕、子肿、妊娠恶阻、妊娠腹痛、妊娠身痒、妊娠小便不通、产后大便难、产后恶露不净、产后发热、产后腹痛、产后痉病、产后排尿异常、产后身痛、产后血劳、产后血晕、产后自汗盗汗等39个病种。

除此之外，“带下疾病”“乳病疾病”“前阴疾病”“月经伴随诸症”“月经不调”等古代文献病名与现代中医妇科学病名所涉及的内容有差异，采用选择性整理。有出现部分病种合并梳理的情况，总病种数大概在 40 ～ 50 个。

（三）文献的纳入与排除标准

1. 有症状、有说理、有方药内容的文献

（1）纳入标准

①症状、原理与用药能相互对应，且治疗有效；或是原理虽然不够清楚，但症状、用药能对应，治疗有效，亦选入。

②时代较早的方书、综合性医书，如《金匮要略》《备急千金要方》《外台秘要》等有症、有方的内容，即便文献原文医理解释过于简单，亦选入。

③同一问题的论述，内容虽相似，但原理有所不同，症状有差异，用药有出入，剂量有所不同者，皆选入。

（2）排除标准

①症状、辨证、用药相互矛盾且多次治疗无效者，不选。

②同一问题的论述，原理、症状、用药、剂量完全相同者，仅选最早一条，余不取。

2. 以病因病机的说理性内容为主，无方药的文献

（1）纳入标准

有益皆选。对于临床辨证有所帮助、有助于开拓思维者，皆选入。尽量做到单个病种所有主要理论观点无遗漏。

（2）排除标准

①于前代内容没有新的认识发挥，只是重复转述者，只选原始文献出处的，余不选。

②过于术数化、贬低女性、封建思想残余的内容不选。

③明显违背现代医学常识的内容不选。

3. 无说理，症状较少，有方药内容的文献

（1）纳入标准

有益皆选。对于临床用药有所帮助、有助于拓展思路的皆选入。

（2）排除标准

①只是重复抄录前代方药，药物、剂量皆不变的，只选原始文献出处内容，余不选。

②过于术数化、贬低女性、封建思想残余的内容不选。

③明显违背现代医学常识的内容不选。

以上相关内容汇总于《痛经论》《不孕论》《闭经论》《外治论》中。因外治法相关文献的特殊性，选用原则在以此为本的基础上略有出入，主要体现在理论内容较少、方药相关内容较多。

五、符合中医内在逻辑规律的数据分析方法的运用

《女科医典传承新编》历史文献梳理过程中所使用的数据分析工具是上海道生医疗科技有限公司研发的“中医药多维趋势分析系统”，运用该软件我们得以对每一种疾病在各个不同历史时期的遣方用药规律及特点进行分析。主要包括以下方面：

1. 各不同时期的药物使用情况

如：治疗闭经在汉唐时期曾运用过哪些中药，药物的使用频次及药性特点如何，并将其与宋金元时期、明清时期进行对比研究。

2. 对各不同时期的方药进行综合分析

通过软件对治疗某一疾病的不同历史时期的方剂进行综合分析，

分析其方药的升降、寒热、补泻、对症等方面的趋势。并可计算出较有代表性的方剂，即基本方。然后对不同历史时期的方剂进行对比。

如：汉唐时期用于治疗痛经的方剂，虽然从理论上认为寒是主要的病因之一，但从整体用药上看，有偏于寒者，亦有偏于热者。方剂的药势上偏于“降”。从方剂的功效上能看出重视活血、消癥、温里散寒、消积荡滞与通经的相互配合。组方用药比后世略显猛烈。

3. 构建女科疾病中药药对及关联组信息库

方剂是在中医理论指导下，针对病因病机及症状而设立的药物组合。我们所整理和分析的是所治主症完全相同的一组方剂。该组方剂数可达数百，包含从汉唐至明清医家们对某一疾病治疗的经验总结。故对其方药组成规律进行分析有其必要性和可行性。

此外，我们还对每个病种不同历史时期辨证、证型的演变情况进行了统计分析，具体见《闭经论》《痛经论》《不孕论》相关章节。

中医的数据分析工作需要中医人来做，因为只有中医人才能理解这其中所蕴含的固有逻辑，才不会打破数据间的有效连接。中医的理、法、方、药之间，辨病与辨证之间，治疗的切入点与重点的选择之间，有可被分析的逻辑，也隐含着人的灵性与悟性。实践是检验真理的唯一标准，临床也是检验数据分析方法的唯一标准，数据分析需着眼于临床价值。

六、 数据分析相关方法的简要介绍

《女科医典传承新编》涉及的文献数据是百万级的。内容涵盖医理、中药、方剂、医案、针灸……既多且杂，时间跨度从先秦至近现代。辨证方法、用药理论等几经演变，医家众多，个人学术观点、用药习惯差异大，如何凝炼其中的辨证、遣方用药规律是我们面对的最大挑战。

（一）数据搜集与治理

数据治理有两个难点，一是药物的处理，二是症状的处理。药物的问题主要是一药多名、一名多药。一个药物在不同的历史时期可能有不同的名字，也可能同一个名字在不同的历史时期为不同的药物。这种情况要非常小心地处理。整个过程耗时极多，最后我们不得不建立起一个涵盖 800 多味中药的总库（数据库）。症状的处理极为繁复，如一个痛经的描述，我们统计下来有 20 种以上的说法，散见于不同时期的古籍文献中，因工作量过大，故我们重点做了药物的数据分析，症状的相关处理与分析延后。

（二）数学建模相关问题

为更好地完成古代文献的数据分析工作，我们用 1 年的时间构建了数学模型，编写了软件，实现了古代文献数据的初步量化分析。

数学建模过程中最需重视的是尊重药物与方剂的本来面目与历史特征。要理解方剂，要理解古人的辨证思路，“药”是必过之关。但中医的“药”在汉唐、宋金元、明清各时期差异极大，它是整体割裂下的少量延续，而不是整体延续下的部分割裂。一个证据就是：现代人极少能看懂汉唐的用药，对于它用某味药的原因基本只能揣测，甚至各持观点，如经方的各个派别就是一例。

用于女科的药物并不是只用于女科，而是各科皆可用。它们在不同的时代有不同的理解方式，运用的方式也不同，情况极为复杂。要理解百年前、千年前、数千年前的方剂，我们任何一个人凭自己的认识都是不客观的、片面的，极有可能会发生错误的。我们需要去思考，前人组这个方的时候，可能看过、学过哪些本草书籍，在可能的范围内，尽可能去模仿。所以分析古籍中方剂和中药的一个原则，就是仅用它同时代及该时代以前的本草相关书籍为借鉴，尊重它们的时代特色，还其本来面目。这在数学建模的过程中极为重要。它涉及中药标准参数的问题，用不同的参数去分析同一组方剂会得到不同的结果，而只有一种是最接近立方人本意的。

综上，在本丛书的编写过程中，于立方立法方面尊重方剂与药物的时代特色，并在数据分析的过程中一以贯之。利用数据分析技术完成某一时代治疗某一病证方剂的多维分析，供临床参考应用。

注重拓展中医人的知识面，以天文、地理、训诂等方面的知识来对中医领域中有争议的问题进行注解，以文献为依据提出个人观点，并详列文献原文于上，方便阅读与思考。

在疾病的认识方面，对不孕、痛经等妇科常见病进行时间跨度为两千余年的系统文献搜集、整理工作，理清其相关生理、病理、用药、辨证、治法等问题，寻找其演变脉络，提炼女科辨证、遣方用药规律。

系统性地对中医女科文献进行梳理与重整，这是一项之前从未进行过的工作。它将回答我们一个问题：中医对女科生理、病理、治法、辨证的认识是怎样一步步演变成今天这个样子的？这可以帮助我们理清思路，正本清源，去伪存真，继承创新。

我们希望本丛书能为中医妇科临床医生、中医妇科教学及科研工作人员、医学院校学生们提供一种新的文献研读方法。将经过系统整理与汇总的医籍文献提供给读者，使读者花较短的时间，即可纵览女科相关基础理论、常用中药、单病种治法方药等方面的历代文献，迅速获取有效信息，拓展思路，应用于临床及科研领域。使古代医家的智慧、经验能够更好地传承下去，帮助我们迈向新的征程。

特别感谢上海道生医疗科技有限公司的大力支持和经济资助。

感谢道生医疗中医数据与算法研究部各位同事的辛勤付出和刻苦工作。

感谢母校成都中医药大学提供学术出版基金资助本套丛书的出版。

因时间有限，待整理的文献量很大，疏漏在所难免，望读者海涵！

《女科医典传承新编》编委会

2023 年 8 月 18 日

CONTENTS 目录

第一章

闭经病因病机及用药演化史

女子年逾16周岁尚未初潮，或已行经又中断6个月以上者，称为闭经。前者称原发性闭经，后者称继发性闭经。古称“女子不月”“月事不来”“经水不通”“血枯”“经闭”等。[1]

在中医的发展进程中，人们对闭经的认识和治疗方药有一个自然的演变过程。刘敏如老师对女科文献的整理提出了“正本清源、去粗取精、去伪存真”的原则。根据这一原则，对闭经在不同历史时期的病因病机、遣方用药等多方面的内容进行了系统梳理，具体见下文。

一、汉唐时期

（一）起源

闭经的文献记载，始见于《黄帝内经》[2]。《黄帝内经》提出了“二阳之病发心脾”与“胞脉闭”。

《素问·阴阳别论》第七：“二阳之病发心脾，有不得隐曲，女子不月。”[2]

《素问·评热病论》第三十三：“月事不来者，胞脉闭也。胞脉者，属心而络于胞中。今气上迫肺，心气不得下通，故月事不来也。”[2]

“二阳之病发心脾”之论，影响深远，医家从脾胃出发讨论闭经的成因多始于此。“胞脉闭”之论在早期文献中讨论较多，如《黄帝内经太素》《诸病源候论》，但在明清文献中较少被提及。

《黄帝内经太素》中对胞脉闭的解释是：“胞者，任冲之脉，起于胞中，为经络海，故曰胞脉也。膀胱之胞与女子子门之间，起此冲脉，上至咽喉，先过心肺。但肺与心共相系属。今胞脉虚邪闭塞，下则溢于胞气，上则迫于肺气，不得下，故月事不来也。”[3]《黄帝内经太素》中实把病位定为冲脉。

（二）发展

《金匮要略》中，关于闭经问题有三段著名的论述。

师曰：寸口脉沉而迟，沉则为水，迟则为寒，寒水相抟，趺阳脉伏，水谷不化，脾气衰则鹜溏，胃气衰则身肿。少阳脉卑，少阴脉细，男子则小便不利，妇人则经水不通，经为血，血不利则为水，名曰血分。

问曰：病有血分、水分，何也？师曰：经水前断，后病水，名曰血分，此病难治；先病水，后经水断，名曰水分，此病易治。何以故？去水，其经自下。[4]

妇人之病，因虚、积冷、结气，为诸经水断绝，至有历年，血寒积结，胞门寒伤，经络凝坚。[4]

妇人经水闭不利，藏坚癖不止，中有干血，下白物，矾石丸主之。[4]

血分、水分、干血、积冷、结气等名词被后世不断提及，影响深远。

这三段文字，已经从侧面反映了闭经问题的复杂程度，它的复杂在于三点：①致病因素复杂。②病机转化复杂，相同的病因作用于不同的人，会引发不同的病理演变过程。③病理产物复杂，与闭经互为因果。病理产物导致闭经，它又会引起人体内部的一系列变化，又产生新的问题，如上文“经络凝坚”“血分、水分”“藏坚癖不止”等。在古文献中最常见到的问题就是“癥瘕”，癥瘕与闭经互为因果，交织在一起。

所以闭经的辨证，“辨证型”可能并不是重点，“辨病机”才是。它的复杂性决定了需要理清闭经产生的原因、人体内发生过的病理变化及因闭经而产生的病理产物等，综合论治，方易收功。对闭经病因病机的认识是基于女性正常生理的认识之上，才是病理演变过程的认识。基于对女性正常生理过程的认识侧重点不同，各个时代的不同医家对闭经的病因病机有较大差别。它体现了问题的复杂性和多面性。这并不存在谁更好、更正确，只是不同的医家揭示了问题的不同层面。

（三）病因病机

《黄帝内经》《金匮要略》已见前文。《诸病源候论》[5]论述病机之详，后世罕出其右。它所持的基本理论观点与《黄帝内经》中提到的“胞脉者属心而络于胞中”基本一致，并有所发挥。

初始病因病机——病理转变过程——闭经——导致的其他疾病

（1）劳伤气血，风冷乘虚而入——抟于血，血涩壅——经水不利断绝不通。

（2）体虚受风冷——风冷邪气客于胞中，伤损冲任之脉、并手太阳、少阴之经，致胞络内绝，血气不通——月水不通。

（3）体虚受风冷——风冷伤其经血，为冷所结抟，血结在内——月水不通。

（4）风冷——风冷干于胃气，胃气虚，不能分别水谷，使津液不生，血气不成——月事不来。

（5）冷气——入于胞络，抟于血气，血得冷则涩——月水不通。

（6）风寒邪气——客于经血，血得寒则凝结——月水不通——血结聚不消，变为血瘕。

（7）虚汗不止，津液泄越——血脉减损，经水痞涩——经水断绝不通。

（8）津液竭——经水断绝。

（9）醉以入房——伤肝（肝藏于血，劳伤过度，血气枯竭于内）——月事衰少不来。

（10）各种失血（唾血、吐血、下血、利血）——血枯——月事不来。

（11）带下输泻则脏虚，而重被风冷乘之——入伤手太阳、少阴之脉，冷气沉积，血结壅——月水不通——血结积聚，变成血瘕，面目浮肿。

（12）病积经久——月水不通。

（13）妊娠取风冷过度——胞络有冷，风冷抟于血，血则壅滞不宣消，蓄积在内——变成血瘕——月水不通。

（14）新产血露未尽，而取风凉——风冷抟于血，血则壅滞不宣消，蓄积在内——变成血瘕——月水不通。

（15）堕胎余血不尽——结抟于内，变成血瘕——月水不通。

（16）产后气虚夹宿寒，余血不尽——得冷则结，血结弥甚，变为血瘕——月水痞涩不通。

（17）产伤动血气，其后虚损未平复，为风冷所伤——风冷伤经，血结于胞络之间——月水不通——变成血瘕。

（18）产伤动血气，其后虚损未平复，为风冷所伤——风冷伤经，血结于胞络之间——月水不通——水血相并，后遇脾胃衰弱，肌肉虚者，变水肿。

（19）月水不通——久则血结于内生块，变为血瘕。

（20）月水不通——血水相并，壅涩不宣通，脾胃虚弱（土主能克消于水，水血既并，脾气衰弱，不能克消）——水气流溢，浸渍肌肉。

（21）得之少之时有所堕坠——肝脉沉之而急，浮之亦然，时小便难，苦头眩痛，腰背痛，足为寒，时疼，月事不来，时恐。

《诸病源候论》一共列出了 21 种不同的病机转变过程。其中涉及《金匮要略》所言“血分”“水分”的是第 11 种、第 18 种和第 20 种。虚、积冷、结气，几乎每条都有涉及，与癥瘕有关的是第 6 种、第 11 种、第 13 种、第 14 种、第 15 种、第 16 种、第 17 种、第 19 种，血瘕与闭经可互为因果。

提及胃气虚导致闭经的只有第 4 种。这与后世有极大的不同，至明清时期论闭经，谈及脾胃虚弱、气血生化不足是非常普遍的。

涉及经脉（主要是冲任、胞络、手太阳、少阴之经）的较多，分别是第 2 种、第 5 种、第 11 种、第 13 种、第 17 种、第 18 种。这与《黄帝内经》“胞脉闭，胞脉者属心而络于胞中”[2]的学术观点有继承关系。《诸病源候论》中论妇科病反复提到“手太阳、少阴之经”，此二经“互为表里，上为乳汁，下为月水”[5]。

（四）方药

中医治疗疾病，是医者在理论指导下结合其经验的组方治疗。在此又对汉唐时期治疗闭经的方剂进行了统计分析。

这一统计过程分了两步进行，主要原因是明确诊断的癥瘕用药，有其特殊性。所以先统计了非明确诊断为癥瘕的闭经方剂，又单独统计了明确诊断为癥瘕的闭经方剂，力图呈现汉唐时期在闭经治疗上的特点。

1. 非明确诊断为癥瘕的闭经方剂

在所选用的文献范围内，共有 36 方，涉及药物 98 种。其中使用频次排前 20 味的药物分别是桃仁、大黄、当归、桂心（近于今之肉桂）、虻虫、水蛭、芍药、川芎、干姜、芒硝、甘草、吴茱萸、牡丹皮、细辛、柴胡、茯苓、黄芩、牛膝、人参、䗪虫。

通过“中医药多维趋势分析系统”进行分析后，发现在整个方剂的寒热趋势上，这 36 方有寒有热，寒多热少。见（图 1–1）

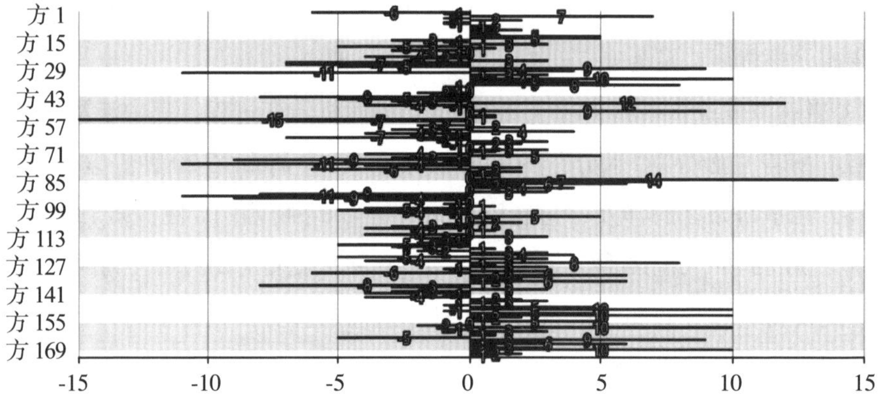

图 1–1　寒热趋势图

升降趋势上明显以降为主，只有6个方在整体的升降趋势上略有上升，且分值都不高。见（图1–2）

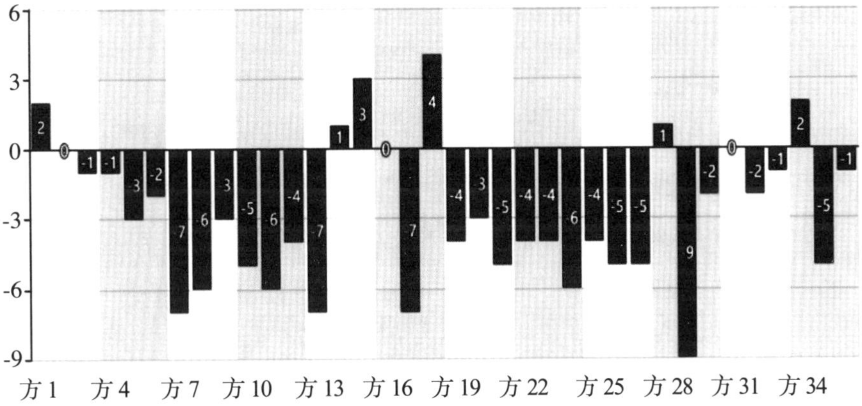

图1–2 升降趋势图

在这36个方所使用的药物中，某两味药的组合出现在同一个方子中，频次最高的前几位。见（表1–1）

表1–1

大黄—桃仁	16
虻虫—桃仁	15
水蛭—桃仁	14
虻虫—水蛭	13
大黄—虻虫	12
大黄—水蛭	11
芒硝—大黄	11

某三味药的组合出现在同一个方子中，频次最高的前几位。见（表 1–2）

表 1–2

虻虫—水蛭—桃仁	13
大黄—桃仁—虻虫	12
大黄—桃仁—水蛭	11
大黄—水蛭—虻虫	10
芒硝—大黄—桃仁	10
川芎—水蛭—桃仁	9
川芎—虻虫—桃仁	9
川芎—虻虫—水蛭	9

某四味药的组合出现在同一个方子中，频次最高的前几位。见（表 1–3）

表 1–3

大黄—桃仁—水蛭—虻虫	10
川芎—虻虫—水蛭—桃仁	9
大黄—芒硝—虻虫—桃仁	7
肉桂—桃仁—水蛭—虻虫	7

汉唐时期治疗闭经的方剂，整体功效上注重破血、消积、温里、通经、除痹、消痈、散结等。

2. 明确诊断为癥瘕的闭经方剂

在所选用的文献范围内，共有 20 方，涉及药物 84 味，其中使用频次排前 19 位的药物分别是干姜、桂心、大黄、干漆、虻虫、茯苓、牛膝、蛴螬、人参、芍药、水蛭、土瓜根、细辛、䗪虫、川椒、干地黄、黄芩、牡丹皮、吴茱萸。

药虽相似，但治疗癥瘕兼闭经的药物，破血力量更强。

通过“中医药多维趋势分析系统”进行分析后，发现在整个方剂的寒热

趋势上，这20方与非癥瘕方比较，虽有寒有热，但整体偏寒的方剂要略多一些。见（图1-3）

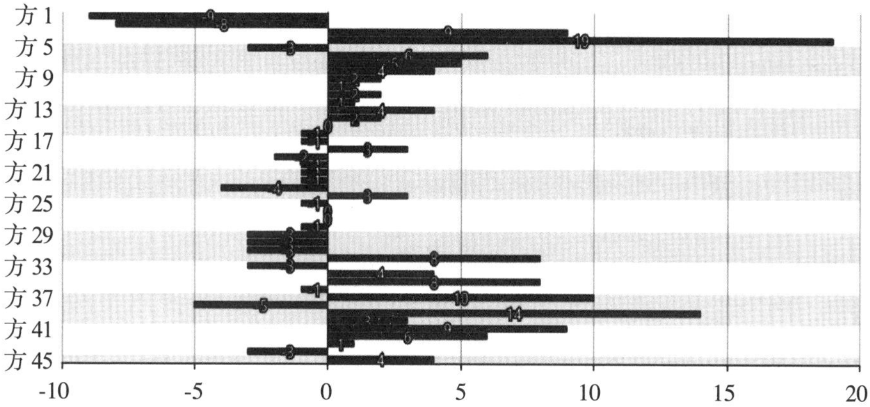

图1-3 寒热趋势图

升降趋势上明显以降为主，只有3个方在整体的升降趋势上略有上升，且分值都不高。见（图1-4）

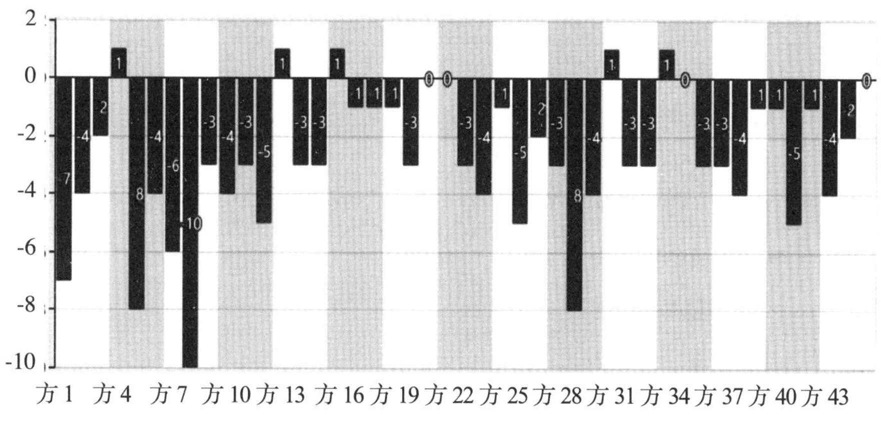

图1-4 升降趋势图

在这20个方所使用的药物中，某两味药的组合出现在同一个方子中，频次最高的前几位。见（表1–4）

表1–4

干姜—大黄	8
䗪虫—大黄	6
干姜—䗪虫	6
干姜—细辛	6
干漆—生地黄	6
水蛭—虻虫	6
肉桂—干姜	6
虻虫—芍药	6
虻虫—蛴螬	6
蛴螬—芍药	6

某三味药的组合出现在同一个方子中，频次最高的前几位。见（表1–5）

表1–5

干姜—䗪虫—大黄	6
虻虫—蛴螬—芍药	6
大黄—细辛—干姜	5
干姜—虻虫—大黄	5
水蛭—虻虫—芍药	5
水蛭—虻虫—蛴螬	5
水蛭—蛴螬—芍药	5
肉桂—䗪虫—大黄	5
肉桂—䗪虫—干姜	5
肉桂—吴茱萸—牡丹皮	5
肉桂—干姜—大黄	5
肉桂—干姜—细辛	5

某四味药的组合出现在同一个方子中，频次最高的前几位。见（表 1–6）

表 1–6

水蛭—虻虫—蛴螬—芍药	5
肉桂—䗪虫—干姜—大黄	5
吴茱萸—水蛭—牡丹皮—芍药	4
吴茱萸—水蛭—牡丹皮—虻虫	4
吴茱萸—水蛭—牡丹皮—蛴螬	4

二、宋金元时期

（一）病因病机

宋金元时期闭经的病因病机与前代重复的部分比较多，故不再详细列举。以《太平圣惠方》为例，其内容与《诸病源候论》基本相同。

治妇人月水不通诸方：

夫妇人月水不通者，由劳损血气，致令体虚受风冷，邪气客于胞内，伤损冲任之脉，并手太阳、少阴之经，致胞络内绝血气不通故也。冲任之脉，起于胞内，为经脉之海。手太阳，小肠之经也。手少阴，心之经也。此二经为表里，主下为月水。风冷伤其经血，血性得温则宣流，得寒则涩闭。既为风冷所抟，故血结在内，故令月水不通也。

又云：肠中鸣，则月水不来，病本在胃。胃气虚不能消化水谷，使津液不生，血气不成故也。

又云：醉以入房，则内气竭绝。伤于肝，使月水衰少不来也。所以尔者，肝脏于血，劳伤过度，血气枯竭于内也。

又先经唾血及吐血下血，谓之脱血，使血枯，亦月水不来也。所以尔者，津液减耗故也……[8]

这一时期对闭经认识的发展，主要是情志因素致病、热、痰等几方面。

汉唐时期医家多认为闭经与寒、风寒有关，到宋金元时期，人们开始认识到“内热”“火邪”与闭经的关系。典型的有：

《兰室秘藏》

妇人脾胃久虚，或形羸，气血俱衰，而致经水断绝不行。或病中消，胃热，善食渐瘦，津液不生。夫经者，血脉津液所化，津液既绝，为热所烁，肌肉消瘦，时见渴燥，血海枯竭，病名曰血枯经绝。宜泻胃之燥热，补益气血，经自行矣。此证或经适行而有子，子不安为胎病者有矣。

或心包脉洪数，躁作，时见大便秘涩，小便虽清不利，而经水闭绝不行。此乃血海干枯，宜调血脉，除包络中火邪，而经自行矣。《内经》所谓小肠移热于大肠，为癥瘕、为沉。脉涩不利，则月事沉滞而不利，故云为癥瘕为沉也。

或因劳心，心火上行，月事不来，安心和血泻火，经自行矣。[9]

《妇人大全良方》

若经候微少，渐渐不通，手足骨肉烦疼，日渐羸瘦，渐生潮热，其脉微数，此由阴虚血弱，阳往乘之，少水不能灭盛火，火逼水涸，亡津液。当养血益阴，慎无以毒药通之，宜柏子仁丸、泽兰汤。[10]

《太平圣惠方》

治妇人月水不通。年月深远，面上皯黷，黑如噀墨，每思咸酸之物，食之不已，意无足时。此由凝血在脏，热入血室，即歌咏言笑，悲泣不止，便将是鬼魅魍魉。[8]

此时期的医家同时也将痰和情志作为闭经重要的致病因素。如：

《妇人大全良方》

世有室女、童男，积想在心，思虑过当，多致劳损。男子则神色先散，女子则月水先闭，何以致然？盖忧愁思虑则伤心，心伤则血逆竭，血逆竭则神色先散而月水先闭也。[10]

《圣济总录》

治室女思虑太过，心气不足，气结不得宣利，月水不应时，或久不通，或血隔成劳，渐有寒热，肌肉不生，不思谷味，凡此病不可服破血有性之药，宜通心气，行荣卫，滑经络，人参汤方。[11]

《丹溪心法》

躯脂满经闭者，以导痰汤加黄连、川芎，不可服地黄，泥膈故也，如用，以姜汁炒。[12]

（二）方药

宋金元时期治疗闭经的用药与前代有所不同。其选用的药物更多、更广泛，在峻猛程度上亦较前代降低。

1. 非明确为癥瘕的闭经方剂

在所选用的文献范围内，共有方子171首，涉及药物235种。其中使用频次排前20位的药物分别是当归、肉桂、大黄、桃仁、水蛭、虻虫、牡丹皮、川芎、牛膝、芍药、琥珀、硇砂、延胡索、干漆、柴胡、甘草、木香、生姜、没药、红花。（说明：宋金元时期赤芍、白芍始分，但大部分文献中仍沿用“芍药”。）

通过“中医药多维趋势分析系统”进行分析后，发现这171首方子在整体方剂的寒热趋势上并没有呈现出明显的倾向性，是寒热兼有的。见（图1–5）

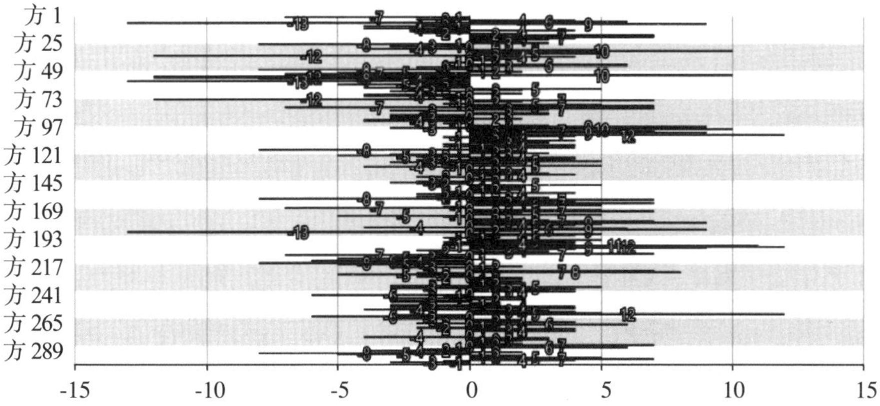

图1–5 寒热趋势图

升降趋势上明显以降为主，只有 15 个方在整体的升降趋势上略有上升，且分值都不高。见（图 1–6）

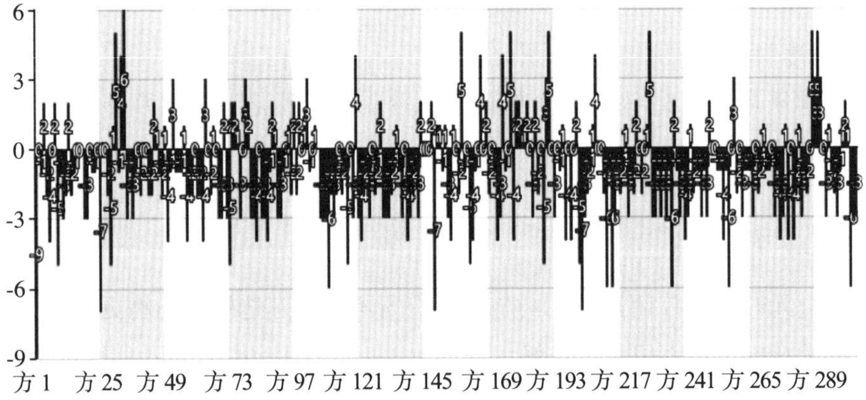

图 1–6　升降趋势图

在这 171 首方子所使用的药物中，某两味药的组合出现在同一个方子中，频次最高的前几位。见（表 1–7）

表 1–7

当归—肉桂	54
大黄—桃仁	48
当归—大黄	40
虻虫—水蛭	38
桃仁—当归	37
当归—川芎	35
大黄—虻虫	34
桃仁—肉桂	34
肉桂—大黄	34
大黄—水蛭	33
当归—牡丹皮	33

某三味药的组合出现在同一个方子中，频次最高的前几位。见（表 1–8）

表 1–8

大黄—虻虫—桃仁	28
大黄—虻虫—水蛭	28
大黄—桃仁—当归	27
大黄—水蛭—桃仁	27
当归—牡丹皮—肉桂	27
桃仁—肉桂—当归	26
肉桂—当归—大黄	26
大黄—桃仁—肉桂	25
虻虫—水蛭—桃仁	25
当归—川芎—肉桂	24
牛膝—肉桂—当归	22

某四味药的组合出现在同一个方子中，频次最高的前几位。见（表 1–9）

表 1–9

大黄—虻虫—水蛭—桃仁	22
当归—川芎—牡丹皮—肉桂	20
大黄—桃仁—肉桂—当归	19
大黄—桃仁—水蛭—当归	14
大黄—桃仁—牛膝—当归	14
当归—大黄—虻虫—水蛭	14

2. 明确诊断为癥瘕的闭经方剂

在所选用的文献范围内，共有方子 45 个，涉及药物 188 味，其中使用频次排前 20 位的药物分别是肉桂、大黄、当归、牛膝、干漆、桃仁、鳖甲、川芎、虻虫、牡丹皮、硇砂、赤芍、干姜、水蛭、京三棱、芫花、斑蝥、没药、木香、莪术。

这里已经可以看出不同时代治疗同一种疾病在用药上倾向性有所不同，

且治疗癥瘕兼闭经的药物明显药性更猛，更倾向于破血。

通过“中医药多维趋势分析系统”进行分析后，发现这 45 个方子在整体方剂的寒热趋势上虽然是寒热兼有，但热多寒少。见（图 1–7）

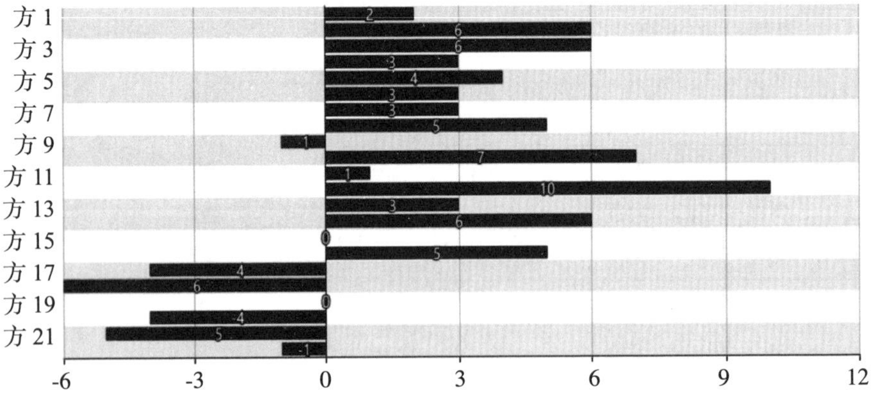

图 1-7　寒热趋势图

升降趋势上明显以降为主，只有 5 个方子在整体的升降趋势上略有上升，且分值都不高。见（图 1–8）

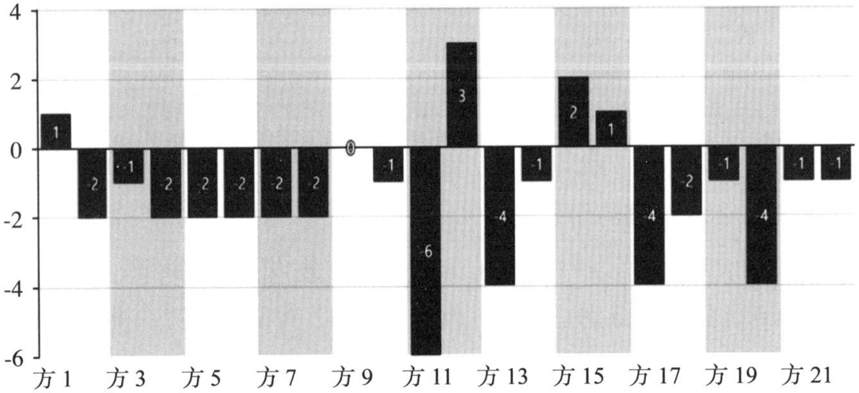

图 1-8　升降趋势图

在这45个方子所使用的药物中，某两味药的组合出现在同一个方子中，频次最高的前几位。见（表1–10）

表1–10

当归—肉桂	17
肉桂—大黄	14
肉桂—牛膝	12
大黄—当归	11
大黄—桃仁	11
肉桂—干漆	11
牛膝—大黄	10
肉桂—桃仁	10
鳖甲—肉桂	10

某三味药的组合出现在同一个方子中，频次最高的前几位。见（表1–11）

表1–11

大黄—当归—肉桂	11
鳖甲—肉桂—牛膝	9
大黄—肉桂—干漆	8
川芎—当归—肉桂	8
当归—肉桂—干漆	8
当归—肉桂—牛膝	8
肉桂—牛膝—大黄	8
鳖甲—肉桂—大黄	8

某四味药的组合出现在同一个方子中，频次最高的前几位。见（表1–12）

表 1–12

大黄—当归—肉桂—干漆	7
鳖甲—肉桂—牛膝—大黄	7
鳖甲—肉桂—牛膝—桃仁	7
大黄—当归—赤芍—肉桂	6
大黄—牛膝—当归—肉桂	6
鳖甲—大黄—当归—肉桂	6
鳖甲—牛膝—当归—肉桂	6
鳖甲—肉桂—牡丹皮—牛膝	6

由以上的数据分析结果可以看出，癥瘕兼闭经的治疗与一般闭经的治疗是有所区别的，方剂整体更可能偏温热，用药的选择上也有不同。这可能与当时的医家认为癥瘕多与寒积坚凝有关，且宋金元时期治疗癥瘕兼闭经的方剂不再像汉唐时那么刚猛。

三、明清时期

（一）病因病机

明清时期对闭经病因病机的描述，有时非常简省，最常出现的四个词是血分、水分、血枯、血滞。而且往往只有一句或几句极其简略的描述，如《坤元是保》[13]中有“治阳气下陷而经不通者”用巇十五号方。让人理解起来比较困难，存有疑虑。而且这一时期的女科文献非常强调脾、胃、肝、气血等，但立论的角度与前代又有很大的不同。

现将选取的文献范围内与闭经有关的病因病机描述归纳。见（表 1–13）

表 1–13

房劳损
鬼胎
过食生冷酸涩
惊
怒
血分；血分，（乃瘀血化水，闭塞胞水）；血分（败血停积五脏，流入四肢作浮肿）
水分；水分（因脾肺虚冷，不能通调水道，下输膀胱，渗泄之令不行，生化之气不运）；水分，（乃脾不能制，血与水并）
血脉不通
实热
下焦气滞
经脉逆转
水与血结
思伤心血，火炎脾亏，肺烁肾枯，而血闭成痨者；干血痨
精竭，肾中癸之水不至胞中，则不能引动冲脉之血
血衰气乏；血气受伤
多热多郁，血少气虚
气为寒食凝滞，故血亦不行，非血本亏也
元气虚弱
阳气下陷
胞门为寒所伤，经络凝坚

续表

胞中有风冷
寒
寒结污血而不下；经血见冷而凝
脾肾阳虚
脾胃败伤，气血交虚；脾胃伤损，气耗血枯；伤其中气，以至血少；损伤脾胃，不生血
脾虚
相火兼脾虚
肥盛痰凝壅滞，经络气虚血燥
积痰，积痰下流于胞门
积痰生热
脾经有湿热，心经有瘀血症
脾湿生痰，脂满子宫
痰多占住血海
顽痰闭滞，血海壅瘀
痰涎壅盛，血滞而经不行
气血上壅
气逆
气上迫肺，心气不得下通也心气不得下通
若胞中火逆，随冲任两脉上冲，合于阳明之气
气血俱热，必有郁症
气血滞；气郁血滞；气滞碍血
气滞，气块
郁抑成病
血滞，伤肝
肝火炽盛；肝火亢甚

续表

肝火横逆，从胞脉上迫于心肺，心肺之气，不得下通
肝热郁血
肝肾不足
肝阴不足而肝火独甚者
郁怒伤脾肝，肝经血病
干血气；干血
血瘀，血滞；瘀血；瘀积；血结；血积；污血凝滞胞门
血枯，火在上，得之于劳心
心火上行，以致胞脉闭塞
心病不能养脾；脾不化汁，心不化赤，是血虚而无经水
心肝脾之气郁
心脾俱病，积瘀
心脾气结，肾气日消
心气虚耗
忧愁思虑则伤心，而血逆竭
血虚
血虚生热，血虚有火
血热
血海干枯；血枯；失血血枯；伤血血枯
血枯，冲任伏火
血枯气郁
乳众血枯
热结血闭；热抟血干；因热耗血；血因热结
热结
阴虚
阴虚血弱，火盛水亏；阴虚血弱，火逼水涸，耗亡津液；阴虚火旺

续表

血闭发热
胃实痰盛
脾胃积热
胃气实
胃热，津液为热燥竭，以致血海干枯；胃火；胃热烁血；胃热血结；中焦胃热结（津液不生，血海枯竭，血枯经绝）；中焦胃有热结而经不行也
上焦心肺热结（劳心，心火上行，气上迫肺，心气不得下通）；上焦心肺有热而经不行也
下焦胞脉热结而经不行也，下焦胞脉热结（包络中火邪致血海干枯）；（血枯）下焦火

明清时期，虽然有上述70余种病因病机的论述，但在大部分文献中还是首重脾胃的，其次是肝。

（二）方药

明清时期的闭经用药与前代差异甚大。

1. 非癥瘕的闭经方剂

在所选用的文献范围内，共有304方，涉及药物249种。其中使用频次排前20位的药物分别是当归、川芎、甘草、白芍、大黄、熟地黄、茯苓、白术、桃仁、肉桂、人参、牡丹皮、牛膝、生姜、香附、陈皮、黄芩、赤芍、红花、柴胡。其中当归出现的频率极高，大部分的方剂中都会使用。

通过“中医药多维趋势分析系统”进行分析后，发现在整个方剂的寒热趋势上没有明显的集中趋势，是寒热兼有的。见（图1-9）

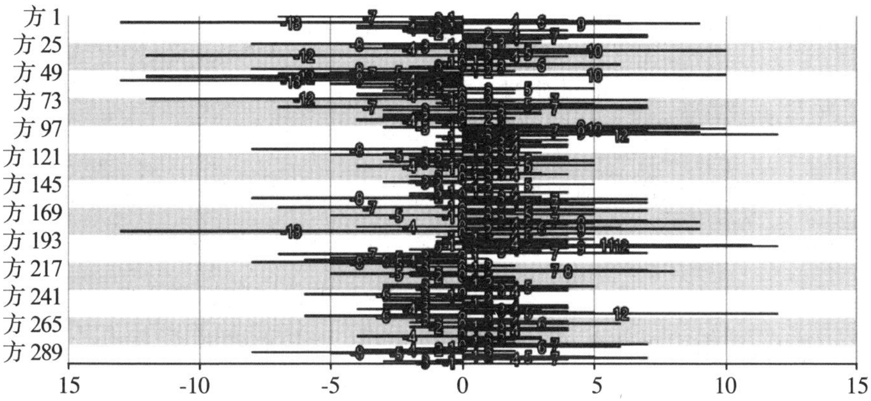

图 1-9 寒热趋势图

升降趋势上以降为主，但跟汉唐和宋金元相比，方剂的整体升降趋势上，呈现“升”的方剂明显增多了。见（图 1-10）

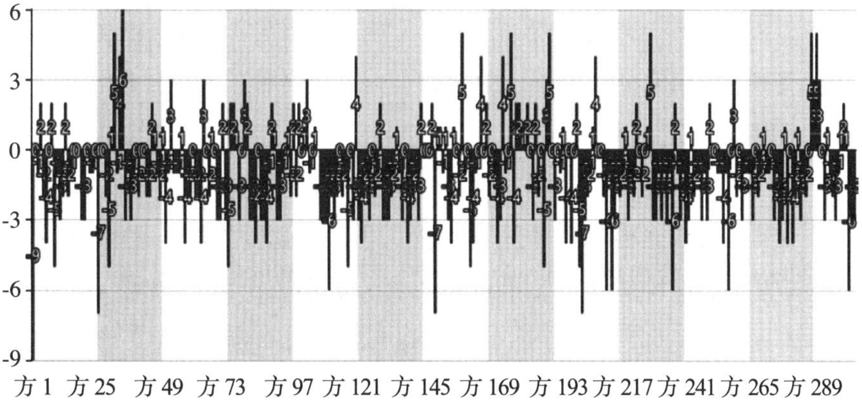

图 1-10 升降趋势图

在这 304 个方子所使用的药物中，某两味药的组合出现在同一个方子中，频次最高的前几位。见（表 1-14）

表 1–14

当归—川芎	87
当归—白芍	79
当归—甘草	75
熟地黄—当归	49
甘草—川芎	46
当归—白术	45
川芎—白芍	43
当归—大黄	43
肉桂—当归	43

某三味药的组合出现在同一个方子中，频次最高的前几位。见（表 1–15）

表 1–15

甘草—川芎—当归	44
当归—川芎—白芍	43
当归—白芍—甘草	39
熟地黄—当归—川芎	37
当归—川芎—生地黄	30

某四味药的组合出现在同一个方子中，频次最高的前几位。见（表 1–16）

表 1–16

当归—白芍—川芎—甘草	29
当归—川芎—白芍—生地黄	25
白芍—川芎—当归—大黄	23
当归—生地黄—川芎—甘草	21
当归—川芎—生地黄—黄芩	20

续表

川芎—当归—熟地黄—芍药	19
当归—川芎—白芍—黄芩	19

基本就是四物汤加减，这实在是一种奇怪的现象。

2. 明确诊断为癥瘕的闭经方剂

在所选用的文献范围内，共 22 方，涉及药物 99 种，其中使用频次排前 18 位的药物分别是当归、肉桂、白芍、川芎、熟地黄、延胡索、大黄、莪术、蒲黄、芍药、白术、陈皮、茯苓、红花、牡丹皮、桃仁、香附、血竭。其中当归、肉桂的使用频率远高于其他药物。

从药物的使用上可以看出，明清时期的闭经用药，虽补前世用药过于猛悍之弊，但又过于平和，恐难速效。

通过“中医药多维趋势分析系统”进行分析后，发现在整个方剂的寒热趋势上偏热者多。见（图 1–11）

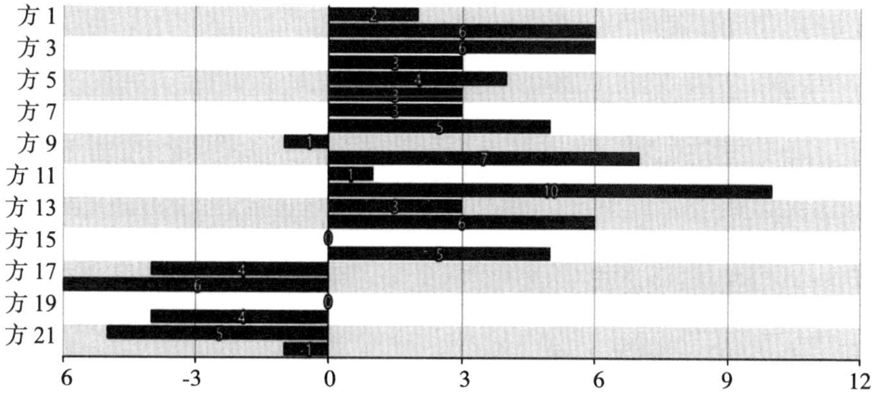

图 1–11 寒热趋势图

升降趋势上明显以降为主，只有 4 个方在整体的升降趋势上偏升，且分值都不高。见（图 1–12）

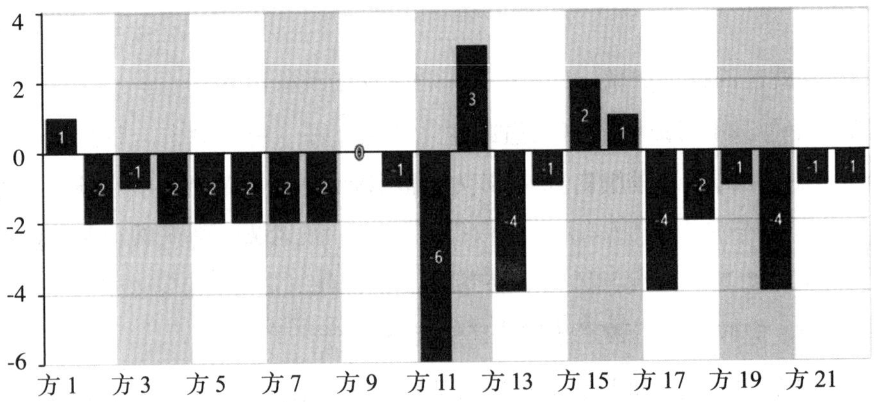

图 1–12　升降趋势图

在这 22 个方所使用的药物中，某两味药的组合出现在同一个方子中，频次最高的前几位。见（表 1–17）

表 1–17

当归—肉桂	8
当归—川芎	6
当归—熟地黄	6
当归—白芍	6
川芎—熟地黄	5
当归—延胡索	5
肉桂—延胡索	5

某三味药的组合出现在同一个方子中，频次最高的前几位。见（表1–18）

表 1–18

当归—川芎—熟地黄
当归—川芎—白芍
当归—白芍—熟地黄
当归—肉桂—延胡索
当归—芍药—肉桂

某四味药的组合出现在同一个方子中，频次最高的前几位。见（表1–19）

表 1–19

当归—川芎—熟地黄—肉桂
当归—川芎—熟地黄—莪术
当归—川芎—白芍—熟地黄
当归—白芍—熟地黄—茯苓
当归—肉桂—蒲黄—延胡索
当归—肉桂—血竭—延胡索
当归—肉桂—血竭—蒲黄
当归—芍药—肉桂—延胡索
当归—芍药—肉桂—蒲黄

明清时期用药较宋金元时期更加趋于平和，用得最多的仍然是四物汤。

四、现 代

现代对于闭经的认识，从病因病机上可分为虚实两端。虚者多因先天不足或后天虚损以致血虚精少，血海空虚，无余可下；实者多因邪气阻隔，冲任受阻，或脉道损伤，经血不得下行。

在具体的辨证中主要有肝肾不足、肾阳虚弱、气血虚弱、阴虚血燥、气滞血瘀、寒凝血瘀、痰湿阻滞几类。[1]

方药有归肾丸、加减苁蓉菟丝子丸、人参养营汤、圣愈汤、八珍汤、加减一阴煎、补肾地黄丸、瓜石汤、血府逐瘀汤、逍遥散、四物汤、少腹逐瘀汤、温经汤、苍附导痰丸、佛手散、丹溪痰湿方等，皆为常用之方。[1]

第二章 闭经历史文献梳理

一、汉唐及以前闭经相关文献记载

（一）《神农本草经》[6]

卷一·上经

太一余粮：味甘，平。主咳逆上气、癥瘕、血闭、漏下，除邪气。久服耐寒暑、不饥、轻身、飞行千里、神仙（《御览》引作若神仙）。一名石脑。生山谷。

吴普曰：太一禹余粮，一名禹哀，神农、岐伯、雷公：甘，平；李氏：小寒；扁鹊：甘，无毒。生太山上，有甲，甲中有白，白中有黄，如鸡子黄色，九月采，或无时。

《名医》曰：生太白，九月采。

[案]《抱朴子·金丹篇》云：《灵丹经》用丹砂、雄黄、雌黄、石硫黄、曾青、矾石、磁石、戎盐、太一余粮，亦用六一泥，及神室祭醮，合之，三十六日成。

禹余粮：味甘，寒。主咳逆，寒热烦满，下（《御览》有痢字）赤白，血闭癥瘕，大热。炼饵服之，不饥、轻身、延年。生池泽及山岛中。

《名医》曰：一名白余粮，生东海及池泽中。

[案]范子计然云：禹余粮出河东；《列仙传》云：赤斧，上华山取禹余粮；《博物志》云：世传昔禹治水，弃其所余食于江中，而为药也。按：此出《神农经》，则禹非夏禹之禹，或本名白余粮，《名医》等移其名耳。

卷柏：味辛，温，生山谷。主五脏邪气、女子阴中寒热痛、癥瘕、血闭绝子。久服轻身，和颜色。一名万岁。生山谷石间。

吴普曰：卷柏，神农：辛；桐君、雷公：甘（《御览》引云：一名豹足，一名求股，一名万岁，一名神枝，时生山谷）。

《名医》曰：一名豹足，一名求股，一名交时，生常山，五月、七月采，阴干。

[案] 范子计然云：卷柏，出三辅。

芎䓖：味辛，温。主中风入脑、头痛、寒痹、筋挛缓急、金创、妇人血闭无子，生川谷。

吴普曰：芎䓖（《御览》引云：一名香果），神农、黄帝、岐伯、雷公：辛，无毒；扁鹊：酸，无毒；李氏：生温，熟寒。或生胡无桃山阴，或太山（《御览》作或斜谷，西岭，或太山）。叶香细青黑，文赤如藁本，冬夏丛生，五月华赤，七月实黑，茎端两叶，三月采。根有节，似马衔状。

《名医》曰：一名胡䓖，一名香果，其叶名蘼芜。生武功斜谷西岭，三月、四月采根，曝干。

[案]《说文》云：营，营䓖，香草也。芎，司马相如说或从弓。《春秋左传》云：有山鞠穷乎。杜预云：鞠穷所以御湿。《西山经》云：号山，其草多芎䓖。郭璞云：芎䓖，一名江离。范子计然云：芎䓖生始，无枯者善（有脱字）。《司马相如赋》有芎䓖。司马贞引司马彪云：芎䓖似藁本；郭璞云：今历阳呼为江离。

白胶：味甘，平。主伤中劳绝、腰痛、羸瘦，补中益气。女人血闭无子，止痛、安胎。久服轻身、延年，一名鹿角胶。

《名医》曰：生云中，煮鹿角作之。

[案]《说文》云：胶，昵也，作之以皮。《考工记》云：鹿胶青白，牛胶火赤。郑云：皆谓煮，用其皮，或用角。

丹雄鸡：味甘，微温。主女人崩中漏下、赤白沃，补虚，温中，止血，通神，杀毒辟不祥。头：主杀鬼，东门上者尤良。肪：主耳聋。肠：主遗溺。

肶胵里黄皮：主泄利。尿白：主消渴，伤寒，寒热。黑雌鸡：主风寒湿痹，五缓六急，安胎。翮羽：主下血闭。鸡子：主除热，火疮，痫痉，可作虎魄神物。鸡白蠹肥脂。生平泽。

吴普曰：丹鸡卵可作琥珀（《御览》）。

《名医》曰：生朝鲜。

[案]《说文》云：鸡，知时畜也。籀文作鸡。肪，肥也。肠，大小肠也。膍，鸟胵；胵，鸟胃也。菌，粪也。翮，羽茎也。羽，鸟长毛也。此作肶，省文。尿即屎字古文，徒，亦菌假音字也。

桑螵蛸：味咸，平。主伤中，疝瘕，阴痿，益精生子，女子血闭，腰痛，通五淋，利小便水道。一名蚀疣，生桑枝上，采。蒸之。

吴普曰：桑蛸条，一名（今本脱此二字）蚀肬，一名害焦，一名致。神农：咸，无毒（《御览》）。

《名医》曰：螳螂子也。二月、三月采，火炙。

[案]《说文》云：蜱，蜱蛸也。或作蜱蛸、虫蛸、蚩蛝子。《广雅》云：蟳蟭、乌涛、冒焦，螵蛸也。《尔雅》云：不过蚩蠰，其子蜱蛸。郭璞云：一名蟳焦，蚩蠰卵也。范子计然云：螵蛸出三辅，上价三百。旧作螵，声相近，字之误也。《玉篇》云：蜱同螵。

卷二·中经

瞿麦：味苦，寒。主关格，诸癃结，小便不通，出刺，决痈肿，明目去翳，破胎堕子，下闭血。一名巨句麦，生川谷。

《名医》曰：一名大菊，一名大兰。生大山，立秋采实，阴干。

[案]《说文》云：蘧，蘧麦也。菊，大菊，蘧麦。《广雅》云：茈威，陵苕，蘧麦也。《尔雅》云：大菊，蘧麦。郭璞云：一名麦句姜，即瞿麦。陶弘景云：子颇似麦，故名瞿麦。

白芷：味辛，温。主女人漏下赤白、血闭、阴肿、寒热、风头侵目泪出。长肌肤，润泽，可作面脂。一名芳香，生川谷。

吴普曰：白芷，一名藟，一名苻离，一名泽芬，一名莀（《御览》）。

《名医》曰：一名白茝，一名藟，一名莞，一名苻离，一名泽芬。叶，一名蒚麻，可作浴汤。生河东下泽。二月、八月采根，曝干。

[案]《说文》云，茝，藟也；藟，楚谓之篱，晋谓之藟，齐谓之茝。《广雅》云：白芷，其叶谓之药。《西山经》云：号山，其草多药藟。郭璞云：药，白芷别名；藟，香草也。《淮南子·修务训》云：身苦秋药被风。高诱云：药，白芷，香草也。王逸注《楚词》云：药，白芷。按：《名医》一名莞云云，似即《尔雅》莞，苻离，其上鬲而《说文》别有莀，夫离也。蒚，夫蓠上也，是非一草。舍人云：白蒲，一名苻离，楚谓之莞，岂蒲与茝相似，而《名医》误合为一乎。或《说文》云。楚谓之蓠，即夫篱也，未可得详。旧作芷非。

黄芩：味苦，平。主诸热黄疸、肠澼泄利、逐水、下血闭、恶创、疽蚀、火疡。一名腐肠，生川谷。

吴普曰：黄芩，一名黄文，一名妒妇，一名虹胜，一名经芩，一名印头，一名内虚。神农、桐君、黄帝、雷公、扁鹊：苦，无毒；李氏：小温。二月生赤黄叶，两两四四相值，茎空中，或方员，高三四尺，四月花紫红赤，五月实黑根黄。二月至九月采（《御览》）。

《名医》曰：一名空肠，一名内虚，一名黄文，一名经芩，一名妒妇，生秭归及冤句。三月三日采根，阴干。

[案]《说文》云：莶，黄莶也。《广雅》云：菇葿、黄文、内虚，黄芩也。范子计然云：黄芩出三辅，色黄者善。

茅根：味甘，寒。主劳伤虚羸，补中益气，除瘀血，血闭寒热，利小便。其苗：主下水。一名兰根，一名茹根，生山谷、田野。

《名医》曰：一名地管，一名地筋，一名兼杜，生楚地，六月采根。

[案]《说文》云：茅，菅也；菅，茅也。《广雅》云：菅，茅也。《尔雅》

云：白华，野菅。郭璞云：菅，茅属。诗云：白华菅兮，白茅束兮。传云：白华，野菅也，已沤，为菅。

王瓜：味苦，寒。主消渴，内痹，瘀血；月闭寒热，酸疼，益气，愈聋。一名土瓜，生平泽。

《名医》曰：生鲁地田野及人家垣墙间，三月采根，阴干。

[案]《说文》云：萯，王萯也。《广雅》云：藈菇、瓜瓠，王瓜也。《夏小正》云：四月王萯秀。《尔雅》云：钩，藈菇。郭璞云：钩瓠也，一名王瓜，实如瓝瓜，正赤，味苦。《月令》：王瓜生。郑元云：《月令》云王萯生。孔颖达云：疑王萯，则王瓜也。《管子·地员篇》剽土之次曰五沙，其种大萯细萯，白茎青秀以蔓。《本草图经》云：大萯，即王萯也。芴亦谓之土瓜，自别是一物。

紫葳：味酸（《御览》作咸），微寒。主妇人产乳余疾、崩中、癥瘕血闭、寒热、羸瘦，养胎，生川谷。

吴普曰：紫葳，一名武威，一名瞿麦，一名陵居腹，一名鬼目，一名茇华。神农、雷公：酸；岐伯：辛；扁鹊：苦、咸；黄帝：甘，无毒。如麦根黑，正月、八月采，或生真定（《御览》）。

《名医》曰：一名陵苕，一名茇华，生西海及山阳。

[案]《广雅》云：茈葳，陵苕，蘧麦也。《尔雅》云：苕，陵苕。郭璞云：一名陵时。《本草》云：又黄华蔈，白华茇。郭璞云：苕华，色异，名亦不同。毛诗云：苕之华。传云：苕，陵苕也。范子计然云：紫葳出三辅。李当之云：是瞿麦根。据李说，与《广雅》合。而唐本注引《尔雅》注，有一名陵霄四字，谓即陵霄花，陆玑以为鼠尾，疑皆非，故不采之。

牛角鳃：下闭血、瘀血、疼痛、女人带下血。髓：补中填骨髓。久服增年。胆：可丸药。

[案]《说文》云：鳃，角中骨也。

蛴螬：味咸，微温。主恶血、血瘀（《御览》作血瘴）、痹气、破折血在胁下坚满痛、月闭、目中淫肤、青翳白膜。一名蟦蛴、生平泽。

《名医》曰：一名蛩齐，一名勃齐。生河内人家积粪草中，取无时，反行者良。

[案]《说文》云蛴，蛴螬也；蝤，蝤蛴也；蝎，蝤蛴也。《广雅》云：蛭蛒、蚕蠋、地蚕、蠹蟦、蟦螬。《尔雅》云：蟦，蛴螬。郭璞云：在粪土中。又蝤蛴，蝎。郭璞云：在木中，今虽通名蝎，所在异。又蝎，蛣蝠。郭璞云：木中蠹虫。蝎，桑蠹。郭璞云：即拮掘。《毛诗》云：领如蝤蛴。传云：蝤蛴，蝎虫也。《方言》云：蟦螬，谓之蟦自关而东谓之蝤蟦；或谓之蚕蠋；或谓之蝖螜；梁益之间谓之蛒；或谓之蝎；或谓之蛭蛒；秦晋之间谓之蠹；或谓之天蝼。《列子·天瑞篇》云：乌足根为蛴螬。《博物志》云：蛴螬以背行，快于足用。《说文》无蟦字，当借蛩为之。声相近字之误也。

乌贼鱼骨：味咸，微温。主女子漏下赤白经汁、血闭、阴蚀肿痛、寒热癥瘕、无子，生池泽。

《名医》曰：生东海，取无时。

[案]《说文》云：鲗。乌鲗，鱼名，或作鲫。《左思赋》有乌贼。刘逵注云：乌贼鱼腹中有墨。陶弘景云：此是鶨乌所化作，今其口脚具存，犹相似尔。

木虻：味苦，平。主目赤痛，眦伤泪出，瘀血血闭，寒热酸惭，无子。一名魂常，生川泽。

《名医》曰：生汉中，五月收。

[案]《说文》云：虻，啮人飞虫。《广雅》云：鼆䖟，虻也，此省文。《淮南子·齐俗训》云：水虿，为蟌蒄。高诱云：青蛉也。又《说山训》云：虻，散积血。

䗪虫：味咸，寒。主心腹寒热洗洗、血积癥瘕、破坚下、血闭，生子大良。一名地鳖，生川泽。

吴普曰：䗪虫，一名土鳖（《御览》）。

《名医》曰：一名土鳖，生河东及沙中、人家墙壁下、土中湿处。十月，曝干。

[案]《说文》云：蟅，虫属。蠜，阜蠜也。《广雅》云：负蠜，蟅也。《尔雅》云：草虫，负蠜。郭璞云：常羊也。《毛诗》云：喓喓草虫。传云：草虫，常羊也。陆玑云：小大长短如蝗也。奇音，青色，好在茅草中。

卷三·下经

粉锡： 味辛，寒。主伏尸毒蛊，杀三虫，一名解锡。锡镜鼻：主女子血闭、癥瘕、伏肠、绝孕。生山谷（旧作二种，今并）。

《名医》曰：生桂阳。

[案]《说文》云：锡，银铅之间也。

大黄： 味苦，寒。主下瘀血，血闭寒热，破癥瘕积聚，留饮宿食，荡涤肠胃，推陈致新，通利水谷（《御览》，此下有道字），调中化食，安和五脏，生山谷。

吴普曰：大黄，一名黄良，一名火参，一名肤如。神农、雷公：苦，有毒；扁鹊：苦，无毒；李氏：小寒，为中将军。或生蜀郡北部或陇西。二月花生，生黄赤叶，四四相当，黄茎高三尺许，三月华黄，五月实黑，三月采根，根有黄汁，切阴干。（《御览》）

《名医》曰：一名黄良，生河西及陇西。二月、八月采根，火干。

[案]《广雅》云：黄良，大黄也。

水蛭： 味咸，平。主逐恶血、瘀血、月闭（《御览》作水闭）、破血瘕积聚、无子、利水道，生池泽。

《名医》曰：一名蚑，一名至掌，生雷泽。五月、六月采，曝干。

[案]《说文》云：蛭，虮也，虮，蝚，蝚，蛭蝚，至掌也。《尔雅》云：

蛭、虮。郭璞云：今江东呼水中蛭虫入人肉者为虮。又蛭蝚、至掌，郭璞云：未详，据《名医》，即蛭也。

鼠妇：味酸，温。主气癃不得小便、妇人月闭血癥、痫痓、寒热，利水道。一名负蟠，一名蛜威，生平谷。

《名医》曰：一名蜲蝚，生魏郡及人家地上。五月五日取。

[案]《说文》云：蛜，蛜威、委黍；委黍，鼠妇也；蟠，鼠负也。《尔雅》云：蟠，鼠负。郭璞云：瓮器底虫。又蛜威、委黍，郭璞云：旧说，鼠妇别名。《毛诗》云：伊威在室，传云：伊威，委黍也。陆玑云：在壁根下，瓮底中生，似白鱼。

桃核仁：味苦，平。主瘀血、血闭、瘕邪，杀小虫。桃花：杀注恶鬼，令人好颜色。桃凫：微温，主杀百鬼精物（《初学记》引云：枭桃在树不落，杀百鬼）。桃毛：主下血瘕寒热、积寒无子。桃蠹：杀鬼邪恶不祥。生川谷。

《名医》曰：桃核，七月采，取仁阴干。花三月三日采阴干。桃凫，一名桃奴，一名枭景，是实著树不落。实中者正月采之。桃蠹，食桃树虫也，生太山。

[案]《说文》云：桃，果也。《玉篇》云：桃，毛果也。《尔雅》云：桃李丑核。郭璞云：子中有核仁。孙炎云：桃李之实，类皆有核。

（二）《金匮要略》[4]

卷中·水气病脉证并治第十四

师曰：寸口脉沉而迟，沉则为水，迟则为寒，寒水相抟，趺阳脉伏，水谷不化，脾气衰则鹜溏，胃气衰则身肿。少阳脉卑，少阴脉细，男子则小便不利，妇人则经水不通，经为血，血不利则为水，名曰血分。

问曰：病有血分、水分，何也？师曰：经水前断，后病水，名曰血分，此病难治；先病水，后经水断，名曰水分，此病易治。何以故？去水，其经自下。

卷下·妇人杂病脉证并治第二十二

妇人之病，因虚、积冷、结气，为诸经水断绝，至有历年，血寒积结，胞门寒伤，经络凝坚。在上呕吐涎唾，久成肺痈，形体损分；在中盘结，绕脐寒疝，或两胁疼痛，与脏相连，或结热中，痛在关元，脉数无疮，肌若鱼鳞，时着男子，非止女身；在下未多，经候不匀，令阴掣痛，少腹恶寒，或引腰脊，下根气街，气冲急痛，膝胫疼烦，奄忽眩冒，状如厥癫，或有忧惨，悲伤多嗔。此皆带下，非有鬼神。

温经汤方：吴茱萸三两，当归二两，芎䓖二两，芍药二两，人参二两，桂枝二两，阿胶二两，生姜二两，牡丹皮（去心）二两，甘草二两，半夏半斤，麦门冬（去心）一升。

上十二味，以水一斗，煮取三升，分温三服，亦主妇人少腹寒，久不受胎，兼取崩中去血，或月水来过多，及至期不来。

抵当汤方：妇人经水闭不利，藏坚癖不止，中有干血，下白物，矾石丸主之。

（三）《脉经》[14]

卷三·肾膀胱部第五

肾脉急甚，为骨痿、癫疾；微急，为奔豚、沉厥，足不收，不得前后。缓甚，为折脊；微缓，为洞下，洞下者食不化，入咽还出。大甚，为阴痿；微大，为石水，起脐下以至小腹肿，垂垂然，上至胃脘，死不治；小甚，为洞泄；微小，为消瘅。滑甚，为癃癞；微滑，为骨痿，坐不能起，目无所见，视见黑花。涩甚，为大痈；微涩，为不月水，沉痔。足少阴气绝则骨枯。少阴者，冬脉也，伏行而濡骨髓者也，故骨不濡则肉不能着骨也。骨肉不相亲，则肉濡而却，肉濡而却，故齿长而垢（《难经》垢字作枯），发无泽。发无泽者，骨先死。戊笃己死，土胜水也。

卷八·平水气黄汗气分脉证第八

师曰：寸口脉沉而迟，沉则为水，迟则为寒，寒水相抟，趺阳脉伏，水谷不化，脾气衰则骛溏，胃气衰则身肿。少阳脉卑，少阴脉细，男子则小便不利，妇人则经水不通。经为血，血不利则为水，名曰血分（一云水分）。

卷九·平妊娠胎动血分水分吐下腹痛证第二

师曰：有一妇人好装衣来诊，而得脉涩，因问曾乳子下利，乃当得此脉耳，曾半生漏下者，可。设不者，经断三月、六月。设乳子漏下，可为奄续，断小儿勿乳，须利止复来相问，脉之。

问曰：病有血分。何谓也？师曰：经水前断，后病水，名曰血分。此病为难治。

问曰：病有水分，何谓也？师曰：先病水，后经水断，名曰水分，此病易治。何以故？去水，其经自当下。

卷九·平带下绝产无子亡血居经证第四

妇人少腹磈（音衮）磊（力罪切）转痛而复自解，发作无常，经反断，膀胱中结坚急痛，下引阴中气冲者，久必两胁拘急。

卷九·平郁冒五崩漏下经闭不利腹中诸病证第五

师曰：有一妇人来脉，反得微涩，法当吐，若下利，而言不，因言夫人年几何？夫人年七七四十九，经水当断，反至今不止，以故致此虚也。

妇人经水闭不利，脏坚僻不止，中有干血，下白物，矾石丸主之。

（四）《诸病源候论》[5]

卷之三十七·妇人杂病诸候一（凡三十二论）

风虚劳冷候（一）：风虚劳冷者，是人体虚劳，而受于冷也。夫人将摄顺理，则血气调和，风寒暑湿，不能为害。若劳伤血气，便致虚损，则风冷乘虚而干之，或客于经络，或入于腹内。其经络得风冷，则气血冷涩，不能自温于肌肤也。腹内得风冷，则脾胃弱，不消饮食也。随其所伤而变成病，若大肠虚者，则变下利；若风冷入于子脏，则令脏冷，致使无儿；若搏于血，则血涩壅，亦令经水不利，断绝不通。

……

虚汗候（三）：人以水谷之精，化为血气津液，津液行于腠理。若劳伤损动，阳气外虚，腠理开，血气衰弱，故津液泄越，令多汗也。其虚汗不止，则变短气，柴瘦而羸瘠也。亦令血脉减损，经水痞涩，甚者闭断不通也。

……

月水不通候（二十三）：妇人月水不通者，由劳损血气，致令体虚受风冷，风冷邪气客于胞内，伤损冲任之脉，并手太阳、少阴之经，致胞络内绝，血气不通故也。冲任之脉，起于胞内，为经脉之海；手太阳小肠之经也，手少阴心之经也，此二经为表里，主下为月水。风冷伤其经血，血性得温则宣流，得寒则涩闭，既为冷所结搏，血结在内，故令月水不通。

又云：肠中鸣，则月事不来，病本于胃。所以然者，风冷干于胃气，胃气虚，不能分别水谷，使津液不生，血气不成故也。

又云：醉以入房，则纳气竭绝，伤肝，使月事衰少不来也。所以尔者，肝藏于血，劳伤过度，血气枯竭于内也。

又，先经唾血，及吐血、下血，谓之脱血，使血枯，亦月事不来也。

又，利血，经水亦断，所以尔者，津液减耗故也。须利止，津液生，其经自下。

诊其肾脉微涩，为不利者，是月水不来也。又，左手关后尺内浮为阳，阳绝者，无膀胱脉也，月事则闭。又，肝脉沉之而急，浮之亦然，时小便难，苦头眩痛，腰背痛，足为寒时疼，月事不来时，恐得之少之时有所堕坠也。

月水不通，久则血结于内生块，变为血瘕，亦作血癥。血水相并，壅涩不宣通，脾胃虚弱，变为水肿也。所以然者，脾候身之肌肉，象于土，土主能克消于水，水血既并，脾气衰弱，不能克消，故水气流溢，浸渍肌肉，故肿满也。

带下月水不通候（三十二）：带下之病，由劳伤血气，损动冲脉、任脉。冲脉、任脉起于胞内，为经脉之海。经血伤损，故血与秽液相兼而成带下。带下输泻则脏虚，而重被风冷乘之，入伤手太阳、少阴之经，则使月水不通。所以尔者，手太阳小肠之经也，为腑主表；手少阴心之经也，为脏主里，此二经共合，其经血上为乳汁，下为月水，血性得寒则涩，既为风冷所乘，冷气沉积，故血结壅，所以带下月水不通。凡月水不通，血结积聚，变成血瘕，亦变面目浮肿也。

卷之三十八・妇人杂病诸候二（凡一十九论）

积聚候（四十五）：积者，五脏所生；聚者，六腑所成。五脏之气积，名曰积；六腑之气聚，名曰聚也。积者，其痛不离其部；聚者，其痛无有常处。皆由阴阳不和，风冷搏于脏腑，而生积聚也。妇人病积，经久则令无子，亦令月水不通。所以然者，积聚起于冷气结，入子脏，故令无子；若冷气入于胞络，冷搏于血，血冷则涩结，故令月水不通。

癥瘕候（四十八）：癥瘕者，由冷热不调，饮食不节，积在腹内，或肠胃之间，与脏相结搏。其牢强推之不移，名曰癥，言其病形征可验也；气壅塞为痞，言其气痞涩不宣畅也，皆得冷则发动刺痛。癥痞之病，其形冷结，若冷气入于子脏，则使无子；若冷气入于胞络，抟于血气，血得冷则涩，令月水不通也。

带下三十六候（五十）：三固者，一者月水闭塞不通，其余二固者，文阙不载。而张仲景所说三十六种疾，皆由子脏冷热劳损，而挟带下，起于阴内。条目混漫，与诸方不同，但仲景义最玄深，非愚浅能解，恐其文虽异，其义理实同也。

卷之三十九·妇人杂病诸候三（凡四十论）

月水不通无子候（五十三）：月水不通而无子者，由风寒邪气客于经血，夫血得温则宣流，得寒则凝结，故月水不通。冷热血结，抟子脏而成病，致阴阳之气不调和，月水不通而无子也。

月水久不通，非止令无子，血结聚不消，则变为血瘕；经久盘结成块，亦作血癥。血水相并，津液壅涩，脾胃衰弱者，水气流溢，变为水肿。如此难可复治，多致毙人。

《养生方》云：少时，若新产后，急带举重，子阴挺出或倾邪，月水不泻，阴中激痛，下塞，令人无子。

血分候（八十五）：血分病者，是经血先断，而后成水病。以其月水壅涩不通，经血分而为水，故曰血分。妇人月经通流，则水血消化，若风寒抟于经脉，血结不通，血水而蓄积，成水肿病。

卷之四十二·妇人妊娠诸候下（凡四十一论）

妊娠堕胎后腹痛虚乏候（五十九）：此由堕胎之时血下过少，后余血不尽，将摄未复，而劳伤气力，触冒风冷，风冷抟于血气，故令腹痛。劳损血气不复，则虚乏。而余血不尽，结抟于内，多变成血瘕，亦令月水不通也。

卷之四十三·妇人产后病诸候上（凡三十论）

产后恶露不尽腹痛候（三）： 妊娠取风冷过度，胞络有冷，比产血下则少。或新产血露未尽，而取风凉，皆令风冷抟于血，血则壅滞不宣消，蓄积在内，内有冷气，共相抟击，故令痛也。甚者，则变成血瘕，亦令月水不通也。

产后血上抢心痛候（四）： 产后气虚夹宿寒，寒抟于血，血则凝结不消，气逆上者，则血随上抢，冲击而心痛也。凡产余血不尽，得冷则结，与气相抟则痛。因重遇于寒，血结弥甚，变成血瘕，亦令月水痞涩不通。

产后汗出不止候（二十一）： 夫汗由阴气虚，而阳气加之，里虚表实，阳气独发于外，故汗出也。血为阴，产则伤血，是为阴气虚也；气为阳，其气实者，阳加于阴，故令汗出。而阴气虚弱不复者，则汗出不止也。凡产后皆血虚，故多汗，因之遇风，则变为痉。纵不成痉，则虚乏短气，身体柴瘦，唇口干燥，久普通经水断绝，津液竭故也。

卷之四十四·妇人产后病诸候下（凡四十一论）

产后月水不通候（三十三）： 夫产伤动血气，其后虚损未平复，为风冷所伤。血之为性，得冷则凝结，故风冷伤经血，结于胞络之间，故令月水不通也。凡血结月水不通，则变成血瘕；水血相并，后遇脾胃衰弱，肌肉虚者，变水肿也。

（五）《备急千金要方》[15]

卷一·诸论·论治病·略例第三

夫百病之本，有中风伤寒、寒热温疟、中恶霍乱、大腹水肿、肠澼下痢、大小便不通、奔豚上气、咳逆呕吐、黄疸消渴、留饮癖食、坚积癥瘕，惊邪癫痫、鬼疰、喉痹齿痛、耳聋目盲，金疮踒折、痈肿恶疮、痔瘘瘤瘿，男子五劳七伤、虚乏羸瘦，女子带下崩中、血闭阴蚀，虫蛇蛊毒所伤，此皆大略宗兆，其间变动枝叶，各依端绪以取之。又有冷热劳损，伤饱房劳，惊悸恐惧，忧恚怵惕；又有产乳落胎，堕下瘀血；又有贪饵五石，以求房中之乐。此皆病之根源，为患生诸枝叶也，不可不知其本末，但向医说，男女长幼之病，有半与病源相附会者，便可服药也。男子者，众阳所归，常居于燥，阳气游动，强力施泄，便成劳损，损伤之病，亦以众矣。若比之女人，则十倍易治。凡女子十四以上，则有月事。月事来日，得风冷湿热、四时之病相协者，皆自说之。不尔，与治误相触动，更增困也。处方者，亦应问之。

卷二·妇人方上·求子第一

论曰：夫妇人之别有方者，以其胎妊、生产、崩伤之异故也。是以妇人之病，比之男子十倍难疗。经言，妇人者，众阴所集，常与湿居。十四以上，阴气浮溢，百想经心，内伤五脏，外损姿颜，月水去留，前后交互，瘀血停凝，中道断绝，其中伤堕，不可具论矣。然五脏虚实交错，恶血内漏，气脉损竭。或饮食无度，损伤非一；或疮痍未愈，便合阴阳；或便利于悬厕之上，风从下入，便成十二痼疾，所以妇人别立方也。若是四时节气为病，虚实冷热为患者，故与丈夫同也。惟怀胎妊而挟病者，避其毒药耳。其杂病与丈夫同，则散在诸卷中，可得而知也。然而女人嗜欲多于丈夫，感病倍于男子，加以慈恋爱憎、嫉妒忧恚，染着坚牢，情不自抑，所以为病根深，疗之难瘥。故养生之家，特须教子女学习此三卷妇人方，令其精晓，即于仓卒之秋，何忧畏也？夫四德者，女子立身之枢机；产育者，妇人性命之长务。若不通明于此，则何以免于夭枉者哉。故傅母之徒，亦不可不学，常宜缮写一本，怀挟随身，以防不虞也。

卷三·妇人方中·杂治第十七

治动胎见血，腰痛，小腹疼，月水不通，阴中肿痛方。

蒲黄二两，葱白（切）一斤，当归（切）二两，吴茱萸一两，阿胶一两。

上五味，以水九升，煮取二升半，去滓，纳胶令烊，分三服。

卷四·妇人方下·补益第十八

大泽兰丸：治妇人虚损，及中风余病，疝瘕，阴中冷痛；或头风入脑，寒痹，筋挛缓急，血闭无子，面上游风去来，目泪出，多涕唾，忽忽如醉；或胃中冷逆胸中，呕不止，及泄痢淋沥；或五脏六腑寒热不调，心下痞急，邪气咳逆；或漏下赤白，阴中肿痛，胸胁支满；或身体皮肤中涩如麻豆，苦痒，痰癖结气；或四肢拘挛，风行周身，骨节疼痛，目眩无所见；或上气恶寒，洒淅如疟；或喉痹、鼻齆，风痫癫疾；或月水不通，魂魄不定，饮食无味，并产后内衄，无所不治，服之令人有子方。

泽兰二两六铢，藁本、当归、甘草各一两十八铢，紫石英三两，川芎、干地黄、柏子仁、五味子各一两半，桂心、石斛、白术各一两六铢，白芷、苁蓉、厚朴、防风、薯蓣、茯苓、干姜、禹余粮、细辛、卷柏各一两，川椒、人参、杜仲、牛膝、蛇床子、续断、艾叶、芜荑各十八铢，赤石脂、石膏各二两。（一方有枳实十八铢，麦冬一两半）

上三十二味为末，蜜和丸如梧子大，酒服二十至四十丸。久赤白痢，去干地黄、石膏、麦门冬、柏子仁，加大麦蘖、陈曲、龙骨、阿胶、黄连各一两半，有钟乳加三两良。

卷四·妇人方下·月水不通第十九

干姜丸：治妇人寒热羸瘦，酸消怠惰，胸中支满，肩背脊重痛，腹里坚满积聚，或痛不可忍，引腰、小腹痛，四肢烦疼，手足厥逆，寒至肘膝，或烦满，手足虚热，意欲投水中，百节尽痛，心下常苦悬痛，时寒时热，恶心，涎唾喜出，每爱咸酸甜苦之物，身体或如鸡皮，月经不通，大小便苦难，食不生肌方。

干姜、川芎、茯苓、硝石、杏仁、水蛭、虻虫、桃仁、蛴螬、䗪虫各一两，柴胡、芍药、人参、大黄、川椒、当归各二两。

上十六味为末，蜜丸梧子大，空心饮下三丸，不知加至十丸。(《千金翼》以疗妇人瘕结，胁肋下疾）

桃仁汤：治妇人月水不通方。

桃仁、朴硝、牡丹皮、射干、土瓜根、黄芩各三两，芍药、大黄、柴胡各四两，牛膝、桂心各二两，水蛭、虻虫各七十枚。

上十三味㕮咀，以水九升煮取二升半，去滓分三服。

又方：桃仁一升，当归、土瓜根、大黄、水蛭、虻虫、芒硝各二两，牛膝、麻子仁、桂心各三两。

上十味，㕮咀，以水九升，煮取三升半，去滓，纳硝令烊，分为三服。(《肘后》无当归、麻子仁，用牡丹、射干、黄芩、芍药、柴胡各三两，为十三味《千金翼》无虻虫）

芒硝汤：治月经不通方。

芒硝、丹砂（末）、当归、芍药、土瓜根、水蛭各二两，大黄三两，桃仁一升。

上八味，㕮咀，以水九升，煮取三升，去滓，纳丹砂、芒硝，分三服。

硝石汤：治血瘕，月水留，瘀血大不通，下病，散坚血方。

硝石、附子、虻虫各三两，大黄、细辛、干姜、黄芩各一两，芍药、土瓜根、丹参、代赭、蛴螬各二两，大枣十枚，桃仁二升，牛膝一斤，朴硝四两。

上十六味，㕮咀，以酒五升、水九升，渍药一宿。明旦煎取四升，去滓，下朴硝、硝石烊尽，分四服，相去如炊顷。去病后，食黄鸭羹，勿见风。

干漆汤：治月水不通，小腹坚痛不得近方。

干漆、葳蕤、芍药、细辛、附子、甘草各一两，当归、桂心、芒硝、黄芩各二两，大黄三两，吴茱萸一升。

上十二味，㕮咀，以清酒一斗，浸一宿，煮取三升，去滓，纳硝烊尽，分三服，相去如一炊顷。

治月经不通，心腹绞痛欲死，通血止痛方。

当归、大黄、芍药各三两，吴茱萸、干地黄、干姜、川芎、虻虫、水蛭各二两，细辛、甘草、桂心各一两，栀子十四枚，桃仁一升。

上十四味，㕮咀，以水一斗五升，煮取五升，分五服。一本有牛膝、麻仁各三两。

前胡牡丹汤：治妇人盛实，有热在腹，月经瘀闭不通，及劳热热病后，或因月经来，得热不通方。

前胡、牡丹、元参、桃仁、黄芩、射干、旋覆花、瓜蒌根、甘草各二两，芍药、茯苓、大黄、枳实各三两。

上十三味，㕮咀，以水一斗，煮取三升，分三服。

牡丹丸：治妇人女子诸病后，月经闭绝不通，及从小来不通，并新产后瘀血不消，服诸汤利血后，余疢未平，宜服之，取平复方。

牡丹三两，芍药、元参、桃仁、当归、桂心各二两，虻虫、水蛭各五十枚，蛴螬三十枚，瞿麦、川芎、海藻各一两。

上十二味为末，蜜和丸如梧子大，酒下十五丸，加至二十丸，血盛者作散，服方寸匕，腹中当转如沸，血自化成水去。如小便赤少，除桂心，用地肤子一两。

干地黄当归丸：治月水不通，或一月再来，或隔月不至，或多或少，或淋沥不断，或来而腰腹刺痛不可忍，四体嘘吸，不欲饮食，心腹坚痛，有青黄黑色水下，或如清水，不欲行动，举体沉重，惟思眠卧，欲食酸物，虚乏黄瘦方。

干地黄三两，当归、甘草各一两半，牛膝、芍药、干姜、泽兰、人参、牡丹各一两六铢，丹参、川椒、白芷、黄芩、桑耳、桂心各一两，䗪虫四十枚，川芎一两十八铢，桃仁二两，水蛭、虻虫各七十枚，蒲黄二合。

上二十一味为末，蜜丸如梧子，每日空心酒下十五丸，渐加至三十丸，以知为度。

治月经不通方。

葶苈一升。

为末，蜜丸如弹子大，绵裹纳阴中，入三寸，每丸一宿易之，有汗出止。

干漆丸：治月经不通，百疗不瘥方。

干漆、土瓜根、射干、芍药各一两半，牡丹、牛膝、黄芩、桂心、吴茱萸、大黄、柴胡各一两六铢，桃仁、鳖甲各二两，䗪虫、蛴螬各四十枚，水蛭、虻虫各七十枚，大麻仁四合，乱发（鸡子大）二枚，庵蔺子二合。

上二十味为末，以蜜和为丸，每日酒下十五丸，梧子大，渐加至三十丸，日三，仍用后浸酒服前丸药。

当归丸（又方）：治腰腹痛，月水不通利方。

当归、川芎各四两，虻虫、乌头、丹参、干漆各一两，人参、牡蛎、土瓜根、水蛭各二两，桃仁五十枚。

上十一味为末，以白蜜丸如梧子大，酒下三丸，日三服。

鳖甲丸：治女人小腹中积聚，大如七八寸盘面，上下周流，痛不可忍，手足苦冷，咳噫腥臭，两胁热如火炙，玉门冷如风吹，经水不通，或在月前，或在月后，服之一月便瘥，有孕。此是河内太守魏夫人方。

鳖甲、桂心各一两半，蜂房半两，元参、川椒、细辛、人参、苦参、丹参、沙参、吴茱萸各十八铢，䗪虫、水蛭、干姜、牡丹、附子、皂荚、当归、芍药、甘草、防葵各一两，蛴螬二十枚，虻虫、大黄各一两六铢。

上二十四味为末，蜜丸如梧子大，酒下七丸，日三，稍加之，以知为度。

又方：治妇人因产后虚冷，坚结积在腹内，月经往来不时，苦腹胀满，绕脐下痛，引腰背，手足烦，或冷热，心闷致不欲食方。

鳖甲一两半，干姜、赤石脂、丹参、禹余粮、当归、白芷（一作白术）、干地黄各一两六铢，代赭、甘草、鹿茸、乌贼骨、僵蚕各十八铢，桂心、细辛、川椒、附子各一两。

上十七味为末，蜜和丸如梧子大，空心酒下五丸，加至十丸。

牡蒙丸：治妇人产后十二癥病，带下无子，皆是冷风寒气，或产后未满百日，胞络恶血未尽，便利于悬圊上及久坐，湿寒入胞里，结在小腹，牢痛为之积聚，小如鸡子，大者如拳，按之跳手隐隐然，或如虫啮，或如针刺，气时抢心，两胁支满，不能食饮，食不消化，上下通流，或守胃脘，痛连玉门、背膊，呕逆，短气，汗出，少腹苦寒，胞中创，咳引阴痛，小便自出，子门不正，令人无子，腰胯疼痛，四肢沉重淫跃，一身尽肿，乍来乍去，大便不利，小便淋沥，或月经不通，或下如腐肉，青黄赤白黑等，如豆汁，梦想不祥方。（一名紫盖丸）

牡蒙、厚朴、硝石、前胡、干姜、䗪虫、牡丹、川椒、黄芩、桔梗、茯苓、细辛、葶苈、人参、川芎、吴茱萸、桂心各十八铢，大黄二两半，附子一两六铢，当归半两。

上二十味为末，蜜和，更捣万杵，丸如梧子大，空心酒服二丸，日三服，不知则加之至五六丸，下青白黄赤如鱼子者，病根出矣。

治月经不通，结成癥瘕如石，腹大骨立，宜此破血下癥方。

大黄、硝石各六两，巴豆、川椒各一两，代赭、柴胡（熬变色）水蛭、丹参（熬令紫色）、土瓜根各三两，干漆、川芎、干姜、虻虫、茯苓各二两。

上十四味为末，巴豆别研，蜜和丸如梧子，空心酒服二丸，不知加至五丸，日再服。（《千金翼》无柴胡、水蛭、丹参、土瓜根）

大虻虫丸：治月经不通五七年，或肿满气逆，腹胀瘕痛，宜服此，数有神验方。

虻虫四百枚，蛴螬一升，干地黄、牡丹、干漆、芍药、牛膝、土瓜根、桂心各四两，吴茱萸、桃仁、黄芩、牡蒙各三两，茯苓、海藻各五两，水蛭三百枚，芒硝一两，人参一两半，葶苈五合。

上十九味为末，蜜丸梧子大，每日空心酒下七丸，不知加之，日三服（《千金翼》无芒硝、人参）。

桂心酒：治月经不通，结成癥瘕方。

桂心、牡丹、芍药、牛膝、干漆、土瓜根、牡蒙各四两，吴茱萸一升，大黄三两，黄芩、干姜各二两，虻虫二百枚，䗪虫、蛴螬、水蛭各七十枚，乱发灰、细辛各一两，僵蚕五十枚，大麻仁、灶突墨各三升，干地黄六两，虎杖根、鳖甲各五两，庵蕳子二升。

上二十四味，㕮咀，以酒四斗，分两瓮浸之；七日，并一瓮盛，搅令调和，分作四瓮，初服二合，日二，加至三四合。

虎杖煎：治腹内积聚，虚胀雷鸣，四肢沉重，月经不通，亦治丈夫病方。取高地虎杖根，细剉二斛，以水二石五斗，煮取一大斗半，去滓，澄滤令净，取好醇酒五升和煎，令如饧，每服一合，消息为度，不知则加之。

又方：治月经不通，结瘕，腹大如瓮，短气欲死方。

虎杖根百斤（去头，去土，曝干，切），土瓜根、牛膝（各取汁）二斗。

上三味，㕮咀，以水一斛，浸虎杖根一宿，明旦煎取二斗，纳土瓜、牛膝汁，搅令调和，煎令如饧，每以酒服一合，日再夜一，宿血当下，若病去止服。

桃仁煎：治带下，经闭不通方。

桃仁、虻虫各一升，朴硝五两，大黄六两。

上四味为末，别治桃仁，以醇苦酒四升纳铜铛中，炭火煎至二升，下大黄、桃仁、虻虫等，搅勿住手，当欲可丸，下朴硝，更搅勿住手，良久出之，可丸乃止。取一丸如鸡子黄投酒中，预一宿勿食服之。至晡时，下如大豆汁，或如鸡肝、凝血、虾蟆子，或如膏，此是病下也。

治月经不通甚极闭塞方。

牛膝一斤，麻子三升（蒸），土瓜根三两，桃仁二升。

上四味，㕮咀，以好酒一斗五升，浸五宿，一服五合，渐加至一升，日三，能多益佳。

治产后风冷，留血不去停结，月水闭塞方。

桃仁、麻子仁各二升，庵蔄子一升。

上三味，㕮咀，以好酒三斗浸五宿，每服五合，日三，稍加至一升。

治月经不通，脐下坚结，大如杯盘，发热往来，下痢羸瘦，此为气瘕（一作血瘕）。若生肉癥不可为也，疗之之方。

生地黄三十斤取汁，干漆（为末）一斤。

上二味，以漆末纳地黄汁中，微火煎，令可丸，每服酒下如梧子大三丸，不知加之，常以食后服。

牡蛎丸：治经闭不通，不欲饮食方。

牡蛎四两，大黄一斤，柴胡五两，干姜三两，川芎、茯苓各二两半，川椒十两，葶苈子、芒硝、杏仁各五合，水蛭、虻虫各半两，桃仁七十枚。

上十三味为末，蜜丸如梧子大，饮服七丸，日三。

卷四·妇人方下·赤白带下崩中漏下第二十

（论二首、方六十五首、灸法八首）

论曰：诸方说三十六疾者，十二癥、九痛、七害、五伤、三痼不通是也。

何谓十二癥？是所下之物，一曰状如膏，二曰如黑血，三曰如紫汁，四曰如赤肉，五曰如脓痂，六曰如豆汁，七曰如葵羹，八曰如凝血，九曰如清血，血似水，十曰如米泔，十一曰如月浣乍前乍却，十二曰经度不应期也。

何谓九痛？一曰阴中痛伤，二曰阴中淋沥痛，三曰小便即痛，四曰寒冷痛，五曰经来即腹中痛，六曰气满痛，七曰汁出阴中，如有虫啮痛，八曰胁下分痛，九曰腰胯痛。

何谓七害？一曰窍孔痛不利，二曰中寒热痛，三曰小腹急坚痛，四曰脏不仁，五曰子门不端引背痛，六曰月浣乍多乍少，七曰害吐。

何谓五伤？一曰两胁支满痛，二曰心痛引胁，三曰气结不通，四曰邪思泄利，五曰前后痼寒。

何谓三痼？一曰羸瘦不生肌肤，二曰绝产乳，三曰经水闭塞。

病有异同，具治之方。

治女人腹中十二疾，一曰经水不时，二曰经来如清水，三曰经水不通，四曰不周时，五曰生不乳，六曰绝无子，七曰阴阳减少，八曰腹苦痛如刺，九曰阴中冷，十曰子门相引痛，十一曰经来冻如葵汁状，十二曰腰急痛。凡此十二病得之时，因与夫卧起，月经不去，或卧湿冷地，及以冷水洗浴，当时取快，而后生百病，或疮痍未瘥，便合阴阳，及起早作劳，衣单席薄，寒从下入方。

赤石脂、半夏各一两六铢，川椒、干姜、吴茱萸、当归、桂心、丹参、白蔹、防风各一两，藿芦半两。

上十一味为末，蜜和丸如梧子大，每日空心酒服十丸，日三，不知稍加，以知为度。

卷十二·胆腑方·吐血第六

问曰：病胸胁支满，妨于食，病至则先闻腥臊臭，出清液，先唾血，四肢清，目眩，时时前后血，病名为何？何以得之？

对曰：病名血枯，此得年少时，有所大夺血。若醉以入房中气竭而肝伤，故使月事衰少不来也。治以乌贼骨、藘茹二味，并合丸以雀卵，大如小豆，以五丸为后饭，饮以鲍鱼汁，利肠中及伤肝也。

卷十二・胆腑方・万病丸散第七

芫花散： 芫花、桔梗、紫菀、大戟、王不留行、乌头、附子、天雄、白术、五加皮、荛花、狼毒、莽草（俗名鱼药，又名鼠药）、栾荆，瓜蒌根、踯躅、麻黄、白芷、荆芥、茵芋各十分，车前子、石斛、人参、石南、石长生各七分，蛇床子、萆薢、牛膝、狗脊、菟丝子、苁蓉、秦艽各四分，藜芦五分，薯蓣、薏苡仁、巴戟天、细辛、当归、川芎、干地黄、食茱萸、杜仲、厚朴、黄芪、山茱萸、干姜、芍药、桂心、黄芩、吴茱萸、防己、远志、蜀椒、独活、五味子、牡丹、橘皮、通草、柴胡、柏子仁、藁本、菖蒲、茯苓、续断各二分。

上六十四味（《翼方》无白术、食茱萸，有麻花、半夏、赤车使者、高良姜、紫葳）并不治、不择、不炙、不熬，但振去尘土，捣，以粗罗下之，即与服。凡是猪、鸡、五辛、生冷、酢滑，任意食之，无所忌。惟诸豆皆杀药不得食。

……

治妇人诸风、诸病等，并依前件。带下，十二两，和酒三斗。崩中，六两，和酒一斗半。月闭不通及冷病不产并上同。断绪不产，八两，和酒二斗。月水前后不调，乍多乍少，亦令人绝产，四两，和酒一斗产后风冷不产，六两，和酒二斗；若重者，八两，和酒二斗；甚者十六两，和酒三斗；大重者，子宫下垂，十六两，和酒四斗。

耆婆万病丸： 治七种痞块，五种癫病，十种疰忤，七种飞尸，十二种蛊毒，五种黄病，十二时疟疾，十种水病，八种大风，十二种痛痹，并风入头眼暗漠漠，及上气咳嗽，喉中如水鸡声，不得眠卧，饮食不作肌肤，五脏滞气，积聚不消，壅闭不通，心腹胀满，及连胸背，鼓气坚结，流入四肢，或复叉心膈气满，时定时发，十年、二十年不瘥。五种下痢、疳虫、寸白诸虫，上下冷热，久积痰饮，令人多睡，消瘦无力，荫入骨髓，便成滞患，身体气肿，饮食呕逆，腰脚酸痛，四肢沉重，行立不能久；妇人因产，冷入子脏，脏中不净，或闭塞不通，胞中瘀血冷滞，出流不尽，时时疼痛为患，或因此断产；并小儿赤白下痢；及胡臭、耳聋、鼻塞等病。此药以三丸为一剂，服药不过三剂，万病悉除，说无穷尽，故称万病丸。

牛黄、麝香、犀角、桑白皮、茯苓、干姜、桂心、当归、川芎、芍药、甘遂、黄芩、蜀椒、细辛、桔梗、巴豆、前胡、紫菀、蒲黄、葶苈、防风、人参、朱砂、雄黄、黄连、大戟、禹余粮、芫花各二分，蜈蚣六节，石蜥蜴一寸，芫青十四枚。

仙人玉壶丸方：雄黄、藜芦、丹砂、礜石、巴豆、八角附子各二两。

上六味，先捣巴豆三千；次纳礜石又捣三千杵；次纳藜芦三千杵；次纳附子三千杵；次纳雄黄三千杵；次纳丹砂三千杵；纳蜜又捣万杵佳。若无丹砂，纳真珠四两代之，每纳药辄治五百杵，纳少蜜恐药飞扬。治药用王相吉日良时，童子斋戒为良，天晴明无云雾，白昼药成封密器中，勿泄气，着清洁处。大人服丸如小豆。欲下病者，宿勿食，平旦服二丸。不知者，以粥暖饮发之，令下……妇人产后余疾，及月水不通，往来不时服二丸，日再。妇人胸中苦滞气，气息不利，小腹坚急，绕脐绞痛，浆水服如麻子一丸，稍加之，如小豆大。小儿百病，惊痫痞塞，及有热，百日、半岁者，以一丸如黍米大，置乳头饮之，一岁以上如麻子一丸，日三，饮送下。小儿大腹，及中热恶毒，食物不化，结成积聚，服一丸。小儿寒热，头痛身热及吐哯，服一丸如麻子大。小儿羸瘦，丁奚，不能食，食不能化，浆水服二丸，日三。又苦酒和，如梧子大，敷腹上，良。一切万病，量之不过一二丸，莫不立效。

紫葛丸：治诸热不调方。

紫葛、石膏、人参、丹参、紫参、苦参、元参、细辛、齐盐、代赭、苁蓉、巴豆、乌头各三分，干姜、桂心、独活各五分。

上十六味为末，蜜和，更捣万余杵，丸如小豆，服六丸，食前三丸，食后三丸，忌五辛、猪、鸡、鱼、蒜，余不在禁限。若觉体中大热，各减一丸服之，令人肥悦，好颜色，强阳道，能食。服药后十日，得利黄白汁大佳。妇人食前、食后只服二丸。两岁以下小儿服丸如米粒大，令人能饮酒，除百病，药之功能损益备述如下。

腹中积聚，心腹满，心下坚，痰饮，宿食，食吐逆，上气，短气，咳嗽，咽喉鸣，黄疸，久疟，面肿，身浮肿，四肢烦重，坐起体重，热病湿䘌，下部痒，体疮痒，关格不通，大肠出，热淋，下利，颜色不定，羸瘦无力，弱房少精，精冷，身体斑驳，从高堕下，绝伤堕胎，伤后损血，皮肉焦烂，月水不定或后或前，月水断，心下闷满，肩膊沉重，小儿百病，小儿癖气，乳不消，小儿身常壮热，腹内有病。

所录诸病，皆紫葛丸治之。若积日服饵未愈，消息准方服之，取瘥止。

卷二十六·食治方·果实第二

桃仁，味苦甘辛平，无毒，破瘀血、血闭瘕，邪气，杀小虫，治咳逆上气，消心下硬，除卒暴声血，破癥瘕，通月水，止心痛。

卷二十六·食治方·菜蔬第三

冬葵子，味甘寒，无毒，主五脏六腑寒热，羸瘦，破五淋，利小便，妇人乳难，血闭。叶，甘寒滑，无毒，宜脾，久食利胃气，其心伤人。黄帝云：霜葵陈者生食之，动五种流饮，饮盛则吐水。凡葵菜和鲤鱼鲊食之害人。

卷二十六·食治方·鸟兽第五

乌贼鱼骨，味咸微温，无毒，主女子漏下，赤白经汁，血闭，阴蚀肿痛，寒热，癥瘕，无子，惊气入腹，腹痛环脐，丈夫阴中痛而肿，令人有子。肉，味酸平，无毒，益气强志。

卷三十·针灸下·妇人病第八

小腹坚痛，月水不通，刺带脉入六分，灸五壮，在季肋端（一作下一寸八分）。漏下，若血闭不通，逆气胀，刺血海入五分，灸五壮，在膝膑上内廉白肉际二寸半。

……

女子疝瘕，按之如以汤沃两股中，小腹肿，阴挺出痛，经水来下，阴中肿或痒，漉青汁如葵羹，血闭无子，不嗜食，刺曲泉，在膝内辅骨下大筋上，小筋下陷中，屈膝乃得之，刺入六分，灸三壮。

……

拘挛，腹满，疝，月事不下，乳余疾，绝子，阴痒，贲豚上䐜，腹坚痛，下引阴中，不得小便，刺阴交入八分，灸五壮，在脐下一寸。

子门不端，小腹苦寒，阴痒及痛，奔豚抢心，饥不能食，腹胀，经闭不通，小便不利，乳余疾，绝子，内不足，刺中极入二寸，留十呼，灸三壮，在脐下四寸。赤白沃，阴中干痛，恶合阴阳，小腹䐜坚，小便闭，刺屈骨入一寸半，灸三壮，在中极下一寸。月事不通，奔泄气，上下引腰脊痛，刺气穴入一寸，灸五壮，在四满下一寸。

……

大泉、照海，主不字，阴暴出，淋漏，月水不来而多闷，心下痛。

（六）《千金翼方》[7]

卷第二·本草上·草部上品之上

牛膝：为君，味苦酸，平，无毒。主寒湿痿痹，四肢拘挛，膝痛不可屈伸，逐血气，伤热火烂，堕胎。疗伤中少气，男子阴消，老人失溺，补中续绝，填骨髓，除脑中痛及腰脊痛，妇人月水不通，血结，益精，利阴气，止发白。久服轻身耐老，一名百倍。生河内川谷及临朐，二月、八月、十月采根，阴干。

庵䕡子：味苦，微寒，微温，无毒。主五脏瘀血，腹中水气，胪胀留热，风寒湿痹，身体诸痛，疗心下坚，膈中，寒热周痹，妇人月水不通，消食明目。久服轻身，延年不老，驱驉食之神仙，生雍州川谷，亦生上党及道边，十月采实，阴干。

卷柏：味辛甘温，平，微寒，无毒。主五脏邪气，女子阴中寒，热痛，癥瘕血闭，绝子。止咳逆，治脱肛，散淋结，头中风眩，痿蹶，强阴益精。久服轻身，和颜色，令人好容体。一名万岁，一名豹足，一名求股，一名交时。生常山山谷石间，五月、七月采，阴干。

卷第二·本草上·草部上品之下

芎䓖：味辛，温，无毒。主中风入脑，头痛寒痹，筋挛缓急，金疮，妇人血闭，无子，除脑中冷动，面上游风去来，目泪出，多涕唾，忽忽如醉，诸寒冷气，心腹坚痛，中恶，卒急肿痛，胁风痛，温中内寒。一名胡穷，一名香果。其叶名蘼芜。生武功川谷斜谷西岭，三月、四月采根，曝干。

卷第二·本草上·草部中品之上

黄芩：味苦，平，大寒，无毒。主诸热黄疸，肠澼泄痢，逐水，下血闭，恶疮，疽蚀，火疡。疗痰热，胃中热，小腹绞痛，消谷，利小肠，女子血闭，淋露下血，小儿腹痛。一名腐肠，一名空肠，一名内虚，一名黄文，一名经芩，一名妒妇。其子主肠澼脓血。生秭归川谷及冤句，三月三日采根，阴干。

白芷：味辛，温，无毒。主女子漏下赤白，血闭，阴肿，寒热，风头侵目泪出。长肌肤润泽，可作面脂。疗风邪，久渴吐呕，两胁满，风痛，头眩目痒，可作膏药面脂，润颜色。一名芳香，一名白茝，一名虈，一名莞，一名苻离，一名泽芬。叶名蒚麻，可作浴汤。生河东川谷下泽，二月、八月采根，曝干。

茅根：味甘，寒，无毒。主劳伤虚羸，补中益气，除瘀血血闭，寒热，利小便，下五淋，除客热在肠胃，止渴坚筋，妇人崩中。久服利人。其苗：主下水。一名兰根，一名茹根，一名地菅，一名地筋，一名兼杜，生楚地山谷田野，六月采根。

卷第二·本草上·玉石部上品

太一余粮：味甘，平，无毒。主咳逆上气，癥瘕血闭，漏下，除邪气，肢节不利，大饱绝力，身重。久服耐寒暑，不饥轻身，飞行千里，神仙。一名石脑，生太山山谷，九月采。

禹余粮：味甘，寒，平，无毒。主咳逆，寒热烦满，下赤白，血闭癥瘕，大热。疗小腹痛结烦疼。炼饵服之不饥，轻身延年。一名白余粮。生东海池泽及山岛，或池泽中。

卷第二·本草上·玉石部下品

锡铜镜鼻：主女子血闭，癥瘕伏肠，绝孕及伏尸邪气，生桂阳山谷。

铜弩牙：主妇人产难血闭，月水不通，阴阳隔塞。

卷第三·本草中·人兽部

（狸骨条）**阴茎：**主月水不通，男子阴癞，烧之，以东流水服之。

白胶：味甘，平，温，无毒。主伤中劳绝，腰痛羸瘦，补中益气，妇人血闭无子，止痛安胎。疗吐血下血，崩中不止，四肢酸疼，多汗淋露，折跌伤损。久服轻身延年。一名鹿角胶，生云中，煮鹿角为之，得火良。

（黑雌鸡条）**翮羽：**主下血闭。

卷第三·本草中·草部下品之上

大黄（将军）**：**味苦，寒，大寒，无毒。主下瘀血血闭，寒热，破癥瘕积聚，留饮宿食，荡涤肠胃，推陈致新，通利水谷，调中化食，安和五脏，平胃下气，除痰实，肠间结热，心腹胀满，女子寒血闭胀，小腹痛，诸老血留结。一名黄良，生河西山谷及陇西，二月、八月采根，火干。

卷第三·本草中·木部中品

紫葳：味酸，微寒，无毒。主妇人产乳余疾，崩中，癥瘕血闭，寒热羸瘦，养胎。

卷第四·本草下·虫鱼部

桑螵蛸：味咸甘，平，无毒。主伤中，疝瘕阴痿，益精生子，女子血闭腰痛，通五淋，利小便水道。又疗男子虚损，五脏气微，梦寐失精遗溺。久服益气养神。一名蚀疣，生桑枝上，螳螂子也。二月、三月采，蒸之，当火炙，不尔令人泄。

木虻：味苦，平，有毒。主目赤痛，眦伤泪出，瘀血血闭，寒热酸惭，无子。一名魂常，生汉中川泽，五月取。

蜚虻：味苦，微寒，有毒。主逐瘀血，破下血积坚痞，癥瘕寒热，通利血脉及九窍，女子月水不通，积聚，除贼血在胸腹五脏者及喉痹结塞。生江夏川谷，五月取，腹有血者良。

䗪虫：味咸，寒，有毒。主心腹寒热洗洗，血积癥瘕，破坚，下血闭，生子，大良。一名地鳖，一名土鳖。生河东川泽及沙中人家墙壁下土中湿处，十月取，曝干。

乌贼鱼骨：味咸，微温，无毒。主女子漏下赤白经汁，血闭，阴蚀肿痛，寒热癥瘕，无子，惊气入腹，腹痛环脐，阴中寒肿，令人有子，又止疮多脓汁不燥。

卷第四·本草下·果部

桃核仁：味苦甘，平，无毒。主瘀血血闭，瘕邪气，杀小虫，止咳逆上气，消心下坚，除猝暴击血，破癥瘕，通月水，止痛，七月采，取仁阴干。

卷第五·妇人一·妇人积聚第二

生地黄丸：主妇人脐下结坚，大如杯升，月经不通，发热往来，下痢羸瘦，此为气瘕也。若生肉癥不可瘥，未生癥者可疗方。

生地黄（捣绞取汁）三十斤，干漆（熬，捣节为末）一斤。

上二味相和，微火煎令可丸，药成丸，如梧桐子，食后以酒服五丸。（《千金》云：服三丸。《集验方》：至七八丸止。）

卷第八·妇人四·月水不利第二

虎杖煎方：治月水闭不通，结瘕，腹大如缸，短气欲死。

虎杖（去头脑，洗去土，曝燥，切）一百斤，土瓜根汁、牛膝汁各二斗。

上三味，以水一斛渍虎杖一宿，明旦煎余二斗，纳土瓜牛膝汁，搅令调，于汤器中煎使如饴糖。酒服一合，日二夜一服。宿血当下，若病去，但令服尽。

治带下，月经闭不通方。

大黄六升，朴硝五两，桃仁（去皮尖及双仁）、虻虫（去翅足，并熬）各一升。

上四味，捣筛为末，别捣桃仁如膏，以淳苦酒四升，以铜铛着火上煎减一升，纳药三校之，又减一升，纳朴硝，煎如饧可止，丸如鸡子，投一升美酒中。当宿不食服之。至日西，下或如豆汁，或如鸡肝凝血虾蟆子，或如膏，此是病下也。

干漆汤：治妇人月事不通，小腹坚痛不得近。

干漆（熬）、大黄、黄芩、当归、芒硝、桂心各一两，附子（炮去皮）一枚，吴茱萸一升，葳蕤、芍药、细辛、甘草（炙）各一两。

上一十二味，㕮咀，以清酒一斗渍一宿，煮取三升，绞去滓，纳芒硝烊令尽。分三服，服别相去一炊顷。

又方：大黄三两，桃仁（去皮尖及双仁）一升，芒硝、土瓜根、当归、芍药、丹砂（研）各二两。

上七味，㕮咀，以水九升煮取三升，去滓，纳丹砂末及芒硝，烊令尽。为三服，服别相去一炊顷。(《千金》有水蛭二两)

岩蜜汤： 治月水不通，心腹绞痛欲死，通血止痛。

吴茱萸、大黄、当归、干姜、虻虫（去翅足，熬）、水蛭（熬）、干地黄、芎䓖各二两，栀子仁十四枚，桃仁（去皮尖，熬）一升，芍药三两，细辛、甘草（炙）各一两，桂心一两，牛膝三两，麻仁半升。

上一十六味，㕮咀，以水九升煮取二升半。分三服，日三服，服相去一炊顷。

治月水闭不通，洒洒往来寒热方。

虻虫（去翅、足，熬）一两，桃仁（去皮尖双仁，熬）十两，桑螵蛸半两，代赭、水蛭（熬）、蛴螬（熬）各二两，大黄三两。

上七味，捣筛为末，别捣桃仁如膏，乃合药，炼蜜和，为丸如梧桐子大。酒服五丸，日二服。

治月水不通，手足烦热，腹满，默默不欲寐，心烦方。

芎䓖五两半，芒硝、柴胡各五两，茯苓二两，杏仁（去皮尖双仁，熬）五合，大黄一斤，蜀椒（去目闭口者，汗）、水蛭（熬）、虻虫（去翅足，熬）各半两，桃仁（去皮尖双仁，熬）一百枚，䗪虫（熬）、牡丹皮各二两，干姜六两，葶苈子（熬令紫色）五合。

上一十四味，捣筛为末，别捣桃仁、杏仁如泥，炼蜜和，为丸如梧桐子大。空腹酒服七丸，日三服，不知，稍增之。(此方与前七熬丸同，多三味)

治腰腹痛月水不通利方。

当归四两，芎䓖、人参、牡蛎（熬）、土瓜根、水蛭（熬）各二两，虻虫（去翅足，熬）、丹砂（研）、乌头（炮去皮）、干漆（熬）各一两，桃仁（去皮尖两仁，熬，别捣如泥）五十枚。

上一十一味，捣筛为末，炼蜜和，丸如梧桐子大。空腹酒服三丸，日三服。

治月闭不通不欲饮食方。

大黄一斤，柴胡、芒硝各五两，牡蛎（熬）一两，葶苈子（熬令紫色，别捣）二两，芎䓖二两半，干姜三两，蜀椒（汗，去目及闭口者）一十两，茯苓三两半，杏仁（熬，别捣如膏）五合，虻虫（熬去翅足）、水蛭（熬）各半两，桃仁（去皮尖双仁，熬，别捣如膏）七十枚。

上一十三味，捣筛为末，和前件葶苈、桃仁、杏仁等脂，炼蜜和，为丸如梧桐子大。饮服七丸，日再。（亦与七熬丸同，多二味）

大虻虫丸方：治月水不通六七年，或肿满气逆，腹胀癥瘕，服此方数有神效。

虻虫（去翅足，熬）四百枚，水蛭（熬）三百枚，蛴螬（熬）一升，干地黄、牡丹皮、干漆（熬）、土瓜根、芍药、牛膝、桂心各四两，黄芩、牡蒙、桃仁（熬，去皮尖双仁）各三两，茯苓、海藻各五两，葶苈（熬令紫色）五合，吴茱萸二两。

上一十七味，捣筛为末，别捣桃仁葶苈如脂，炼蜜和，为丸如梧桐子大。酒服七丸，日三服。（《千金》有芒硝、人参）

治月水不通闭塞方。

牛膝一斤，麻子仁（蒸之）三升，土瓜三两，桃仁（熬，去皮尖双仁）二升。

上四味，以酒一斗五升渍五宿。一服五合，渐增至一升，日一服，多饮益佳。

治妇人产后风冷，留血不去停结，月水闭塞方。

庵蔄子、桃仁（去皮尖双仁，熬），麻子仁（碎）各二升。

上三味，以酒三斗合煮至二斗。一服五合，日三服，稍加至一升，佳。

虎杖煎方：治月水闭不通结瘕，腹大如缸，短气欲死。

虎杖（去头脑，洗去土，曝燥，切）一百斤，土瓜根汁、牛膝汁各二斗。

上三味，以水一斛渍虎杖一宿，明旦煎余二斗，纳土瓜牛膝汁，搅令调，于汤器中煎使如饴糖。酒服一合，日二夜一服。宿血当下，若病去，但令服尽。

治带下月经闭不通方。

大黄六升，朴硝五两，桃仁（去皮尖及双仁）、虻虫（去翅足，并熬）各一升。

上四味，捣筛为末，别捣桃仁如膏，以淳苦酒四升，以铜铛著火上煎减一升，纳药三校之，又减一升，纳朴硝，煎如饧可止，丸如鸡子，投一升美酒中。当宿不食，服之。至日西，下或如豆汁，或如鸡肝、凝血、虾蟆子，或如膏，此是病下也。

菖蒲汤：治月水不通，阴中肿痛。

菖蒲、当归各二两，葱白（切小）一升，吴茱萸、阿胶（熬）各一两。

上五味，㕮咀，以水九升煮取三升，纳胶烊令尽。分为三服。

卷第十五·补益·解散发动第三

硝石大丸，主男子女人惊厥，口干，心下坚，羸瘦不能食，喜卧，坠堕血瘀，久咳上气，胸痛，足胫不仁而冷，少腹满而痛，身重目眩，百节疼痛，上虚下实，又主女人乳余疾，带下，五脏散癖伏热，大如碗，坚肿在心下，胸中津液内结，浮肿膝寒，蛊毒淫跃，苦渴大虚等。

硝石（熬之令干）十二两，蜀椒（去目闭口，汗）一斤二两，水蛭

（熬）一百枚，虻虫（去翅足，熬）二两半，大黄一斤，茯苓六两，柴胡（去苗）八两，芎䓖五两，蛴螬（熬）三十枚。

上九味，捣筛为末，炼蜜和，更捣万杵，丸如梧子大，空腹以饮服五丸，日三服，五日进十丸，此皆不下，自此以后任意加之，十日可数十丸，与羊臛自补。若利当盆下之，勿于圊，尤慎风冷。若女人月经闭，加桃仁三十枚（去皮尖双仁，熬。一方以酒服十五丸，日三，不知可稍增，当下如豆汁，长虫腹中有病皆除）。

卷第十五・补益・补五脏第四

镇心丸：主男子女人虚损，梦寐惊悸失精，女人赤白注漏，或月水不通，风邪鬼疰，寒热往来，腹中积聚，忧恚结气。诸疾皆悉主之方。

紫石英、茯苓、菖蒲、苁蓉、远志（去心）、麦门冬（去心）、当归、细辛、卷柏、干姜、大豆卷、防风、大黄各五分，䗪虫（熬）十二枚，大枣（擘）五十枚，干地黄三两，人参、泽泻、丹参、秦艽各一两半，芍药、石膏（研）、乌头（炮，去皮）、柏子仁、桔梗、桂心各三分，半夏（洗）、白术各二两，铁精、白蔹、银屑、前胡、牛黄各半两，薯蓣、甘草（炙）各二两半。

上三十五味，捣筛为末，炼蜜及枣膏和之，更捣五千杵，丸如梧子。饮服五丸，日三，稍稍加至二十丸，以瘥为度。

（七）《外台秘要》[16]

卷第七・寒疝积聚方四首

乌头续命丸方：《古今录验》疗久寒三十岁心腹疝，癥瘕积聚，邪气往来，厥逆抢心痛，久痹羸瘦少气，妇人产乳余疾，胸胁支满不嗜食，手足悁烦，月水不通，时时便血，名曰破积聚（乌头续命丸方）。

食茱萸十分，芍药五分，细辛五分，前胡（一云柴胡）五分，干姜十分，乌头（炮）十分，紫菀、黄芩、白术、白薇各三分，芎䓖、人参、干地黄各五分，蜀椒（汗）十分，桂心十分。

上十五味，捣筛，蜜和为丸如梧子大。先食服三丸，日三，不知，稍加至七丸。忌生菜、生葱、猪肉、冷水、桃李、雀肉、芜荑等。(《范汪》同，出第十卷中)

卷第三十四·产后虚劳方

泽兰补虚丸方：疗产妇劳虚，或本来虚寒，或产后血脉虚竭，四肢羸弱，饮食减少，经水断绝，血脉不通，虚实交错。

泽兰叶九分，石膏（研）八分，芎䓖、甘草（炙）、当归各七分，白芷、防风、白术、藁本、蜀椒、厚朴（炙）、干姜、桂心、细辛各五分。

上十四味捣筛，蜜丸如梧桐子，酒下二十丸至三十丸，日再，忌如常法。

产后余血不尽腰脚疼及恶露不下方，又疗一切宿血，及损伤瘀血在腹内，不问新久。并妇人月经不通，产后恶血不下，皆良方。

大黄、芒硝各三两，桃仁（去尖皮）四十枚。

上三味，芒硝桃仁合捣四五百杵，以酢浆二升半渍一宿，空腹搅调顿服之，不能顿服者，分作两服，良久先下粪，次下如豆泥汁或黑血为验。强人日别服一剂，弱人两日服之。下血尽便止，不过三两剂，忌生冷、茶、葵。(并出第四卷中)

肉癥方：《集验》疗妇人脐下结坚，大如杯升，月经不通，寒热往来，下痢羸瘦，此为癥气，不可疗。未生癥者可疗方。

生地黄（取汁）三十斤，干漆（熬）一斤。

上二味，捣漆为散，纳地黄汁中，微火煎令可丸，酒服桐子大三丸至七八丸，即止。

八瘕方：三曰燥瘕，燥瘕者，妇人月水下，恶血未尽，其人虚惫。而以夏月热行疾步，若举重移轻，汗出交流，气力未平，而卒以恚怒，致腹中猥咽不泄，经脉挛急，内结不舒，烦满少力，气上达膈中、背膂。少腹壅急，月水与气俱不通利，而反以饮清水快心，月水横流，溢入他脏不去有热，则生燥瘕之聚，大如半杯，上下腹中苦痛，在两胁下，上引心而烦，害饮食，食欲呕吐，胸及腹中不得太息，腰背重，喜卧，盗汗，足酸削，久立而痛，小便失时，忽然自出若失精，月水闭塞，大便涩难，有此病者令人少子，疗之以长针，按而刺之法度，行以毒药，瘕当下，即愈矣。

又，疗燥瘕方。

大黄（如鸡子许）、干姜二两，鸡肶胵中黄膜（炙）一枚，黄连二两，桂心一尺，䗪虫（熬）三枚，厚朴（炙）十铢，郁李仁（去皮尖，熬）一两。

上八味捣散，早朝空腹，以温酒一盏和三钱匕，顿服，瘕当下，下毕养之如产妇法，三月无子者，当有子，三日勿合阴阳。

……

六曰狐瘕，狐瘕者，妇人月水当日数来，而反悲哀自恐，若以远行，逢暴风疾雨，电雷惊恐，衣被湿沉，罢（音疲）倦少气，心中恍惚未定，四肢懈堕，振寒；若寤寐脉气绝，精神游亡，邪气入于阴里不去，则生狐瘕之聚，食人子脏，令人月水闭不通，少腹瘀滞，胸胁腰背痛，阴中肿，小便难，胞门子户不受男精，五脏气盛，令人嗜食，欲呕喜唾，多所思，如有身状，四肢不举。有此病者，终身无子，其瘕有手足卒成形者杀人，未者可疗，以长针急持刺之，行以毒药有法，瘕当下，即愈矣。

又，疗狐瘕方。

取新死鼠一枚，裹以新絮，涂以黄土，穿地坎足没鼠形，置其中，桑薪灼其上，一日一夜出，分去絮，纳桂心末六铢，酒服二方寸匕，病当下，甚者不过再服，瘥止。

八曰鳖瘕，鳖瘕者，妇人月水新至，其人剧作，罢劳汗出，衣服润湿，不以时去之，若当风睡，足践湿地，恍惚觉悟，蹠立未安，颜色未平，复见所好，心为开荡，魂魄感动，五内脱消，若入水浣洗沐浴，不以时出，而神不守，水气与邪气俱入至三焦之中，又暮出入，或玉门先闭，津液妄行，留落不去，则生鳖瘕之聚，大如小杯，令人少腹内切痛，恶气左右走，上下腹中苦痛，若存若亡，持之跃手，下引阴里，腰背亦痛，不可以息，月水不通，面目黄黑，脱声少气。有此病者，令人绝子，其瘕有手足成形者杀人，未者可治之，疗有法度，以长针按疗之，行以毒药，瘕当下，即愈矣。

又，疗鳖瘕方。

大黄六分，干姜、侧子各半分，附子、人参各九铢，䗪虫（熬）一寸匕，桂心一两六铢，细辛、土鲺各十八铢，白术一两。

上十味捣散，以酒服方寸匕，日三，以上八般瘕疾。（出《古今录验》第三十卷中）

孔穴主对法

带脉：在季肋下一寸八分，灸五壮。主妇人少腹坚痛，月水不通。

照海：阴跷脉所生，在足内踝下，灸三壮。主热病烦心，足寒清，多汗，先取然谷，后取太谿，大指间动脉，皆先补之。目痛引脊，少腹偏痛，呕，瘛疭，视昏，嗜卧，痓，惊，善悲不乐，如堕状，汗不出，面尘黑，病饥不欲食，卒疝少腹痛，病在左取右，右取左，立已。阴暴起，疝，女子不下月水，妇人淋沥，阴挺出，四肢淫泺，心闷暴痓，及诸淋，目中赤痛，偏枯不能得行，大风默默不知所痛，视如见星，尿黄，少腹热，咽干，痹。

气穴：一名胞门，一名子户，在四满下一寸。冲脉、足少阴之会，灸五壮。主月水不通，奔气上下引腰脊痛。

阴交：一名少关，一名横户，在脐下一寸，任脉、冲脉、少阴之会，灸五壮。主水胀，水气行皮中。甄权云：穴在阴茎下，附底宛宛中，主惊不得眠，善断水气、上下五藏游气也。阴疝引睾，女子手脚拘挛，腹满，疝，月水不下，乳余疾，绝子，阴痒，贲豚，上䐜腹坚，痛引阴中，不得小便，两丸骞。孕妇不可灸。

中极：一名气原，一名玉泉，在脐下四寸。任脉、足三阴之会，灸三壮。女子禁中央，腹热痛，妇人子门不端，少腹苦寒，阴痒及痛，经闭不通，乳余疾，绝子，内不足，贲豚上抢心，甚则不能息，忽忽少气，尸厥，心烦痛，饥不能食，善寒中，腹胀引䐜而痛，少腹与脊相控暴痛，时窘之后，经闭不通，小便不利，丈夫失精。孕妇不可灸。

曲泉：在膝内辅骨下，大筋上，小筋下，陷者中，屈膝乃得之，灸三壮。主女子疝，按之如汤沃两股中，少腹肿，阴挺痛，沥背来下血，阴中肿，或痒，漉青汁若葵，血闭，㿗疝，阴跳痛引脐中，不得尿，阴痿，腹胁下支满，癃闭，后时少泄，四肢不举，实则身热，头眩痛，汗不出，目䀮䀮，筋挛膝不可屈伸，发狂，衄血，喘呼，少腹痛引喉咽，病泄下血。

（八）《经效产宝》[17]

卷之中·产后血瘕方论第三十凡四道

论曰：产后血断，由新产之后，有血气相抟，谓之瘕痛者，蓄也。谓其痛浮瘕无定，缘内宿有冷血气不治，至产血下极少，故成此疾。

童子小便三升，生藕汁一大升，地黄汁一升，生姜汁三升。

上先煎三味合，三分减二，次下姜汁，慢火煎如稀饧，每取一合，暖酒调服。

……

《千金》疗血瘕。

干地黄一两，乌贼鱼骨二两。

上为散，空腹，温酒下两钱匕。

又方，铁秤锤烧赤。

上以酒一升淬之，分为两服。

二、宋金元时期闭经相关文献记载

（一）《太平圣惠方》[8]

卷第六十九·治妇人血分诸方

夫妇人血分病者，是经血先断，而后成水也。以其月水壅涩不通，经血分而为水，故曰血分。妇人经脉通流，则水血消化。若风寒抟于经脉，血结不通，令血水而蓄积，故成水肿病也。

卷第六十九·治妇人脚气诸方

赤茯苓散方：治妇人脚气肿满，腹内妨闷，月水不通，四肢疼痛。

赤茯苓一两，木通（剉）一两，紫苏茎叶一两，牛膝（去苗）一两，木香半两，防葵半两，槟榔一两，桂心半两，鳖甲（涂醋，炙令黄，去裙襕）一两，赤芍药半两，川大黄（剉碎，微炒）二两。

上件药，捣粗罗为散，每服四钱。以水一中盏，入生姜半分，煎至六分，去滓。食前温服，以利为效。

卷第七十·治妇人虚损补益诸方

补益大泽兰丸方：治妇人虚损，及中风余病疝瘕，阴中冷痛。或头风入脑，寒痹，筋挛缓急，血闭无子，面上游风去来，目泪出多，涕唾忽忽如醉。或胃中冷，呕逆不止，泄痢淋沥。或五脏六腑寒热不调，心下痞急，邪气咳逆。或漏下赤白，阴中肿痛，胸胁支满。或身体皮肤中，涩如麻豆若痒，痰癖结气。或四肢拘挛，风行周身，骨节疼痛，目眩无所见。或上气恶寒，洒淅如疟。或喉痹鼻齆，风痫颠疾。或月水不通，魂魄不定，饮食无味。无所不治，服之令有子。

泽兰二两，芎䓖一两半，白芷一两，川椒（去目及闭口者，微炒去汗）三分，石斛（去根剉）一两，肉苁蓉（酒浸一宿，刮去皴皮，炙干）一两，藁本一两半，当归（剉碎，微炒）一两半，细辛一两，卷柏一两，赤石脂（细研）二两，厚朴（去粗皮，涂生姜汁，炙令香）一两，防风（去芦头）一两，紫石英（细研，水飞过）三两，薯蓣一两，白茯苓一两，熟干地黄一两半，柏子仁一两半，白术一两，甘草（炙微赤，剉）一两，桂心一两，芜荑二两，人参（去芦头）三分，禹余粮（烧醋淬七遍，细研）二两，杜仲（去皴皮，炙微黄，剉）三分，牛膝（去苗）一两半，蛇床子二分，石膏（细研，水飞过）二两，续断三分，五味子一两半，艾叶（微炒）三分，干姜（炮裂，剉）一两。

上件药，捣罗为末，炼蜜和捣五七百杵，丸如梧桐子大，每服空心及晚食前，以温酒下三十丸。

卷第七十・治妇人骨蒸劳诸方

人参散方：治妇人骨蒸劳，身体壮热，手臂疼痛，月水不通，日渐瘦瘁，两胁气刺，四肢羸弱，腹内块生，时有咳嗽，不欲饮食。

人参（去芦头）三两，鳖甲（涂醋，炙令黄，去裙襕）三两，羚羊角屑二两，赤茯苓二两，知母一两，柴胡（去苗）三两，地骨皮二两，枳壳（麸炒微黄，去瓤）二两，牛膝（去苗）二两，赤芍药一两，生干地黄一两半，牡丹二两半，川大黄（剉碎，微炒）一两，百部二两，贝母（煨令微黄）二两，黄芩三分，瓜蒌根一两，当归三分，桃仁（汤浸，去皮尖双仁，麸炒微黄）一两，草豆蔻（去皮）一两，安息香半两，川朴硝三分，甘草（炙微赤，剉）三分，紫菀（洗去苗土）一两，麦门冬（去心）一两半，天门冬

（去心焙）一两半，天灵盖（涂酥，炙令黄）一两半。

上件药，捣粗罗为散，每服四钱。以水一中盏，入生姜半分，枣三枚，煎至六分，去滓。食前温服。

鳖甲丸方：治妇人骨蒸劳，月水不通，胁下痃癖，继之腹痛。

鳖甲（涂酥，醋炙令黄，去裙襕）一二两，土瓜根一两，桂心一两，京三棱一两，牡丹一两，牛膝（去苗）一两，川大黄（剉碎，微炒）一两，诃黎勒皮一两，琥珀（细研）一两，桃仁（汤浸，去皮尖双仁，麸炒微黄）一两。

上件药，捣罗为末，炼蜜和捣三二百杵，丸如梧桐子大，不计时候，以桃仁汤下三十丸。

卷第七十·治妇人风虚劳冷诸方

夫妇人风虚劳冷者，是人体虚劳而受于冷也。夫人摄将顺理，则血气调和，风寒暑湿，不能为害。若劳伤血气，便致虚损，则风冷乘虚而干之。或客于经络，或入于腹内，其经络得于冷，则气血涩滞，不能自温于肌肤也。腹内得于风冷，则脾胃气弱，不能消于饮食也，随其所伤，即变成病，若大肠虚者，则变下利。若风冷入于子脏，则令脏冷，致使无子。若抟于血，则涩壅，亦令经水不利，断绝不通也。

卷第七十·治妇人无子诸方

夫妇人无子者，其故有三也。一者坟墓不嗣，二者夫妇年命相克，三者夫病妇疹，皆使无子。若是坟墓不嗣，年命相克，此二者非药能益。若夫病妇疹，须将药饵，故得有效也。然妇人挟疾无子，皆由劳血，血气生病，或月经涩闭，或崩血带下，致阴阳之气不和，经血之行乖候，故无子也。诊其右手关后，尺脉浮则为阳，阳脉绝无子也。又脉微涩，中年得此为绝产也。少阴脉如浮紧则绝产，恶寒脉尺寸俱微弱者，则绝产也。

卷第七十一·治妇人腹中瘀血诸方

夫妇人腹中瘀血者，由月经否涩不通，或产后余秽未尽，因而乘风取凉，为风冷所乘，血得冷则结成瘀也。血瘀在内，则时时体热面黄，瘀久不消，则变成积聚癥瘕也。

卷第七十一·治妇人积聚诸方

夫妇人积聚者，积者五脏所生，聚者六腑所成。五脏之气积，名曰积。六腑之气聚，名曰聚也。积者其痛不离其部，聚者其痛无有常处，皆由阴阳不和，风冷抟于脏腑而生积聚也。妇人病积于经。久则令无子，亦令月水不通。所以然者，积聚起于冷气，结入子脏，故令无子。若冷气入于胞络，冷抟于血，血冷则涩结，故令月水不通也。

宜服**鳖甲丸方：**治妇人腹中积聚，大如杯，上下周流，痛不可忍，食噫腥臭，四肢寒热，经水不通，恶血停滞，体瘦无力，面色萎黄。

鳖甲（涂醋，炙令黄，去裙襕）一两半，露蜂房（剉碎，微炒）一两，牡丹三分，川椒（去目及闭口者，微炒去汗）三分，川大黄（剉碎，微炒）一两，牛膝（去苗）三分，附子（炮裂，去皮脐）一两，吴茱萸（汤浸七遍，焙干，微炒）三分，干姜（微炒）三分，虻虫（微炒）一两，水蛭（微炒）一两，皂荚（去皮子，涂酥，炙令黄）半两，当归（剉，微炒）一两，赤芍药一两，桂心一两，琥珀一两，防葵一两，蛴螬（微炒）二十枚。

上件药，捣罗为末，炼蜜和捣五七百杵，丸如梧桐子大，每日空心及晚食前，以温酒下十丸。

卷第七十一·治妇人癥痞诸方

夫妇人癥痞者，由冷热不调，食饮不节，积在腹内，或肠胃之间，与脏相结抟，其牢强推之不移者，名曰癥，言其病形征可验也。气壅塞为痞，言其气痞涩不宣畅也，皆得冷则发动，刺痛，癥痞之病，其形冷结，若冷气入于子脏，则使无子，若冷气入于胞络，抟于血，血得冷则涩，亦令月水不通也。

卷第七十一·治妇人八瘕诸方

黄瘕者，妇人月水始下，或新伤堕，血气未止，卧寝未定，五脏六腑虚羸，精神不理，因向大风便利，阴阳开，关节四达，中于风，气从下上入阴里，稽留不去，名为阴阳虚，则生黄瘕之聚，令人苦，四肢寒热，身重，淋露不欲食，左胁下有血气结牢，不可得抒，苦腰背相引痛，月水不利，令人不产，小腹下阴中如刀刺，不得小便。或时寒热，下赤黄汁，令人无子也。青瘕者，妇人新产，未满十日起行，以浣洗太早，阴阳虚，玉门四边皆解散，子户未安，骨肉皆痛，手臂不举，饮食未复，内藏翕翕，又当风卧，不自隐障，若居湿地，令人苦寒洒洒，心腹烦闷，恶血不除，结热不得散，后变化生青瘕。瘕聚在左右胁背膂上，与肩髆腰下挛急，两足肿，面目黄，大小便难，其候月水不通，或不复禁，状如崩中，此自过所致，令人少子。

卷第七十二·治妇人月水不通诸方

夫妇人月水不通者，由劳损血气，致令体虚受风冷，邪气客于胞内，伤损冲任之脉，并手太阳少阴之经，致胞络内绝血气不通故也。冲任之脉，起于胞内，为经脉之海，手太阳，小肠之经也。手少阴，心之经也。此二经为表里，主下为月水，风冷伤其经血，血性得温则宣流，得寒则涩闭，既为风冷所抟，故血结在内，故令月水不通也。又云：肠中鸣，则月水不来，病本在胃，胃气虚不能消化水谷，使津液不生，血气不成故也。又云：醉以入房，则内气竭绝，伤于肝，使月水衰少不来也。所以尔者，肝藏于血，劳伤过度，血气枯竭于内也。又先经唾血及吐血下血，谓之脱血，使血枯，亦月水不来也。所以尔者，津液减耗故也，但益津液，则其经自下也。诊其肾脉微涩者，是月水不来也。又左手关后尺内浮为阳，阳绝者，无膀胱脉也，月水则闭。又肝脉沉之而急，浮之亦然，时小便难，苦头眩痛，腰背痛，足寒时疼，月水不来时，恐得之少之时有所堕坠也。月水不通，久则血结于内生块，变为血瘕，亦作血瘕，血水相并，壅涩不通，脾胃虚弱，变为水肿也。所以然者，脾候身之肌肉，象于土，土主克消于水，水血既并，脾气衰弱，不能克消，故水气流溢，浸渍肌肉，故肿满也。

赤芍药散方：治妇人月水不通，心腹胀满，腰间疼痛。

赤芍药三分，柴胡（去苗）一两，庵蕳子半两，土瓜根半两，牛膝（去苗）三分，枳壳（麸炒微黄去瓤）半两，牡丹半两，桂心半两，桃仁（汤浸，去皮尖双仁，麸炒微黄）三分，川大黄（剉碎，微炒）一两，川朴硝三分。

上件药，捣筛为散，每服三钱，以水一中盏，入生姜半分，煎至六分，去滓，食前温服之。

牡丹散方：治妇人月水不通。

牡丹一两半，当归一两半（剉，微炒），白芷一两，琥珀一两，川大黄一两半（剉碎，微炒）赤芍药一两，桂心一两，芎劳一两，虻虫（炒，令微黄，去翅足）半两，水蛭（炒，令黄）半两。

上件药，捣细罗为散，每服三钱，以酒一中盏，煎至六分，去滓，空心及晚食前，温服之。

庵蕳子散方：治妇人月水不通。脐腹疠刺疼痛。

庵蕳子三分，川大黄（剉碎，微炒）半两，当归（剉，微炒）三分，桂心半两，牛膝（去苗）三分，桃仁（汤浸，去皮尖双仁，麸炒微黄）三分，川芒硝三分。

上件药捣筛为散，每服四钱，以水一中盏，煎至五分，去滓，食前温服。

琥珀散方：治妇人月水不通，脐下疠痛，腹胁妨闷。

琥珀（细研）三分，牛膝（去苗）一两，当归（剉，微炒）一两，延胡索三分，桃仁（汤浸，去皮尖双仁，麸炒微黄）三分，芎劳半两，赤芍药半两，桂心半两，川大黄（剉，微炒）三分，牡丹半两，水蛭（炒，微黄）一分。

上件药，捣粗罗为散，每服三钱，以水一中盏，入生姜半分，煎至五分，去滓，食前温服。

大黄散方：治妇人月水不通，心腹妨闷，四肢烦疼。

川大黄（剉，微炒）一两，川朴硝半两，牛膝（去苗）三分，当归（剉，微炒）三分，桃仁（汤浸，去皮尖双仁，麸炒微黄）三分，虻虫（炒，令黄，去翅足）一分，赤芍药三分，水蛭（炒，微黄）一分，土瓜根三分，干漆（捣碎，炒令烟出）半两，桂心半两。

上件药，捣细罗为散，每于食前，以温酒调下一钱。

虻虫散方：治妇人月水不通，血气攻刺，腹胁疼痛，四肢干瘦，不欲饮食。

虻虫（炒，令微黄，去翅足）半两，水蛭（炒，令微黄）半分，当归（剉，微炒）半两，人参（去芦头）三分，木香一分，红蓝花半两，童子头发（烧灰）三分，井内倒悬草三分，干姜（炮裂，剉）一分，赤芍药三分，姜黄三分，荷叶一两。

上件药，捣细罗为散，每于食前，以温酒调下一钱。

斑蝥散方：治妇人月水不通，时作寒热，食少体瘦。

斑蝥（糯米中同炒，令黄，去翅足）一分，川大黄（剉，微炒）三分，水蛭（炒，令黄）一分，当归（剉，微炒）三分，虻虫（炒，令黄，去翅足）一分。

上件药，捣细罗为散，每于食前，以温酒调下一钱。

芫花散方：治妇人血气滞，致经脉不通，渐渐羸瘦，日久成痨。

芫花（醋拌，炒令干）三分，硇砂一分，没药一分，当归（剉，微炒）

一分，延胡索一二分，红蓝花子一分，水蛭（微炒）二十一枚。

上件药，捣细罗为散，每服空心，以豆淋薄荷酒调下一钱，夜深心腹空时，再一服。

琥珀煎丸方：治妇人月候不通。

琥珀（细研，以醋三升，熬如膏）一两，虻虫（去翅足，炒黄）半两，水蛭（炒黄）半两，肉桂（去皴皮）三两，桃仁（去皮尖双仁，别研生用）一两，川大黄（生用）三两。

上件药，捣罗为末，以琥珀膏和丸，如梧桐子大，每服空心，以温酒下三十丸。

鬼箭丸方：治妇人月水不通，手足心热，腹满喘急，不欲睡卧，心神烦闷。

鬼箭羽一两，川芒硝一两，柴胡（去苗）一两，水蛭（炒，微黄）一分，虻虫（炒，令微黄，去翅足）一分，川大黄（剉，微炒）三分，赤茯苓三分，干漆（捣碎，炒令烟出）半两，川椒（去目及闭口者，微炒去汗）一分，甜葶苈（隔纸，炒令紫色）一两，杏仁（汤浸，去皮尖双仁，麸炒微黄）三分，桃仁（汤浸，去皮尖双仁，麸炒微黄）三分，牡丹三分。

上件药，捣罗为末，炼蜜和捣三二百杵，丸如梧桐子大，每于食前，以温酒下二十丸。

牛膝丸方：治妇人月水不通，腹中刺痛。

牛膝（去苗）一两，当归（剉，微炒）一两，桃仁（汤浸，去皮尖双仁，麸炒微黄）半两，琥珀一两，芎劳半两或一两，川大黄（剉，微炒）三分，水蛭（炒，令微黄）一分，鬼箭羽三分。

上件药，捣罗为末，炼蜜和丸，如梧桐子大，每于食前，以温酒下二十丸。

没药丸方：治妇人月水不通。

没药半两，硇砂半两，干漆（捣碎，炒令烟出）半两，桂心一两，芫花（醋拌一宿，炒干）半两，狗胆（干者）二枚，水银（入少枣肉，研令星尽）三分。

上件药，捣罗为末，以枣肉和丸，如绿豆大，每于食前，以温醋汤下十丸。

芫菁丸方：治妇人月水不通，小腹宿血积滞。

芫菁（微炒后，细研）一分，牛膝（去苗）半两，硇砂一分，藕节半两，桂心半两，水银（以少枣肉，研令星尽）一分。

上件药捣罗为末，研入水银，令匀。用醋煮面糊和丸，如绿豆大，每日空心，以温酒下五丸，如小腹涩痛，即用滑石、栀子等分，煎汤投之。

穿山甲丸方：治妇人月水不通，腹胁疼痛。

穿山甲、没药、延胡索、当归（剉，微炒）、硇砂，以上各半两，狗胆（干者）二枚。

上件药，捣罗为末，以竹筒内盛，饭甑中蒸三溜，入炼蜜和丸，如绿豆大，每于食前，以温酒下十丸。

苏枋木煎方：治妇人月水不通，烦热疼痛。

苏枋木（剉）二两，硇砂（研）半两，川大黄（末）一两。

上件药，先以水三大盏，煎苏木至一盏半，去滓。入硇砂大黄末，同熬成膏，每日空心，以温酒调下半大匙。

水银丸方：治妇人月水不通，心腹滞闷，四肢疼痛。

水银（以少枣肉研令星尽）半两，硇砂（细研）半两，朱砂（细研）半两，巴豆（去皮心研，纸裹压去油）十枚。

上件药，都研令匀，以狗胆汁和丸，如梧桐子大，每日空心，温酒下三丸。

又方：

水蛭（炒，令微黄）十枚，川椒（去目及闭口者，微炒去汗）一分，硇砂（细研）一分，獭胆（干者）一枚，狗胆（干者）一分。

上件药，捣罗为末，以醋煮面糊和丸，如绿豆大，每于食前，当归酒下五丸。

又方：

芫花（醋拌，炒令干）半两，水蛭（炒，微黄）二（一）分。

上件药，捣细罗为散，每日空心，以暖酒下半钱。

又方：

赤马肝（炙令干燥）一片。

上捣细罗为散，每于食前，以热酒调下一钱。

治妇人月水久不通诸方。

夫妇人月水久不通者，由脏腑虚损，气血劳伤，风冷客于胞内，伤于冲任之脉，并手少阴、太阳之经故也。夫手少阴心也，手太阳小肠也，二经以为表里，其经血上为乳汁，下为月水也。凡血得温则流通，得冷则壅结，令风冷留于经络，挎于血，气血枯竭，胞络闭结，故令久不通也。

桃仁散方：治妇人月水不通，年月深远，面上皯黷，黑如噀墨，每思咸酸之物，食之不已，意无足时，此由凝血在脏，热入血室，即歌咏言笑，悲泣不止，便将是鬼魅魍魉。

桃仁（汤浸，去皮尖双仁，麸炒微黄）一两，茜根一两半，虻虫（微炒去翅足）二七枚，水蛭（炒，令微黄）二七枚，赤芍药一两，木通（剉）一两，川芒硝一两，川大黄（剉碎，微炒）一两半。

上件药，捣筛为散，每服三钱，以水一中盏，煎至六分，去滓。空腹温服，如人行十里再服，良久当利下黑血黄涎，亦如泔淀，如下不多，次日再服，使令绝其根本。一月以上，不得吃面并驴马猪牛等肉。

宜服**鬼箭散方：**治妇人月水久不通，经数年以来，羸瘦少食，诸方不效。

鬼箭羽半两，赤芍药半两，川大黄（微炒）半两，桂心半两，鳖甲（涂醋，炙令黄，去裙襕）半两，当归（剉，微炒）半两，牛膝（去苗）半两，琥珀（细研）一两，土瓜根半两，水蛭（炒，微黄）一分，川朴硝一两，虎杖三分，桃仁（汤浸，去皮尖双仁，麸炒微黄）三分，虻虫（炒，微黄）一分。

上件药，捣粗罗为散，每服三钱，以水一中盏，入生姜半分，煎至五分，去滓，每于食前温服。

立效方：治妇人月水久不通。

积年屋上瓦松一分，护火草一分，龙胎（此物山间大水中有之，似干鱼鳞，蜀中尤多，甚为腥秽）半分。

上件药，都捣碎，用水二中盏，煎至一盏，去滓，分为二服，空心服之，少须，当取下恶血甚多，如不快，即晚再服。

宜服**乌金散方：**治妇人月水不通，心神烦闷，腹胁气胀。

乱发（须是丈夫者剪碎）一两，不蚛皂荚（肥者寸剉）一挺，神曲半（三）两，赤鲤鱼鳞一两，大麦蘖一两。

上件药，入在一瓷瓶子内，实填，口上安一丸瓦子盖瓶口，用纸筋泥固济，候干。先用慢火熁，后着大火烧令通赤，去火候冷，取出，入麝香一钱，同研令细，每于食前，以温酒调下一钱。

宜服**紫石英散方：**治妇人月水不通，三年内者。

紫石英（细研，水飞过），朱砂（细研，水飞过），虎杖（剉）、细瓷末、滑石，以上各半两，斑蝥（糯米同炒，令黄去翅足）十枚。

上件药，捣细罗为散，都研令匀，空心以温酒调下一钱，至巳时，小便先涩痛，即恶物下如鸡肝。

神验方：治妇人月水不通，六七年，或肿满气逆，腹胀瘕痛。

虻虫（糯米炒，令黄，去翅足）半两，蛴螬（微炒）半两，熟干地黄一（二）两，牡丹一两，桃仁（汤浸，去皮尖双仁，麸炒微黄）一两，水蛭（炒，微黄）半两，干漆（捣碎，炒令烟出）一两，赤茯苓一两，川芒硝一两，黄芩半两，人参（去芦头）一两，海藻（洗去咸味）半两，甜葶苈（隔纸，炒令紫色）半两，牡蒙一两，赤芍药一两，牛膝（去苗）一（二）两，土瓜根一两，吴茱萸（汤浸七遍，微炒）一两。

上件药，捣细罗为末，炼蜜和捣三二百杵，丸如梧桐子大，每服食前。以温酒下十丸。

狗胆丸方：治妇人月水久不通，日渐羸瘦，变为血痨，及血气结聚、疼痛。

狗胆（去汁）五枚，硇砂（胆汁浸三七日）半两，干漆（捣碎，炒令烟出）半两，芫花（醋拌，炒令干）半两，牛李仁半两，延胡索半两，干姜（炮裂，剉）一分，斑蝥（糯米拌炒，令黄，去翅足）一分，当归（剉，微炒）半两，麒麟竭一分，砒霜一分，伏龙肝（细研）半两，自然铜（剉，细研）一两，虻虫（炒微黄，去翅足）半两，水蛭（炒，微黄）半两。

上件药，捣罗为末，用头醋一升，先入自然铜末，煎十沸以来，去却石脚，却入铫子内，入药末一半，以慢火煎如膏，后更入硇砂狗胆，及一半药末，和捣三二百杵，丸如绿豆大，每于食前，以温酒下七丸。

牡蛎丸方：治妇人月水久不通，令人乍寒乍热，羸瘦盗汗，或加咳嗽，不欲饮食。

牡蛎粉一两，川大黄（剉碎，微炒）二两，柴胡（去苗）一两，川芒硝一两，干姜（炮裂，剉）一分，芎䓖一分，川椒（去目及闭口者，微炒，去汗）一分，赤茯苓半两，甜葶苈（隔纸，炒令紫色）半两，水蛭（炒，微黄）一分，杏仁（汤浸，去皮尖双仁，麸炒微黄）三分，虻虫（炒微黄，去翅足）一分，桃仁二分（汤浸，去皮尖双仁，麸炒微黄）。

上件药，捣罗为末，炼蜜和捣三二百杵，丸如梧桐子大，每日空心及晚食前，以温酒下十丸。

蛴螬丸方：治妇人月水久不通，或成肿满，气逆咳嗽，羸瘦食少。

蛴螬（微炒）三分，生干地黄一两，牡丹三分，干漆（捣碎，炒令烟出）半两，赤芍药三分，牛膝（去苗）三分，土瓜根三分，桂心半两，桃仁（汤浸，去皮尖双仁，麸炒微黄）三分，黄芩半两，琥珀半两，虻虫（炒微黄，去翅足）一分，水蛭（炒，微黄）一分，甜葶苈（隔纸，炒令紫色）三分，赤茯苓一两，海藻（洗去咸味）三分，桑根白皮（剉）三分。

上件药，捣罗为末，炼蜜和捣三二百杵，丸如梧桐子大，每于食前，以温酒下二十丸。

虻虫丸方：治妇人月水久不通。洒洒往来寒热。

虻虫（炒微黄，去翅足）半两，桃仁（汤浸，去皮尖双仁，麸炒微黄）二两，桑螵蛸（微炒）半两，蛴螬（微炒）一两，代赭一两，水蛭（炒，令微黄）半两，川大黄（剉，微炒）一两。

上件药，捣罗为末，炼蜜和丸，如梧桐子大，每于食前，以温酒下十丸。

桃仁煎丸方：治妇人气滞，月水久不通。

桃仁（汤浸，去皮尖双仁，麸炒微黄）二两，川大黄（微炒）二两，川朴硝二两，虻虫（炒微黄，去翅足）一两。

上件药，捣罗为末，用醋醋五升，于铜铛中，以慢火熬，候可丸，即丸如鸡头实大，当晚不食，五更初以温酒下十（一）丸。至明朝午际，下如豆汁，或如鸡肝虾血虾蟆衣，其病下即差。

硇砂丸方：治妇人月水久不通，心腹多痛。

硇砂一两，斑蝥（糯米拌炒，令黄，去翅足）一分，桂心半两，当归（剉，微炒）半两。

上件药，捣罗为末，用软饭和丸，如绿豆大，每于食前，以温酒下五丸。服此药后，如小便涩，宜服后方：

又方：

瞿麦、木通（剉）、灯心、滑石、甘草（炙微赤，剉）各一分。

上件药，捣筛为散，以水一大盏，煎至六分，去滓，分为二服，以小便利为度。

治妇人月水久不通，四肢状如枯木，上气咳嗽，背膊烦闷，涕唾稠黏，少食多睡。

桂心丸方：桂心三分，夜明砂（微炒）三分，砒霜一分，斑蝥（糯米拌炒黄，去翅足）一分，硇砂（细研）三分，甘草（炙微赤，剉）三分，皂荚（去黑皮，涂酥炙令黄，去子）一分。

上件药，捣罗为末，用软饭和丸，如梧桐子大，每于食前，以温酒下三丸。

黑圣丸方：治妇人月水久不通，恶血攻刺，腹内疞痛，四肢干瘦。

胎发（烧灰）一两，赤鲤鱼皮（烧灰）三两，虻虫（炒微黄，去翅足）一分，香墨半两，水蛭（炒，微黄）一分，黑豆（醋拌，炒令黑烟尽）一合，羚羊角屑半两，麒麟竭半两，巴豆（去皮心研，纸裹压去油）七枚。

上件药，捣罗为末，以软饭和丸，如梧桐子大，不计时候，以热酒下十丸。

金花散方：治妇人月水不通，心腹烦闷，四肢痛弱。

桂心（末）半两，斑蝥（去翅足）一两，麝香（细研）一钱。

上件药，先用水和白面，裹斑蝥，以慢火翻覆，烧令烟尽，放冷，净去却焦面，取斑蝥灰，与桂心末，及麝香，同研令细。每五更初，用暖酒调下一钱。服药后，或憎寒壮热，腹内搊撮疼痛，或小便似淋，勿怪。此是药行，须臾即通，如未通，即隔日再服。

乌金散方：治妇人月水久不通。

童男发（烧灰）三两，童女发（烧灰）二（三）两，斑蝥（糯米拌炒，令黄，去翅足）三七枚。

上件药，入麝香一钱，同研令细，每于食前，以热生姜酒调下一钱。

治妇人月水不通无子诸方。

夫妇人月水不通，而无子者，由风寒邪气客于经血，夫血得温则宣流，得寒则凝结，冷热结血，搏于子脏而成病，致阴阳之气不和，故月水不通而无子也。月水不通，非止令无子，血结聚不消，则变为血瘕，经久盘结成块，亦作血癥，血水相并，津液壅涩，脾胃衰弱者，水气流溢，变为水肿，如此之候，难可复治，多致无子也。

宜服**桃花丸方：**治妇人月水不通，无子，由子宫风冷，积血滞于膀胱，故致腰胯疼痛，手脚心热。背膊妨闷，经络不调，腹内多气，四肢乏力，面无血色，及多皯䵳。

桃花、苏合香、安息香、木香、槟榔、川芒硝各三分，水蛭（炒，令微黄）半两，虻虫（炒，令微黄，去翅足）半两，鳖甲（涂醋，炙令黄，去裙襴）、麒麟竭、附子（炮裂，去皮脐）、柴胡（去苗）、卷柏、当归（剉，微炒）、辛夷、白芷、紫石英（细研，水飞过）、禹余粮（炒醋拌七遍）、芎䓖、牡丹、细辛、麦门冬（去心焙）、羌活、桂心、肉豆蔻（去壳）各一两。

上件药，捣罗为末，炼蜜和捣三二百杵，丸如梧桐子大，每日空心及晚食前，煎茅香汤下三十丸。

宜服**干漆丸方：**治妇人脏腑宿冷，恶血凝结，月水不通，致令无子。

干漆（捣碎，炒令烟出）一两，牡丹一两，射干一两，黄芩一两，桃仁（汤浸，去皮尖双仁，麸炒微黄）二两，桂心一两，吴茱萸（汤浸七遍焙干，微炒）一两，川大黄（剉，微炒）一两，水蛭（炒，微黄）半两，柴胡（去苗）一两，庵蕳子一两，虻虫（炒微黄，去翅足）半两，乱发灰半两，䗪虫（微炒）半两，蛴螬（微炒）二十枚，大麻仁（别研如膏）一两，鳖甲（涂醋，炙令黄，去裙襕）二两。

上件药，捣罗为末，以酒煎干漆为膏，和捣三二百杵，丸如梧桐子大，每服，以后浸药酒下二十丸，日二服。

浸药酒方：大麻仁、庵蕳子、牛膝（去指）、射干、土瓜根、桃仁（汤浸，去皮尖双仁，麸炒微黄）、桂心、穷底墨各二两。

上件药都细剉，以酒二斗，浸三日后，每服药时，暖一小盏下之，单服此酒亦佳。

白薇丸方：治妇人脏腑久冷，腰膝疼痛，背膊虚烦，月水不利，故令无子。

白薇一两，熟干地黄二两，白前半两，当归（剉，微炒）半两，附子（炮裂，去皮脐）半两，干漆（捣碎，炒令烟出）半两，山茱萸半两，牛膝（去苗）半两，防风（去芦头）半两，厚朴（去粗皮，涂生姜汁，炙令香熟）半两，桂心半两，白芷半两，赤石脂一两，柏子仁一两，吴茱萸（汤浸七遍，焙干，微炒）半两，禹余粮（烧醋淬七遍）一两，藁本半两，牡丹三分。

上件药，捣罗为末，炼蜜和捣三五百杵，丸如梧桐子大，每于空心及晚食前，以温酒下三十丸。

熟干地黄丸方：治妇人月水不利，四肢羸瘦，吃食减少，渐觉虚乏，故令无子。

熟干地黄二（一）两，牡丹一两，柏子仁（微炒）一两，白芍药半两，当归（剉，微炒）半两，人参（去芦头）三分，紫石英（细研，水飞过）一两，白茯苓三分，桂心半两，附子（炮裂，去皮脐）半两，泽兰三分，白薇半两，萆薢（剉）半两，牛膝（去苗）三分，石斛（去根节）二（三）分，白术半两，细辛半两，芎䓖半两，吴茱萸（汤浸七遍，焙干，微炒）半两，木香半两，槟榔半两。

上件药，捣罗为末，炼蜜和捣五七百杵，丸如梧桐子大，每于空心及晚食前，以温酒下三十丸。

治妇人月水不通，脐腹积聚诸方。

夫心主于血，合于小肠。小肠者通于胞门子脏，故手少阴太阳之经，以为表里。其经血上为乳汁，下为月水，若气血和平，则经络通利，若劳伤体虚，风冷所乘，则血凝结在内，故令不通也，因其脾胃虚冷，饮食不消，与脏气相抟，故成积聚也。

牛膝散方：治妇人月水不通，血气滞留，积聚成块，或攻心腹疼痛，不纳饮食。

牛膝（去苗）一两，川大黄（剉，微炒）一两，当归（剉，微炒）半两，芎䓖一两，鳖甲（涂醋，炙令黄，去裙襕）一两，川芒硝二两，桂心半两，木香半两，赤芍药半两，桃仁（汤浸，去皮尖双仁，麸炒微黄）半两，槟榔半两，青橘皮（汤浸，去白瓤，焙）半两。

上件药，捣粗罗为散，每服四钱，以水一中盏，入生姜半分，煎至六分，去滓，每于食前稍热服之。

芫花散方：治妇人月水不通，血气积聚，脐腹㽲痛，不能饮食。

芫花（醋拌炒，令黄）一两，牡丹一两半，鳖甲（涂醋，炙令黄，去裙襕）一两，没药三分，干漆（捣碎，炒令烟出）三分，当归（剉，微炒）半两，木香半两，川大黄（剉碎，微炒）一两，芎䓖半两，青橘皮（汤浸，去白瓤，焙）半两，干姜（炮裂，剉）半两，赤芍药半两，桂心半两。

上件药，捣细罗为散，每于食前，以热酒调下一钱。

干姜丸方：治妇人寒热羸瘦，胸中支满，肩背腰脊重痛，腹里急坚，积聚，怠堕不可忍，引腰小腹痛，四肢烦疼，手足厥逆，寒或时烦热，涎唾喜出，时欲食酸甜，身体时如锥刀所刺，月水不通，大小便难，苦下重，不著肌肤。

干姜（炮裂，剉）二两，柴胡（去苗）二两，赤芍药二两，人参（去芦头）二两，川椒（去目及闭口者，微炒去汗）一两，硝石一两，川大黄（剉，微炒）一两，当归（剉，微炒）一两，杏仁（汤浸，去皮尖双仁，麸炒微黄）二两，芎䓖一两，水蛭（炒，微黄）半两，虻虫（炒微黄，去翅足）半两，桃仁（汤浸，去皮尖双仁，麸炒微黄）一两，赤茯苓一两，蛴螬（炒，微黄）半两，䗪虫（微炒）半两。

上件药，捣罗为末，炼蜜和捣三五百杵，丸如梧桐子大，每于食前，以温酒下十丸，不通，稍加之。

大黄丸方：治妇人月水不通，积聚成块，或发歇寒热，时复刺痛。

川大黄（剉，微炒别研为末）三两，鳖甲（涂醋，炙令黄，去裙襕）一两，柴胡（去苗）一两，吴茱萸（汤浸七遍，焙干，微炒）半两，当归（剉，微炒）半两，京三棱（微煨，剉）半两，赤芍药半两，牛膝（去苗）半两，槟榔半两，桂心半两，干漆（捣碎，炒令烟出）三分。

上件药，捣罗为末，先以醋一升，入大黄末，熬成膏，入药末和捣三二百杵，丸如梧桐子大，每于食前，以生姜橘皮汤下三十丸。

芫花煎丸方：治妇人月水不通，血气留滞于脐腹，或加妨闷，时有疼痛。

芫花（醋拌，炒干，别杵为末）一两，硇砂（细研）半两，牛膝（去苗）半两，当归（剉，微炒）半两，赤芍药半两，青橘皮（汤浸，去白瓤，焙）半两，虻虫（炒微黄，去翅足）一分，木香三分，水蛭（炒，微黄）一分，川大黄（剉，微炒）三分，桂心半两，琥珀半两。

上件药，捣罗为末，以醋一升，熬芫花末成膏，入药末和丸，如梧桐子大，每于食前，以温酒下七丸。

硇砂丸方：治妇人月水不通，脐腹积聚，或时疼痛，不思饮食。

硇砂（于净生铁器内用酸浆水两碗，旋旋添以慢火熬尽浆水为度）二两，干漆（捣碎，炒令烟出）一两，桂心一两，没药一两，琥珀一两。

上件药，捣罗为末，入硇砂都研令匀，用糯米软饭和丸，如梧桐子大，每于食前，以温酒下二十丸。

斑蝥丸方：治妇人月水不通，脐腹积聚疼痛。

斑蝥（糯米拌炒，令黄，去翅足）一两，干漆（捣碎，炒令烟出）一分，麒麟竭一分，硇砂一分，没药一分，凌霄花一分，胎发（烧灰）一两，狗胆（干者）一枚。

上件药，捣罗为末，熬醋如饧和丸，如绿豆大，每日空心，以桃仁汤下五丸。

又方：

硇砂一两，皂荚（不蚛者，去皮子，剉用）五挺。

上件药，捣罗为末，以头醋一大盏，熬成膏，用陈橘皮末三两，拌和，更捣三二百杵，丸如梧桐子大，每食前，以温酒下五丸。

干漆煎丸方：治妇人月水不通，脐下积聚，结硬如杯，发热往来，食少羸瘦。

干漆（杵末）半斤，生地黄（捣绞取汁）半斤，生牛膝（捣绞取汁）

五斤。

上件药，入于银锅中，以慢火熬，不住手搅成煎，又用桂心芎䓖末各二两和丸，如梧桐子大，每于食前，以热酒下二十丸。

庵蕳子酒方：治妇人夙有风冷，留血结聚，月水不通。

庵蕳子一斤（升），桃仁（汤浸，去皮尖双仁）二两，大麻仁二升。

上件药，都捣令碎，于瓷瓶内，以酒二斗，浸，密封，头五日后，每服暖饮三合，渐加至五合，日三服。

治妇人月水不通，腹内癥块诸方。

夫妇人阴阳不调，劳伤血气，风冷伤于冲任之脉，并手太阳、少阴之经，故令月水不通也，夫血得温则宣流，得寒则涩闭，既为风冷所乘，则血积在内，因其食饮不化，结聚相抟，成其癥块也。

紫葛散方：治妇人月水不通，腹内有癥块，发来攻心腹，疠刺疼痛，吃食全少，四肢羸瘦。

紫葛（剉）二分，鳖甲（涂醋，炙令黄，去裙襕）一两，桂心半两，牛膝（去苗）三分，京三棱（微煨，剉）三分，桃仁（汤浸，去皮尖双仁，麸炒微黄）半两，虻虫（微炒黄，去翅足）一分，蒲黄半两，当归（剉，微炒）三分，赤芍药三分，木香半两，牡丹三分，芎䓖三分，川大黄（剉，微炒）一两。

上件药，捣粗罗为散，每服三钱，以水一中盏，入生姜半分，煎至五分，去滓，每于食前稍热服之。

大黄散方：治妇人月水不通，腹内有癥块，或时寒热，渐加羸瘦。

川大黄（剉，微炒）二两，鳖甲（涂醋，炙令黄，去裙襕）一两，牛膝（去苗）一两，桃仁（汤浸，去皮尖双仁，麸炒微黄）一两，桂心三分，当归（剉，微炒）三分，白术三分，芎䓖三分，防葵三分。

上件药，捣粗罗为散，每服三钱，以水一中盏，入生姜半分，煎至五分，去滓，每于食前稍热服。

琥珀散方： 治妇人月水不通，积成癥块，四肢羸瘦。

琥珀（细研）一两，芫花（醋拌，炒令干）三分，黄柏（微炙，剉）三分，当归（剉，微炒）三分，干漆（捣碎，炒令烟出）一两，桂心三分，川大黄（剉，微炒）一两。

上件药，捣细罗为散，每于食前，以热酒调下一钱。

硇砂散方： 治妇人月水不通，久成癥块，时攻心腹疼痛。

硇砂（细研）一两，没药一两，麒麟竭一两，虻虫（炒微黄，去翅足）半两，水蛭（炒，微黄）半两，鲤鱼鳞灰二两，干漆（捣碎，炒令烟出）一两，灶突墨一两，延胡索一两，麝香（细研）一分。

上件药，捣细罗为散，入麝香等研令匀，每于食前，以温酒调下一钱。

芫花根散方： 治妇人月水不通，渐为癥块。

芫花根（黄泥裹烧令赤，将出盆合少时去泥）一两，桂心半两，黄柏（剉）半两，干漆（捣碎，炒令烟出）一两，桃仁（汤浸，去皮尖双仁，麸炒微黄）一两。

上件药。捣细罗为散，每于食前，以生姜汤调下二钱。

鳖甲丸方： 治妇人月水不通，渐为癥块，日渐羸瘦，面上斑点，不能饮食。

鳖甲（涂醋，炙令黄，去裙襕）二两，川大黄（剉，微炒）二两，防葵一两，木香一两，干漆（捣碎，炒令烟出）一两，桃仁（汤浸，去皮尖双仁，麸炒微黄）一两，陈橘皮（汤浸，去白瓤，焙）一两，麝香（细研）一分。

上件药，捣罗为末，都研令匀，用酽醋和如稀膏，入瓷器中，以重汤煮，看稀稠可丸，即丸如梧桐子大，每于食前，以温酒下十五丸，渐加至二十丸为度。

水银丸方：治妇人月水不通，结成癥块，多攻心腹疼痛，不思饮食，日渐羸瘦。

水银（用少枣肉研，令星尽）半两，朱砂（细研，水飞过）半两，麒麟竭半两，硇砂（研）半两，雄黄半两，麝香一分，狗胆（取汁，以醋一大盏，熬如膏）二枚。

上件药，都研为末，用狗胆膏和丸，如绿豆大，五更初，以温酒下七丸，如人行十里，更用热酒一大盏投之，恶物当下，如未，即次日再服。

神效凌霄花丸方：治妇人积年血块，兼月水不通。

凌霄花半两，芫花（醋拌，炒令干）二（一）分，京三棱（微煨，剉）半两，木香半两，姜黄半两，水蛭（炒，令微黄）一分，硇砂半两，斑蝥（糯米拌炒，令黄，去翅足）十枚，雄雀粪（微炒）一分。

上件药，捣罗为末，用糯米饭和丸，如梧桐子大，空心以温酒下七丸，服药后觉寒热，小腹内及连腰疼痛，当下恶物即瘥，如未应，即次日再服。

防葵丸方：治妇人月水不通，结为癥块，时攻心腹疼痛。

防葵一两，没药半两，干漆（捣碎，炒令烟出）半两，硇砂（细研）半两，水蛭（炒，令微黄）一分，狗胆（干者）一枚，姜黄半两，芫花（醋拌，炒令干）一分。

上件药，捣罗为末，用糯米饭和丸，如绿豆大，每五更初，以热酒下七丸，良久当下恶物，如未，即次日再服。

砒霜丸方：治妇人月水不通，结为癥块，腹内疞痛，面色萎黄。

砒霜半两，硇砂一分，腻粉半两，巴豆（去皮心，麸炒出油）三（二）七枚，斑蝥（糯拌，炒，令黄，去翅足）二七枚，芫花（醋拌，炒令干，别杵为末）一分，狗胆（汁）一枚。

上件药，都研为末，以醋一大盏，熬芫花、狗胆为膏，和丸如黄米大，每日空心，以温当归酒下五丸。

桃根煎方：治妇人数年月水不通，面色萎黄，唇口青白，腹内成块，肚上筋脉，腿胫或肿。

桃树根一斤，牛蒡子根一斤，马鞭草根一斤，牛膝（去苗）二斤，蓬蘽根一斤。

上件药，都剉，以水三斗，煎取一斗，去滓，更于净锅中，以慢火煎如饧，盛于瓷器中，每于食前，以热酒调下半大匙。

虎杖煎方：治妇人月水滞涩不通，结成癥块，腹肋胀大欲死。

虎杖（剉）五斤，土瓜根汁二斤，牛膝汁二斤。

上件药，以水二大斗，渍虎杖一宿，明旦煎取汁二升，纳土瓜根、牛膝汁中搅，令调以重汤煮如稀饧。每日空心，及晚食前，以温酒调下一合。

又方：

牛李子根二斤。

上件药细剉，蒸三遍，用生绢袋盛，以酒二斗，浸五日，每于食前，暖一小盏服之。

又方：

蓬蘽根（细剉）五斤。

上件药，以水五斗，煎至一斗，去滓，别于净器中熬成膏，每于食前，以温酒调下半匙。

又方：

马鞭草根苗五斤。

上件药细剉，以水五斗，煎至一斗，去滓，别于净器中熬成煎，每于食前，以温酒调下半匙。

治室女月水不通诸方。

夫冲任之脉，起于胞内，为经脉之海，手太阳、少阴心与小肠也，二经为表里。心主于血，上为乳汁，下为月水也。女子十四天癸至，肾气当全盛，冲任流通，经血既盈，应时而下，名之月水。常以三旬而一见，谓之平和也。若愆期者，由劳伤血气壅结，故令月水不通也。

牡丹散方：治室女月水不通，两颊多赤，口干心躁，四肢烦热疼痛，咳嗽喘促，不思饮食。

牡丹一两，蒲黄一两，柴胡（去苗）一两，鳖甲（涂醋，炙令黄，去裙襕）一两，赤芍药半两，桃仁（汤浸，去皮尖双仁，麸炒微黄）半两，甘草（炙微赤，剉）半两，虎杖半两，犀角屑半两，黄芩半两，当归（剉，微炒）半两，川大黄（剉，微炒）一两，土瓜根三分，琥珀三分。

上件药，捣粗罗为散，每服三钱，以水一中盏，煎至六分，去滓，不计时候温服。

地骨皮散方：治室女月水不通，心神烦热，四肢疼痛，不思饮食。

地骨皮一两，柴胡（去苗）一两，琥珀（细研）三两，赤芍药半两，土瓜根半两，木通（剉）半两，黄芩半两，青蒿子半两，当归（剉，微炒）三分，川大黄（剉，微炒）一两，牡丹半两，甘草（炙微赤，剉）一分。

上件药，捣筛为散，每服三钱，以水一中盏，入生姜半分，煎至六分，去滓，每于食前温服。

桃仁散方：治室女月水不通，烦热咳嗽，不思饮食，渐加瘦弱。

桃仁（汤浸，去皮尖双仁，麸炒微黄）、川大黄（剉，微炒）、鳖甲（涂醋，炙令黄，去裙襕）、龙胆（去芦头）、琥珀（细研）、土瓜根、赤芍药、柴胡（去苗）、黄芩、杏仁（汤浸，去皮尖双仁，麸炒微黄）、桑根白皮（剉）各一两，甘草（炙微赤，剉）半两。

上件药，捣筛为散，每服三钱，以水一大盏，入生姜半分，桃、柳心各半握，薄荷二七叶，豉五十粒，同煎至五分，去滓，食前温服。

当归散方：治室女月水不通，时作寒热。

当归（剉，微炒）半两，延胡索半两，川大黄（剉，微炒）半两，铅霜（细研）一分，桃仁（汤浸，去皮尖双仁，麸炒微黄）三分，虻虫（炒，令微黄，去翅足）一分，木通（剉）三分，水蛭（炒，微黄）一分。

上件药，捣细罗为散，铅霜同研令匀，每于食前，以温酒调下一钱。

立效方：治室女月水不通。

百草霜（细研）一两，大戟（剉，微炒，杵为末）一分，麝香（细研）半两。

上件药，都研令匀，每至五更，以温酒调下一钱，服药后，且宜吃粥。

琥珀丸方：治室女月水不通。

琥珀（细研）一两，虻虫（去头翅足，微炒）半两，水蛭（微炒）半两，川大黄（剉，微炒）三两，桃仁（汤浸，去皮尖双仁，别研另入）一两，肉桂（去皴皮）三两。

上件药，捣罗为末，入研了药令匀，以酽醋三升，熬药末，候可丸，即丸如梧桐子大，每日空心，以温酒下二十丸。

宜服**狗胆丸方：**治室女成长，月事不通，脐腹积滞。

狗胆五枚，硇砂半两，没药三分，赤芍药一两，木香半两，桃仁（汤浸，去皮尖双仁，别研如膏）三分，硝石半两，当归（剉，微炒）一两。

上件药，捣罗为末，先将狗胆、硇砂、桃仁、硝石，用酒一中盏，同熬成膏，后入药末和丸，如绿豆大，每于食前，以温酒下十丸。

凌霄花丸方：治室女月事过期不通，诸药无效。

凌霄花三分，没药三分，桃仁（汤浸，去皮尖双仁，麸炒微黄）半两，水蛭（微炒）三分，滑石半两，硇砂半两，斑蝥（糯米拌炒，令黄，去翅足）一分，狗胆（干者）半两。

上件药，捣罗为末，用软饭和丸，如梧桐子大，每于食前，以温酒下七丸。

桃仁丸方：治室女月水不通。

桃仁（汤浸，去皮尖双仁，麸炒微黄）二两，川大黄（剉，微炒）半两，虻虫（炒，微黄）半两，朴硝半两。

上件药，捣罗为末，铜器内，先煎米醋一升如膏，后相次下药末，以慢火熬，候可丸，即丸如梧桐子大。五更初，以当归末一钱、酒一小盏，煎三两沸，放温，下五丸。却卧良久，泻下恶物，如赤小豆汁，经脉立通。

烦热方：治室女月水不通，心神恍惚。

生地黄汁三合，铅霜（细研）半两。

上以地黄汁一合，调下铅霜半钱，日三四服。

治室女月水不通方。

鼠屎（烧灰）一两。

上细研，空心，以温酒调下一钱，神效。

治室女月水不通，血结成块，多攻心腹疼痛，宜服此方。

质汗、姜黄、川大黄（剉，微炒）各半两。

上件药，捣细罗为散，每于食前，以温酒调下一钱。

藏器曰：质汗出西番，煎松乳、松泪、甘草、地黄并热血成之。番人试药，以小儿断一足，以药纳口中，将足踏之，当时能走者良。

卷第七十八·治产后虚汗不止诸方

夫虚汗不止者，由阴气虚而阳气加之，里虚表实，阳气独发于外，故汗出也。血为阴，产则伤血，是为阴气虚也。气为阳，其气实，若阳加于阴，故令汗出。而阴气虚弱不复者，则汗出不止也。凡产后血气皆虚，故多汗也。因之遇风则变为痓，纵不成痓，则虚乏短气，身体柴瘦，唇口干燥，久变经水断绝，由津液竭故也。

卷第七十九·治产后月水不通诸方

夫产后动于血气，其后虚损未复，而为风冷所伤，血之为性，得冷则凝结，故风冷伤经。血结于胞络之间，故令月水不通也。凡血结月候不通，则变成血瘕，水血相并，复遇脾胃衰弱，肌肉虚者，则为水肿也。

琥珀散方：治产后月水不通，胁腹妨闷，四体烦疼，吃食减少，渐觉虚困。

琥珀一两，虎杖三分，牛膝（去苗）一两，木香半两，鳖甲（涂醋，炙令微黄，去裙襕）一两，赤芍药一两，柴胡（去苗）一两，赤茯苓三分，桂心半两，桃仁（汤浸，去皮尖双仁，麸炒微黄）三分，当归（剉，微炒）三分，枳壳（麸炒微黄，去瓤）三分。

上件药，捣筛为散，每服三钱，以水一中盏，入生姜半分，煎至六分，去滓，每于食前温服，忌生冷、油腻、苋菜。

鬼箭羽散方：治产后月水不通，脐腹时痛，四肢烦疼，不欲饮食，渐加瘦弱。

鬼箭羽一两，川大黄（剉碎，微炒）一两，木香半两，桂心三分，当归（剉，微炒）三分，桃仁（汤浸，去皮尖双仁，麸炒微黄）三分，赤芍药三分，牛膝（去苗）一两，鳖甲（涂醋，炙令黄，去裙襕）一两，延胡索三分，益母草半两。

上件药，捣筛为散，每服三钱，以水一中盏，入生姜半分，煎至六分。

去滓。每于食前温服。

牛膝散方：治产后气滞，月水不通，腹胁疼痛。

牛膝（去苗）一两，桂心半两，当归（剉，微炒）半两，庵蔄子一两，牡丹半两，蓬莪术半两，瞿麦半两，琥珀半两，防葵半两，刘寄奴半两，桃仁（汤浸，去皮尖双仁，麸炒微黄）半两，甘草（炒微赤，剉）半两。

上件药，捣筛为散，每服三钱，以水一中盏，入生姜半分，煎至六分，去滓，每于食前稍热服。

赤龙皮散方：治产后滞血在脏，致月水不通。

赤鲤鱼皮（烧灰）四两，虻虫（微炒，令黄，去翅足）一分，水蛭（微煨令黄）一分，蒲黄半两，琥珀半两，乱发灰半两，麝香（细研）一钱。

上件药，细研如粉，每于食前，以热酒调下一钱。

红蓝花散方：治产后月水不通，腹胁刺痛，面色萎黄，时发烦热，不思饮食。

红蓝花半两，琥珀一两，川大黄（剉碎，微炒）一两，瞿麦半两，当归（微炒）一两，桂心一两，延胡索三分，赤芍药半两，姜黄半两，牛膝（去苗）半两，桃仁（汤浸，去皮尖双仁，麸炒微黄）三分，蓬莪术半两。

上件药，捣细为散，每服食前，以温酒调下一钱。

益母草子散方：治产后恶血稽留，经久未消，致月水不通，面色萎黄，脐腹疼痛，肌瘦无力。

益母草子一两，桂心半两，当归（剉，微炒）三分，赤芍药半两，熟干地黄半两，大麦（微炒）半两，鬼箭羽半两，红蓝花半两，川大黄（剉，微炒）三分，赤鲤鱼皮灰半两，乱发灰半两，密陀僧（烧醋淬过）半两，虻虫（去翅足，微炒）一两，水蛭（炒，令黄）一两，麝香（研入）一分。

上件药，捣细罗为散，以赤马尿半中盏，酒半中盏，拌和前药令匀，直候干，研入麝香，每服食前，以温酒调下二钱。

虎杖散方：治产后多时月水不通。

虎杖三分，牛膝（去苗）三分，苏枋（剉）半两，红蓝花半两，莲子心半两，当归（剉，微炒）三分，桂心半两，牡丹半两，干漆（捣碎，炒令烟出）半两，鬼箭羽半两，狗膝（干者）二枚，硇砂（研入）半两，琥珀半两，麝香（研入）一分。

上件药，捣细罗为散，入研了药令匀，每服食前，以温酒调下一钱。

虻虫散方：治产后日久月水不通。

虻虫（去翅足，微炒）半两，川大黄（剉，微炒）二分，乱发灰半两，蒲黄半两，麒麟竭半两，延胡索三分，伏龙肝（细研）半两，当归（剉，微炒）半两，赤芍药半两，狗胆（干者）二枚，䗪虫（微炒）半两，水蛭（炒，令黄）半两，麝香（研入）一分，朱砂（细研，水飞过）半两。

上件药，捣细罗为散，入研了药令匀，每服食前，以温酒下二钱。

牡丹丸方：治产后月水不通，腹胁滞闷，四肢烦疼。

牡丹一两，川大黄（剉碎，微炒）一两，赤芍药一两，木香半两，桃仁（汤浸，去皮尖双仁，麸炒微黄）半两，虻虫（微炒，令黄，去翅足）一分，水蛭（微炒，令黄）一分，蛴螬（微炒）一分，瞿麦三分，芎劳一（三）分，当归（剉，微炒）三分，海藻（洗去咸味）三分，桂心半两。

上件药，捣罗为末，炼蜜和捣三二百杵，丸如梧桐子大，食前以温酒下二十丸。

大黄丸方：治产后恶血凝滞，月水不通。

川大黄（剉，微炒）一两，桃仁（汤浸，去皮尖双仁，麸炒微黄）一两，干漆（捣碎，炒令烟出）一两，赤茯苓三分，甜葶苈（隔纸，炒令紫色）三分，牛膝（去苗）一两，牡丹三分，水蛭（炒，令黄）半两，芎劳半两，桂心半两，柴胡（去苗）三分，牡蒿（蒙）三分，人参（去芦头）半两，当归（剉，微炒）半两，干姜（炮裂，剉）一分，虻虫（微炒，令黄，去翅足）半两，川椒（去目及闭口者，微炒去汗）一两，䗪虫（炒，令微黄）半两，吴茱萸（汤浸七遍焙干，微炒）一分，生（干）地黄一两。

上件药，捣罗为末，炼蜜和捣三二百杵，丸如梧桐子大，每于食前以温酒下一（二）十丸。

蛴螬丸方：治产后月水不通。

蛴螬（微炒）半两，虻虫（去翅足，微炒）半两，水蛭（炒，令黄）半两，桑螵蛸（微炒）半两，狗胆（干者）二枚，代赭半两，川大黄（剉，微炒）一两，桃仁（汤浸，去皮尖双仁，麸炒微黄）一两。

上件药，捣细罗为末，炼蜜和捣三二百杵，丸如梧桐子大，每服空心，温酒下十丸。

硇砂丸方：治产后月水经久不通。

硇砂（细研）半两，桂心半两，燕脂（研入）一钱，斑蝥（去翅足，以糯米拌炒，以米黄为度）半两。

上件药，捣细罗为末，入研了药令匀，以狗胆和丸如绿豆大，每服空心，以红花酒下三丸，加至五丸，觉脐腹痛，即频服桃仁汤即通。

庵蔄子酒方：治产后脏腑风虚，恶血凝滞，致月水不通。

庵蔄子一斤，桃仁（汤浸，去皮尖双仁）二斤，大麻仁一斤。

上件药，用好酒三斗，同入黄瓷中，密封泥，以糠火养半日久，每日空心温饮一小盏，午食前再服。

虎杖煎方：治产后月水不通。

虎杖（剉）一斤，土瓜根汁半斤，漆汁半斤。

上以水五升，渍虎杖一宿，明旦，煎至一升，纳二味汁，搅令匀，入铜器中，熬如饧，食前以温酒调下一合。

治产后积聚癥块诸方

鳖甲丸方：治产后积聚，按之跃手，食饮不为肌肤，萎黄不耐劳苦，呕逆上气，月水闭塞。

鳖甲（涂醋，炙令黄，去裙襴）一两半，川大黄（剉碎，微炒）一两，干漆（捣碎，炒令烟出）半两，熟干地黄一两，赤芍药一两，芎䓖三分（半两），桂心半两，延胡索半两，牡丹半两，蛴螬（微炒）十四枚，䗪虫（去翅足，微炒）十四枚，水蛭（炒，令黄）三（一）分，当归（剉，微炒）三分，干姜（炮裂，剉）半两，虻虫（去翅足，微炒）十四枚。

上件药，捣罗为末，炼蜜和捣三五百杵，丸如梧桐子大，每于食前，以温酒下十丸。

……

干漆丸方：治产后脐下结硬，大如升，月经不通，成积聚癥块，羸瘦。

干漆（捣碎，炒令烟出，研为末）半斤，生地黄（捣绞取汁）十斤。

上件药相和，煎令可丸，即丸如梧桐子大，每日空心，以温酒下二十丸，渐加至三十丸。

治产后血瘕诸方

夫新产之后，有血与气相抟而痛者，谓之瘕。瘕之言假也，谓其痛浮假无定处也。此由夙有风冷血气，不治，至产，血下则少，故致此病也。不急治，多成积结，妨害月水，轻则否涩，重则不通也。

干漆丸方：治产后血瘕坚积，按之跃手，食饮不为肌肤，面色萎黄，不耐劳动，呕逆上气，月水不通，妇人百病悉皆治之。

干漆（捣碎，炒令烟出）二两，川大黄（剉碎，微炒）二两，柏子仁一两，牛膝（去苗）一两，人参（去芦头）一两，牡丹一两，生干地黄一两，䗪虫（微炒）四十枚，赤芍药一两，桂心一两，蛴螬（微炒）四十枚，当归（剉，微炒）一两半，干姜（炮裂，剉）一两，虻虫（去翅足，微炒）四十枚，麝香（研入）一分。

上件药，捣罗为末，炼蜜和捣三二百杵，丸如梧桐子大，每日空心，以热酒下十丸。

琥珀丸方：治产后积聚成血瘕，致月水不通，小腹疼痛。

琥珀（细研）一两，没药一两，当归（剉，微炒）一两，赤芍药一两，京三棱一两，鳖甲（涂醋，炙微黄）一两，虻虫（去翅足，微炒）一两，水蛭（炒，令黄）一两。

上件药，捣罗为末，炼蜜和捣三二百杵，丸如绿豆大，每日空心，以温酒下十丸。

麒麟竭丸方：治产后恶血不散，结成血瘕，在脐左右，攻刺疼痛，月候不通。

麒麟竭一两，川大黄（剉，微炒）一两，硇砂（细研）一两，桂心一两，干漆（捣碎，炒令烟出）一两，没药一两，斑蝥（去翅足，炒令黄）一分，穿山甲（炙黄）一两，芫花（醋拌，炒令干）一两，益母草半两。

上件药，捣罗为末，以醋煮面糊，和捣三五百杵，丸如豌豆大，空心，以当归酒下十丸，红蓝花酒下亦得。服后良久，取下恶物，立效。

卷第八十·治产后恶血冲心诸方

夫产后气虚挟于寒，寒抟于血，血则凝滞不消。气逆上者，则血随气上，抢击于心也。凡产，余血不尽，因虚冷则留结，与气相抟必痛，若温久寒者，血结弥甚，则变成血瘕，亦令月水否涩不通也。

卷第八十一·治产后小腹痛诸方

夫产后小腹痛者，此由产时恶露下少，胞络之间有余血，与气相击抟，令小腹痛也。因重遇于冷，则血结变成血瘕，亦月水不利也。

又方：

硇砂（细研）一两。

上用醋一升，熬成膏。另入生硇砂末一两，丸如梧桐子大，不计时候，以热酒下五丸。如月经不通，先宣利过后，以热酒服五丸，立效。

卷第九十八·补益方序·楮实丸

楮实丸方：治积冷，气冲胸背，及心痛，有蛔虫。痔瘘痃癖，气块积聚，心腹胀满，两胁气急，食不消化，急行气奔心肋，并疝气下坠，饮食不下，吐水呕逆，上气咳嗽，眼花少力，心虚健忘，冷风等，坐则思睡，起则头旋。男子冷气，腰疼膝痛，冷痹风顽，阴汗盗汗，夜多小便，泄痢，阳道衰弱。妇人月水不通，小腹冷痛，赤白带下。一切冷气，无问大小服之，能明目益力，轻身补暖。

楮实（水淘去浮者，微炒，捣如泥）一升，桂心四两，牛膝（去苗）半斤，干姜（炮裂，剉）三两。

上件药，捣罗为末，煮枣肉和捣五七百杵，丸如梧桐子大，每日空心，以温酒下三十丸，渐加至五十丸。

卷第九十九·具列一十二人形共计二百九十穴

阴跷二穴：在足内踝下陷者宛宛中，是穴。主卒疝，小腹痛。病者左取右，右取左，立已。女子不月水，惊喜悲不乐，如堕坠，汗出，面黑，病饥不欲食，妇人淋沥，阴挺出，四肢淫泺，心闷暴疟，及诸淋，目痛，小腹偏痛，呕逆、嗜卧，偏枯不能行，大风暴不知人，卧惊视如见星，尿黄水，小腹热，咽干也。灸三壮，针入三分。

卷第一百·具列四十五人形

大冲二穴：在足大指本节后二寸，骨罅间陷者中，灸五壮。主瘁疝，小腹痛，小便不利，如淋状，及月水不通也。

带脉二穴：在季肋下一寸八分，陷者宛宛中，灸七壮。主妇人腹坚痛，月水不通，带下赤白，两胁下气转连背痛不可忍也。

气冲二穴：在归来下一寸，鼠扑上一寸，动脉宛宛中，灸五壮。主腹有大气，腹胀，脐下坚，㿗疝阴肿，亦主妇人月水不通，无子。

（二）《圣济总录》[11]

卷第九十三·骨蒸传尸门·骨蒸痃癖

鳖甲丸方：治骨蒸胁下痃癖，及妇人月水不通。

鳖甲（去裙襕，醋浸炙）二两，桂（去粗皮）、土瓜根（切焙）、京三棱（煨剉）、牡丹皮、牛膝（去苗，酒浸切焙）、大黄（剉炒）各一两半，诃黎勒（煨取皮）、琥珀各二两，桃仁（汤浸，去皮尖双仁，别研）三两。

上一十味，捣研为末和匀，炼蜜丸如梧桐子大，每服二十丸，食后桃仁汤下。

卷第一百五十·妇人血风门·妇人风虚劳冷

论曰：妇人因虚劳伤，血弱气衰，又为风冷所侵，各随脏腑虚损而为病，在脾胃则饮食不化，在大肠则下利频滑，在血脉则经闭不行，在胞则不成胎孕，此皆风虚劳冷之候。

卷第一百五十一·妇人血气门·妇人月水不通

论曰：月水不通者，所致不一，有气不化血，微不通，有先期太过，后期不通，有大病后热燥不通，有寒凝结滞不通，有积聚气结不通，有心气抑滞不通。凡此所受不同，治之亦异。盖妇人假血为本，以气为用，血气稽留，则涩而不行，其为病或寒或热，脐腹坚痛，肌肉消瘦，久则为痨瘵之证。

当归饮方：治妇人寒气内抟，月水不通，腹中气满，结块寒热。

当归（切炒）、桂（去粗皮）、干漆（捣炒令烟出）各一两，虻虫（去翅足，炒）、水蛭（糯米同炒米熟，去米）、芍药、细辛（去苗叶）、黄芩（去黑心）、葳蕤、甘草各一两，大黄三两。

上一十一味，粗捣筛，每服三钱匕，清酒一大盏，煎至六分，去滓，下芒硝二钱，烊尽，再煎令沸，温服食后。

平复牡丹丸方：治妇人女子诸病后，月经闭绝不通，及从小来不通，并新产后瘀血不消，服诸利血汤后，余疾未平，宜服之。

牡丹三两，芍药、玄参、桃仁、当归、桂心各二两，虻虫五十枚，蛴螬二十枚，瞿麦、芎䓖、海藻各一两，水蛭五十枚。

上十二味，捣罗为末，炼蜜和丸，如梧桐子大，每服以温酒下十五丸，加至三十丸，血盛者，作散服方寸匕，腹中当转如沸，血自化成水去，如小便赤少，除桂心，加地肤子一两，不计时候服。

大黄汤方：治妇人经年月水不通，胞中有风冷。

大黄（剉，炒）、牛膝（去苗，酒浸，切，焙）各二两，牡丹皮、紫薇（凌霄花是也）、虻虫（去翅足，炒）、甘草（炙）各一两，水蛭（炒）、代赭（别研）、干姜（炮）、细辛（去苗叶）各半两，桃仁（去皮尖双仁，麸炒）四两，麻仁一两半。

上一十二味，粗捣筛，每服三钱匕，水一盏，煎至六分，去滓，下朴硝末一钱匕，再煎令沸，温服，有顷再服，取下恶物后避风。

吴茱萸汤方：治妇人月水不通，心腹㽲痛欲死，通血止痛。

吴茱萸（汤洗，焙干，炒）、大黄（剉，炒）、当归（切，炒）、甘草（炙）、干姜（炮）、熟干地黄（焙）、芎䓖、虻虫（去翅足，炒）、水蛭（糯米同炒米熟，去米）各一两，细辛（去苗叶）半两，栀子仁六枚，桃仁（去皮尖双仁，麸炒）二两，芍药一两半。

上一十三味，粗捣筛，每服三钱匕，水一盏，煎至六分，去滓，温服，有顷再服。

前胡汤方：治虚热气燥，及劳热病后，月水不通。

前胡（去芦头）一两半，牡丹皮、甘草（炙）、射干、瓜蒌根（剉）、玄参（剉）、桃仁（去皮尖双仁，麸炒）各一两，芍药、黄芩（去黑心）、白茯苓（去黑皮）、枳实（去瓤，麸炒）、大黄（剉，炒）各一两半，旋覆花（去蒂）半两。

上一十三味，粗捣筛，每服三钱匕，水一盏，煎至六分，去滓，温服，日三。

桃仁丸方：治妇人腹内有瘀血，月水不通，少腹满急。

桃仁（去皮尖双仁，麸炒研）三两，虻虫（去翅足，炒）四十枚，大黄（剉，炒）三两，水蛭（糯米同炒米熟，去米）四十枚。

上四味，先将三味捣罗为末，入桃仁同研匀，炼蜜丸如梧桐子大，每服三十丸，空心食前温酒服，当下恶血。

紫薇散方：治妇人经脉不通，血热壅滞，攻注四肢皮肤瘾疹，并行经脉。

紫薇（凌霄花是也，不以多少）。

上一味，捣罗为散，每服二钱匕，食用温酒调下。

琥珀丸方：治妇人月水不通。

琥珀（碎）、生藕节（切，焙）、没药（研）、斑蝥（去翅足，糯米同炒米熟，去米）各半两，白丁香、硇砂（研）各一分，牵牛子（生）半两。

上七味，捣研为末，合研令匀，用醋熬狗胆为丸，如梧桐子大，每服五丸，空心没药酒下，未通，加至十丸。

当归散方：治妇人血劳气滞，经脉不通，腹内疼痛。

当归（切，炒）、牡丹皮、芍药、延胡索、芎䓖各一两，桂（去粗皮）、黄芩（圆小者）、甘草（炙）、水蛭（糯米同炒米熟，去米）各半两。

上九味，捣罗为散，每服二钱匕，空心温酒调下。

姜黄散方：治妇人月经滞涩，调顺荣气。

姜黄、丁香各半两，当归（切，炒）一两，芍药一分。

上四味，捣罗为散，每服二钱匕，温酒调下，日二。

麒麟竭散方：治妇人经候结滞不通。

麒麟竭、鲮鲤甲（炙焦）、水蛭（炒）、虻虫（去翅足，炒）各半两。

上四味，捣罗为散，水和成块，外用湿面裹，炮焦赤，去面取药，再研为散，每服一钱匕，煎当归酒，温调下，空心食前。

当归没药丸方：治妇人血气不调，月水滞涩，身体麻痹，瘙痒疼痛，饮食减少，面黄肌瘦，背脊拘急，骨间酸痛，多吐清水，脐腹胀闷。

没药（研）、丁香各三分，木香一两，丁香皮、桂（去粗皮）、麒麟竭（研）、延胡索、干漆（炒烟出）、牡丹皮、当归（剉，炒）、肉豆蔻各半两，槟榔（剉）一两，安息香、乳香各一两（二味同捣末，再用酒研，滤去滓，银器内熬成膏）。

上一十四味，捣罗十二味为末，以二香膏和丸，如膏少即少入炼蜜，丸如梧桐子大，以丹砂为衣，每服二十丸至三十丸，温酒或生姜汤下，食前早晚各一服。

当归汤方：治妇人经水不通，腰腹刺痛，拘倦少力，呕吐恶心，怠惰多睡，头旋眼涩，日渐羸瘦，饮食减少。

当归（切，炒）、红蓝花、延胡索、紫葳各一两，琥珀（研）半两，牡丹皮、姜黄、牡蒙、鬼箭羽各三两，麒麟竭一两，桃仁（去皮尖双仁，麸炒）、庵蕳子、藕节（切，焙）、没药（研）、桂（去粗皮）各一两。

上一十五味，粗捣筛，每服三钱匕，水一盏，酒半盏，同煎至七分，去滓，空心食前温服，如无牡蒙亦得。

丹砂丸方：治妇人月水不通，肢节烦痛，寒热往来，腹胁结块，攻刺疼痛，日渐羸瘦，欲变成劳。

丹砂（研）、水银、硫黄（二味同结成砂子用）各一钱，硇砂（研）、腻粉各一字，班猫（去翅足，麸炒焦，为末）二十一枚，雄黄（研）一字。

上七味，再同研匀，以狗胆汁和，作四十九丸，每服一丸，空心，临卧炒铅丹少许，以酒半盏调匀，烧秤锤，蘸铅丹酒，微焦黑色，放温下，或产后血露不快，腹内疼痛，皆可服。

干漆散方：治血气滞涩，月经不行，呕逆酸水，心腹疠痛不可忍者。

干漆（炒令烟出）一两，五灵脂（用浆水一碗熬干，去沙石）二两半，没药（研）、桂（去粗皮）、当归（切，炒）各半两，胡椒一分，麝香（研入）一钱。

上七味，捣罗为散，每服一钱匕，空心食前，煎热酒或醋汤调下。

红蓝花汤方：治妇人月经不通，小便赤涩，身体疼痛。

红蓝花、木通（剉）、牡丹皮各一两，当归（切，炒）、土瓜根各半两，甘草（炙）一分。

上六味，粗捣筛，每服三钱匕，水一盏，入葱白一寸，同煎至七分，去滓，空心食前温服。

没药丸方：治妇人血块血积血瘕，及经候不行。

没药（研）、麒麟竭、丁香（炒）、沉香各一分，桂（去粗皮）、京三棱（炮，剉）、蓬莪术（炮，剉）、当归（切，炒）各半两，斑蝥（糯米同炒，去头足翅）一分，芫花（醋炒焦）半两，干漆（炒烟出）一两，硇砂（研）

半两，芸薹子（炒）一分。

上一十三味，捣研为末和匀，醋煮面糊，丸如梧桐子大，每服十丸，至二十丸，空心食前，生姜醋汤下。

凌霄花汤方：治妇人血闭不行，脐下鞕痛，及腰疼不可忍。

凌霄花（去萼，一名紫葳）、芫花（酽醋炒焦）、红蓝花各半两，没药（研）一分。

上四味，粗捣筛，每服一钱匕，水一盏，煎至六分，去滓，食前热服。

地黄煎丸方：治妇人月候久不行，心忪体热，面颊色赤，不美饮食，脐下刺痛，腰胯重疼。

地黄汁、生姜汁、青蒿汁（同熬成膏）各一盏，麒麟竭（研）、没药（研）、延胡索、凌霄花、红蓝花各半两。

上八味，将五味各捣研为末和匀，将前膏子丸如弹子大，每服一丸，烧秤锤投酒化下。

硇砂丸方：治妇人月候久不通，脐下结硬疼痛。

硇砂（研）半两，水银一分，黑铅（与水银结成沙子）半分，当归（切，炒）半两，京三棱（炮）一两，青橘皮（去白，焙）、延胡索各半两，芫青（糯米同炒，去头足翅）、芫花（醋炒焦）各一分。

上九味，捣研为末和匀，炼蜜丸如梧桐子大，每服五丸，空心食前红蓝花汤下。

当归汤方：治妇人血涩不行，心忪肌热，腰重腹痛。

当归（切）、芎䓖、桂（去粗皮）、牡丹皮、牛膝（酒浸，切，焙）、芍药（赤者）、延胡索、麦蘖（炒）各半两，没药、琥珀各一分。

上一十味，粗捣筛，每服二钱匕，水一盏，煎至六分，去滓，食前温服。

荡滞散方：治妇人经水不通。

斑蝥（炒，去翅足）半两，大黄（剉，炒）三分，水蛭（糯米内炒熟，去米）、虻虫（炒）各一分。

上四味，捣罗为细散研匀，狗胆、酒调下半钱匕。

紫葛丸方：治月水不通，脐下结块，渐觉羸瘦，不能饮食。

紫葛（剉）、庵蔄子、牛膝（酒浸，切，焙）各一两半，桃仁（去皮尖双仁，熬）四十九枚，水蛭（熬）二十一枚，赤芍药、鳖甲（去裙襕，醋炙）各二两，牡丹皮一两一分，瞿麦穗一两，桂（去粗皮）二分。

上一十味，捣罗为末，炼蜜和丸，如梧桐子大，空腹煎茅根、槟榔汤下二十丸，日再服，渐加至三十丸。

乌鸦散方：治积血不散，经水不通。

乌鸦（去皮毛，炙）三分，墨烧（醋淬）半两，当归（剉，焙）三分，延胡索半两，蒲黄（炒）半两，水蛭（糯米内炒熟，去米）半两，芫青（炒）一分。

上七味，捣罗为细散研匀，每服一钱匕，温酒调下。

鳖甲汤方：治经络壅滞，月水不通，日渐羸瘦，四肢无力。

鳖甲（醋炙，去裙襕）一两，当归（剉，焙）三分，桂（去粗皮）半两，生干地黄（焙）一两，芍药三分，虎杖（炒）一两，柴胡（去苗）一两，桃仁（汤去皮尖双仁，炒）一两，牛膝（酒浸，去苗，焙）半两，鬼箭（羽）三分，大黄（剉，炒）半两，虻虫（炒）一分。

上一十二味，粗捣筛，每服三钱匕，水一盏半，煎至七分，去滓，温服，日一。

柴胡饮方：治妇人月经不通，腰腹冷痛，面无颜色，渐至羸瘦，腹胀气满，欲成骨蒸，宜服。

柴胡（去苗）一两半，半夏（汤洗七遍，焙）三分，牡丹皮二两，当归（剉，焙）一两半，白茯苓（去黑皮）一两半，桃仁（去皮尖双仁，炒）四十枚，吴茱萸（洗，焙，微炒）、大黄（饭甑中蒸三遍，炒）、白术、桑寄生、桂（去粗皮）、芎䓖各一两。

上一十二味，粗捣筛，每服五钱匕，水二盏，煎至一盏，去滓，空腹温服。

牛膝汤方：治妇女逾年，月水不通，脐下结块。

牛膝（酒浸，切，焙）、牡丹皮、芍药（炒）、当归（切，焙）、柴胡（去苗）、芎䓖、鳖甲（去裙襴，醋炙）、羌活（去芦头）、桃仁（去皮尖双仁，炒黄）、陈橘皮（汤浸去白，焙）、白蔷薇根、附子（炮裂，去皮脐）各一两，京三棱一两半，桂（去粗皮）半两。

上一十四味，㕮咀如麻豆，每服五钱匕，水一盏半，煎至七分，去滓，温服，空心食前。

庵闾子丸方：治月水不通，脐下结痛，身体黄瘦，不思饮食。

庵闾子、芎䓖、桑耳、桂（去粗皮）、土瓜根各一两，生干地黄（焙）二两，甘草（炙）三分，牛膝（酒浸，切，焙）、赤茯苓（去黑皮）各一两一分，芍药、大黄（剉，炒）各一两半。

上一十一味，捣罗为末，炼蜜和为丸，如梧桐子大，空腹酒下二十丸，渐加至三十丸。

琥珀汤方：治经候日久不通，面上皯生，黑如噀墨，每思盐等食之，此疑在脏，热入血室，即歌咏言笑悲泣，或鬼魅等病，此方并治之。

琥珀末、木通（剉）各半两，桃仁（去皮尖双仁，炒）二十四枚，虻虫（去翅足，生）二十一枚，水蛭（生）十四枚，芍药二两，大黄一两半，芒硝三分。

上八味，粗捣筛，每服五钱匕，水一盏半，煎八分，去滓，食后温服，服药后若下痢，痢后有黑血黄涎，亦如泔淀，或下多，即更服一剂，令尽根本，十日内不得吃毒食。

鳖甲汤方：治妇人经候不通，已经三两月者。

鳖甲（去裙襴，醋炙）、白前、代赭（煅醋，淬）、京三棱（炮，剉）、附子（炮裂，去皮脐）、延胡索各一两半，大黄（剉，炒）、甘草（炙剉）、木香、桂（去粗皮）、当归（切，焙）各一两，桃仁（去皮尖双仁，炒）二十枚，熟干地黄（焙）三两，红蓝花、三分，大腹（剉）二两半。

上一十五味，哎咀如麻豆，每服五钱匕，水一盏半，煎取八分，去滓，温服，不拘时。

治妇人血闭月事不通方。

红花子（炒）一两。

上一味，捣罗为散，每服三钱匕，空心，温酒调下。

白芷散方：治妇人月事不通。

白芷半两，当归（一半生，一半炒）一两，侧柏（切，炒）二两。

上三味，捣罗为散，每服二钱匕，空心米饮调下。

鬼箭羽丸方：治月水不通，腰腹疼痛。

鬼箭羽、水蛭（熬）、细辛（去苗叶）各三分，桃仁（去皮尖双仁，炒，别研）、当归（切，焙）、芎䓖各一两，大黄（剉，炒）、牛膝（酒浸，焙）各一两一分。

上八味，捣研为末，炼蜜和丸，如梧桐子大，空腹酒下十丸，渐加至二十丸。

温经丸方：治月水不通，脐下撮痛。

牛膝（酒浸，切，焙）一两半，大黄（剉，炒）、桃仁（去皮尖双仁，炒，别研）各一两一分，芎䓖、桂（去粗皮）、当归（切，焙）各一两，水蛭（熬）、细辛（去苗叶）各三分。

上八味，捣研为末，炼蜜和丸，如梧桐子大，空腹酒下二十丸，加至三十丸。

当归丸方：治妇人风劳气疾，经脉不通，渐加羸瘦，不思饮食，心腹胀满，遍身疼痛。

当归（切，焙）一两半，鳖甲（去裙襕，醋炙）、琥珀（研）、芎䓖、桃仁（去皮尖双仁，炒黄，研）、牛膝（酒浸，切，焙）、水蛭（糯米炒令焦）各一两，虎杖、桂（去粗皮）、大黄（一半生，一半炒）、柴胡（去苗）各半两，虻虫（炒令色黄）、牡丹皮各二分，麝香（研）半分。

上一十四味，捣罗为末，炼蜜和丸，如梧桐子大，每服二十丸，空心用薄荷酒下，乌梅汤下亦得。

牛膝大黄散方：治妇人经水三年不通。

牛膝（去苗）一两一分，大黄（剉，炒）二两半，庵䕡子、土瓜根、瞿麦穗、桃仁（汤去皮尖双仁，炒）各一两半，水蛭（糯米内炒熟，去米）、虻虫（炒，去翅足）、桂（去粗皮）各一两。

上九味，捣罗为细散，空腹煮生姜汁，调服方寸匕，日再服。

牛膝汤方：治月水不通，血气涩滞，结成坚块。

牛膝（酒浸，切，焙）、虻虫（去翅足，熬）、大黄（剉，炒）、黄芩（去黑心）各半两，水蛭（熬）、土瓜根各一分半，桃仁（去皮尖双仁，炒）一两，朴硝三分。

上八味，粗捣筛，每服三钱匕，水一盏，煎七分，去滓，温服，空心食前服。

虎杖汤方：治月水不通，腹中结块，疞刺疼痛。

虎杖、木通（剉）、牛膝（酒浸，切，焙）各二两，茅根三两，桃仁（去皮尖双仁，炒）四十九枚，紫葛、大黄（剉，炒）二两半，芒硝、牡丹（去心）各一两半。

上九味，粗捣筛，每服三钱匕，水一盏，煎七分，去滓，温服，空心食前服。

室女月水不通

论曰：女子二七而天癸至，任脉通，月事以时下，若禀受不足，或冲任为风寒所抟，致令血气凝结，不能应时而下，久不治，则致劳瘠。

牡丹汤方： 治室女月水不通，虚胀如鼓，不嗜饮食，破血行经止痛。

牡丹皮、当归（切，焙）、芎䓖、白芷、紫薇（凌霄花是也）、延胡索、红蓝花、赤芍药、桂（去粗皮）、刘寄奴各一两。

上一十味，粗捣筛，每服三钱匕，水一盏，入生姜一枣大拍碎，煎至六分，入酒三分，重煎取沸，去滓，空心服。

人参汤方： 治室女思虑太过，心气不足，气结不得宣利，月水不应时，或久不通，或血隔成劳，渐有寒热，肌肉不生，不思谷味，凡此病不可服破血有性之药，宜通心气，行荣卫，滑经络。

人参、槟榔（剉）、麦门冬（去心，炒）、大腹皮（剉）、牡丹皮、芍药、防己、芎䓖、草豆蔻（去皮）、白术、生干地黄（焙）、丁香皮（剉）、桔梗（炒）、枳壳（去瓤，麸炒）、茯神（去木）、当归（切，焙）、甘草（炙）各一两，桂（去粗皮）、远志（去心）、大黄（剉，炒）各半两。

上二十味，粗捣筛，每服三钱匕，水一盏，入生姜一片，枣一枚擘破，同煎至七分，去滓，温服，不拘时候。

紫薇散方： 治室女月水不通，通经止痛。

紫薇（凌霄花是也）、青橘皮（汤浸去白，焙）、当归（切，焙）各半两，大麦蘖（炒）、大黄（剉，炒）、没药、桂（去粗皮）、芎䓖各一分。

上八味，捣罗为散，每服一钱匕，温酒调下，食前服。

虎杖汤方：治室女月水不通。

虎杖、牡丹皮、京三棱（炒）各一两一分，芎䓖、当归（炒）各一两半，桂（去粗皮）、陈橘皮各三分，大腹并皮五枚。

上八味，粗捣筛，每服三钱匕，水一盏，入生姜一枣大，拍碎，同煎至七分，去滓，下地黄汁一合，芒硝一钱匕，更煎一两沸，空心、日午温服。

芍药散方：治室女月水不通。

赤芍药、牛膝（焙，酒制）各半两，桂（去粗皮）、当归（焙）各三分，木香、牡丹皮、延胡索、人参、甘草（炙）、芎䓖各半两，桃仁（麸炒）一两。

上一十一味，捣罗为散，每服二钱匕，早晚温酒调下。

生地黄饮方：治室女经水不通。

生地黄二两，羌活（去芦头）、柴胡（去苗）、桂（去粗皮）、当归（切，焙）、京三棱（煨）、芎䓖、地骨皮各半两，桃仁（汤浸，去皮尖双仁，麸炒）二十一枚。

上九味，细剉，以童子小便五升，于新瓷器内，慢火煮，令如鱼眼沸，至一升去滓，每服半盏，五更日午各一服，频作三五剂服之。

水蛭饮方：治室女月水不通，腹满有瘀血。

水蛭（糯米同炒米熟，去米）八十枚，桃仁（汤浸去皮尖双仁，麸炒）一百枚，虻虫（去翅足，微炒）八十枚，大黄（剉，炒）三两。

上四味，细剉，每服三钱匕，水一盏，煎至六分，去滓，温服，有顷再服，当下血，如未下，明日再服。

柴胡饮方：治室女月水不通，心腹胀满。

柴胡（去苗）、牛膝（去苗）、枳壳（去瓤，麸炒）各二两，庵蕳子、大黄（剉，炒）、土瓜根各二两半，牡丹皮、桂（去粗皮）各一两半，桃仁（汤浸去皮尖双仁，麸炒）五十枚，朴硝二两。

上一十味，㕮咀，每服三钱匕，水一盏，入生姜一枣大，拍碎，煎至六分，去滓，温服，有顷再服。

桑耳汤方：治室女月水不通。

桑耳（炙）一两，当归（切，焙）、芍药、桂（去粗皮）、大黄（剉，炒）各半两，枳壳（麸炒，去瓤）、瞿麦穗各一两。

上七味，粗捣筛，每服三钱匕，水一盏，煎至六分，去滓，温服，日再。

甘草饮方：治室女月经不行，腹中㽲痛。

甘草（炙）、芍药各二两，白茯苓（去黑皮）、桂（去粗皮）、当归（炒）各三两。

上五味，细剉，每服三钱匕，水一盏，煎至六分，去滓，温服，日二夜一。

鬼箭羽汤方：治室女月水不通，肌肤不泽，日觉瘦瘁，滑血。

鬼箭羽、木香、当归（切，焙）、黄芩（去黑心）、桂（去粗皮）、芎䓖、白术各一两，芍药一两一分，大黄（剉，炒）、桃仁（汤浸去皮尖双仁，麸炒）四十九枚，土瓜根、刘寄奴各一两，虻虫（去翅足，糯米同炒米熟，去米）四十九枚。

上一十三味，粗捣筛，每服三钱匕，水一盏，入生姜五片，煎至七分，去滓，下槟榔、朴硝末各半钱匕，更煎一沸，温服。

牡丹汤方：治室女月水不通，或天癸过期素未通者。

牡丹皮、当归（切，焙）、黄芩（去黑心）、芎䓖、甘草（炙）、芍药、细辛（去苗叶）、桂（去粗皮）、人参各一两，生干地黄（炒）一两半，大黄（剉，炒）二两，水蛭（炒）二十五枚，干姜（炮）半两，桃仁（汤浸去皮尖双仁，麸炒）二十五枚，虻虫（去翅足，炒）二十五枚，黄雌鸡（去肠肚，以水八盏，煮取四盏，澄清）一只。

上一十六味，除鸡外，粗捣筛，每服三钱匕，取鸡汁一盏，同煎至七分，去滓下硝石末半钱匕，更煎一沸，温服食前，日一。

沉香汤方：治室女荣卫凝涩，月水不利，或时头目昏闷，肢体拘急，五心虚烦，饮食进退，多困少力。

沉香、槟榔（剉）、甘草（炙）各三分，鳖甲（九肋者去裙襕，醋炙）一两半，木香、当归（切，焙）、柴胡（去苗）、人参、白茯苓（去黑皮）、桂（去粗皮）、青橘皮（汤浸去白，焙）、陈橘皮（汤浸去白，焙）、生地黄各一两。

上一十三味，剉如麻豆大，每服三钱匕，水一盏，入生姜一枣大，拍碎，同煎至七分，去滓，温服，空心，日晚各一。

地黄散方：治室女经络寒凝，月水不通，心烦腹满，腰脚急痛。

生地黄八两，生姜五两。

上二味，各切，同炒干，捣罗为散，每服二钱匕，温酒调下。

姜黄散方：治室女月水滞涩，调顺荣气。

姜黄、丁香、当归（切，焙）、芍药各半两。

上四味，捣罗为散，每服二钱匕，温酒调下，经水欲来，先服此药，不拘时候。

铅霜散方：治室女月水滞涩，心烦恍惚。

铅白霜半两。

上一味，细研为散，每服一钱匕，温地黄汁一合调下，如无地黄汁，用生干地黄煎汤下。

干地黄散方：治室女月水不通，脐下疼痛。

生干地黄（焙）四两，当归（切，焙）、桂（去粗皮）、熟干地黄（焙）各一两。

上四味，木臼内捣罗为散，每服三钱匕，空心临卧，温酒调下。

当归丸方：治室女月水不通。

当归（切，焙）一两，干漆（炒烟出）、芎䓖各半两。

上三味，捣罗为末，炼蜜和丸，如梧桐子大，每服二十丸，温酒下。

水蛭丸方：治室女月水不通。

水蛭、虻虫（二味去翅足，生为末）、硇砂（研，三味以米醋一升半，同煎如膏）各一两，延胡索一两半，琥珀（研）、白花蛇（酒浸，去皮骨，炙）各半两，芎䓖、白附子（炮）各一两。

上八味，以后五味捣罗为末，用前膏和丸，如梧桐子大，每服十丸，空心，温酒下。未通，加至二十丸。

卷第一百五十三·妇人血气门·妇人血积气痛

论曰：血积气痛者，恶血久积而成痛也。其状隐隐疠痛，或成块攻筑，或聚或散，或沉或浮。盖气通则血行，气涩则血滞。若月水不通，产后恶露不尽，或因他病，使血不行，皆致气血凝滞，血因气聚，蕴而成积，积久不去，则为气痛。

没药丸方：治妇人血气血积，坚癖血瘕，发歇攻刺疼痛，呕逆噎塞，迷闷，及血蛊胀满，经水不行。

没药（研）一两，芫花（用米醋三升，煎至一升半，滤去滓不用，将醋入石器内，入硇砂霜一两，巴豆肉七粒，研细，入醋内煎成膏，入后药末）一两，附子（生，去皮脐）一两，槟榔（剉）一分，肉豆蔻（炮去皮）二枚，木香、当归（剉，焙）、桂（去粗皮）、荜茇各一两，斑蝥（糯米炒令黄焦，去米、翅足，别研细）三七枚。

上一十味，捣罗七味为末，斑蝥、没药研匀，入前膏内，和捣千百杵，丸如梧桐子大，初服三丸。以醋炒薤白令焦黑，以酒浸，煎一两沸，吞下，渐加至五丸、七丸为度，如急卒血气攻心脾，以酒醋共一盏，煎沸吞下。血瘕坚癖结块，攻心疼痛闷绝，久医不效者，即入禹余粮一两，火煅，醋淬七遍为末，和入为丸，每服五丸，苏木节二两剉细，酒三升，煎至七合，去滓，分作三服，每服下丸子三丸，并服三服，即血瘕随大小肠逐下。

卷第一百五十三・妇人血气门・妇人血枯

论曰《内经》曰：有病胸胁支满者，妨于食，病至则先闻腥臊臭，出清液，先唾血，四肢清，目眩，时时前后血，病名血枯。此得之年少时，有所大脱血。若醉入房中，气竭肝伤，故月事衰少不来也。夫肝藏血，受天一之气，以为滋荣者也。其经上贯膈，布胁肋，今脱血失精，肝气已伤，故血枯涸而不荣，胸胁支满，以经络所贯然也。妨于食，则以肝病传于脾胃，病至则先闻腥臊臭，出清液，以肝病而肺乘之，先唾血，四肢清，目眩，时时前后血，皆肝病血伤之证也。

乌贼鱼骨丸方：治妇人血枯，胸胁支满，妨于食饮，病至即闻腥臊之气，先唾血，出清液，或前后泄血，四肢清，目眩转，月事衰少不来。

乌贼鱼骨（去甲）四两，藘茹一两。

上二味，捣罗为末，用雀卵不拘数，和成剂令得所，丸如小豆大，每服五丸，加至十丸，以鲍鱼汤下，后以饭食压之。

……

地黄汤方：治妇人先有所脱血，或醉中房劳伤肝，致使月事不来，血枯燥干。

熟干地黄、泽兰叶、白茯苓（去黑皮）、人参、五味子、附子（炮裂，去皮脐）、当归（切，炒）、禹余粮（火煅，醋淬）各一两。

上八味，粗捣筛，每服三钱匕，水一盏，煎至七分，去滓，温服，空心、日午、夜卧，日三。

磁石丸方：治妇人阴气衰弱，血枯不荣，月事不来。

磁石（火煅，醋淬三七遍）、白茯苓（去黑皮）、附子（炮裂，去皮脐）各一两，人参、当归（切，炒）、干地黄（焙）各一两。

上六味，捣罗为末，炼蜜为丸，如梧桐子大，每服二十丸至三十丸，温酒或米饮下，空心、日午、夜卧，日三服。

卷第一百九十一·针灸门·足少阴肾经

水泉二穴：少阴郄也，去太溪下一寸，在内踝下，治月事不来，来即多，心下闷痛，目𥆧𥆧不能远视，阴挺出，小便淋沥，腹中痛，可灸五壮，针入四分。

卷第一百九十四·治妇人诸疾灸刺法

妇人漏下，苦血闭不通，逆气胀，血海主之。

（三）《普济本事方》[18]

通经丸：治妇人室女月候不通，疼痛，或成血瘕。

桂心（不见火）、青皮（去白）、大黄（炮）、干姜（炮）、川椒（去目并合口，微炒，地上出汗）、蓬莪术、川乌（炮，去皮、尖）、干漆（炒，令烟出）、当归（洗，去芦，薄切，焙干，秤）、桃仁（去皮、尖，炒）各等分。

上细末，将四分用米醋熬成膏，和余六分末成剂，臼中治之，丸如桐子大，阴干。每服二十丸，用淡醋汤送下。加至三十丸，温酒亦得，空心食前服。

徽州医巫张横，顷年缘事在推勘院，有王医者，以医职直宿，日夜与之稔熟，口传此方，渠甚秘之，予后得此方，以治妇人疾，不可胜数，且欲广行，不敢自秘，寻常气血凝滞疼痛，数服便效。

桃仁煎：治妇人血瘕血积，经候不通。

桃仁（去皮、尖，麸炒黄）、大黄（湿纸裹甑上蒸）、川朴硝各一两，虻虫（炒黑）半两。

上四味末之，以醇醋二升半，银石器中漫火煎取一升五合，先下大黄、桃仁、虻虫三味，不住手搅，欲丸，下川朴硝，更不住手搅。良久出之，丸如桐子大。前一日不用吃晚食，五更初用温酒吞下五丸，日午取下如赤豆汁鸡肝虾蟆衣，未下再作，血鲜红即止，续以调气血药补之。

此出《千金方》。顷年在毗陵有一贵人妻，患小便不通，脐腹胀不可忍，众医皆作淋治，如八正散之类，数种治皆不退，痛愈甚。予诊之曰：此血瘕也，非瞑眩药不可去。予用此药，五更初服，至日午，痛大作不可忍，遂卧，少顷下血块如拳者数枚，小便如黑汁者一二升，痛止得愈。此药治病的切，然猛烈太峻，气血虚弱者，更宜斟酌与之。

（四）《三因极一病证方论》[19]

卷之一・七表病脉

滑为吐，为满，为咳，为热，为伏痰，为宿食，为蓄血，为经闭，为鬼疰，为血气俱实。滑散为瘫缓，滑数为结热，滑实为胃热，和滑为妊娠，滑而大小不均必吐，为病进，为泄利，滑而浮大，小腹痛，溺则阴中痛，大便亦然。

卷之九·癥瘕证治

妙应丹： 治诸脏气虚，积聚烦闷，及饮食中蛊毒，或食水陆果蓏，子卵入腹，而成虫蛇鱼鳖，或宿食留饮，妇人产后，败血不消，女子月水不通，结为癥瘕，时发寒热，唇口焦黑，肢体瘦削，嗜卧多魇，食少腹痛，大便糟粕，变成冷痢。

附子（六七钱重者，生去皮脐，剜作瓮，入硇砂共一两七钱半，面剂裹煨熟，去面不用）四个，荜茇、木香（炮）、青皮、破故纸（炒）各三两半。

上为末，面糊搜丸，如梧子大。每服三十丸，生姜、橘皮汤下；泄利，米汤下，加至五十丸。

卷之十四·阴癞证治

兼金丸： 治热入膀胱，脐腹上下兼胁肋疼痛，便燥，欲饮水，按之痛者。

大黄（湿纸裹煨）八钱，硝石、桂心、甘草（炙）各四两，桃仁（去皮尖）四十个。

上为末，蜜丸，梧子大，米饮下五七丸至十丸，妇人血闭疼痛，亦宜服之。

卷之十八·妇人女子众病论证治法

妇人三十六病，未论所述，名品不同，或云七癥、八瘕、九痛、十二带下，共三十六。虽有名数，不见证状。又论云：十二癥者，是所下之物不同，一如清血，二黑血，三紫汁，四赤肉，五脓痂，六豆汁，七葵羹，八凝血，九清血，十米泔，十一如月浣，十二经不应期。九痛者，热伤痛，冷涩痛，淋沥痛，小便时痛，经来时痛，胁胀痛，汁出如虫啮痛，胁下分痛，腰胯折痛。七害者，窍孔不利，阴中寒热，小腹急坚，脏内不仁，子门揭瞤，洞泄恶吐。五伤者，两胁支满，心引胁痛，气结不通，邪思泄利，前后痼寒。三痼者，羸瘦不生肌，断绪不乳产，经水闭塞。亦名三十六病，名品虽殊，无非血病。多因经脉失于将理，产蓐不善调护，内作七情，外感六淫，阴阳劳逸，饮食生冷，遂致荣卫不输，新陈干忤，随经败浊，淋露凝滞，为癥为瘕，流溢秽恶，痛害伤痼，犯时微若秋毫，作病重如山岳。古人所谓妇人之病，十倍男子，虽言之太过，亦明戒约之切也。

乌鸡煎：治妇人百病。

吴茱萸（醋煮）、良姜、白姜（炮）、当归、赤芍药、延胡索（炒）、破故纸（炒）、川椒（炒）、生干地黄、刘寄奴、蓬莪术、橘皮、青皮、川芎各一两，荷叶灰四两，白熟艾（用糯米饮调饼）二两。

上为末，醋糊丸，如梧子大，每服三五十丸，具汤使如后。

月经不通，红花苏木酒下；白带，牡蛎粉调酒下；子宫久冷，白茯苓煎汤下；赤带，建茶清下；血崩，豆淋酒调绵灰下；胎不安，蜜和酒下；肠风，陈米饮调百草霜下；心疼，菖蒲煎酒下；漏阻下血，乌梅温酒下；耳聋，蜡点茶汤下；胎死不动，斑蝥二十个煎酒下；腰脚痛，当归酒下；胞衣不下，芸苔研水下；头风，薄荷点茶下；血风眼，黑豆甘草汤下；生疮，地黄汤下；身体疼痛，黄芪末调酒下；四肢浮肿，麝香汤下；咳嗽喘痛，杏仁桑白皮汤下；腹痛，芍药调酒下；产前后痢白者，白姜汤下；赤者，甘草汤下；杂者，二宜汤下；常服，温酒、醋汤任下，并空心、食前服。

万病丸：治室女月经不通，脐下坚结，大如杯升，发热往来，下痢羸瘦，此为血瘕，若生肉癥，不可为也。（血瘕一作气瘕，此即石瘕证也。）

干漆（杵细，炒令火烟出烟头青白一时久）、牛膝（酒浸一宿）各一两六钱，生地黄（取汁）四两八钱。

上以地黄汁入，下二味为末，慢火熬，俟可丸即丸，如梧子大。空心米饮或温酒下二丸，日再。勿妄加，病去止药。妇人气血虚，经不行，若服破血行经药，是杀之也。谨之！

矾石兑丸：治妇人经水闭，不利，脏坚癖不止，中有干血，下白物。

矾石（烧）三分，杏仁（去皮尖，炒）一分。

上研杏仁细，入矾灰，加少蜜，丸如枣大，绵裹，纳阴中。未知，再作。

（五）《女科百问》[20]

卷上·第六问经候或前或后多寡不定

通经丸：治妇人室女月候不通，疼痛，或成血瘕。

桂心（不见火）、青皮（去白）、大黄（炮）、干姜、川椒（炒去目）、莪术、川乌（泡去皮尖）、干漆（炒去烟出）、当归、桃仁（炒去皮尖），以上各等分。

上为细末，将四分用米醋熬成膏，和余六分末成剂。臼中治之，丸如桐子大，阴干。每服二十丸，空心食前米饮汤下，加至三十丸，温酒亦得。

卷上·第九问月水闭绝不通

答曰：夫月水不通，因风冷客于胞络，或醉后入房，或为血枯、血瘕、血癥，或因堕坠惊恐，皆令月水不通也。《病源》云：血性得温宣流，得寒则涩闭，既为冷所结抟，则月水不得通行。若肠中鸣者，则月事不来，不来因冷干于胃腑。或醉入房者，则内气耗损，劳伤于肝经。或吐血、唾血、下血，谓之脱血，使血枯于中，为积块血瘕、血癥，名曰血聚，使营结于内。心主行血，堕坠惊恐，神无所倚而血散，亦令月水不通也。

滋血汤：治劳过度，致伤腑脏，冲任气虚，不能约制其经血，忽暴下，谓之崩中。或下鲜血，或下瘀血，或下血片，或下五色，连日不止，淋沥不断，形气羸劣，倦怠困乏，或月水闭绝，气不升降。

马鞭草、牛膝、荆芥穗各四两，丹皮、赤芍、枳壳、肉桂、当归、川芎各二两。

每服四钱，乌梅一个，水煎空心服，至半月或一月，经脉自通。

桃仁煎丸：治血瘕血积，经候不通。

桃仁（去皮尖，面炒黄）、大黄（湿纸裹蒸）、川朴硝各一两，虻虫（炒黄）半两。

上为末，以醇醋二升半，银石器中慢火煎取一升半，下大黄、桃仁、虻虫等，不住手搅。欲团圆，下朴硝，更不住手搅，良久出之，丸如桐子大。前一日不用吃晚食，五更初，用温酒吞下五粒，日午取下如赤豆汁鸡肝虾蟆衣，未下再服，血鲜红即止。续以调气血药补之。此《千金方》出。

卷上·第十问虚劳之病何以得之

柏子仁丸：治妇人血闭不通，渐成痨瘵。

柏子仁（别研）、当归（洗）、熟地、白茯苓、丹皮、卷柏、白芍药、石斛、巴戟（去心）、肉苁蓉（酒浸）、山药、杜仲、白薇、蒲黄、枳壳、肉桂、京三棱（煨）、莪术（煨）、覆盆子、枸杞子各一两，附子（炮，去皮脐）半两。

上为细末，炼蜜丸梧桐子大，每服五十丸，温酒或米饮下，空心食前。

卷上·第十三问室女经候当行不行

答曰：室女者，乃未出闺门之女也。不以妍丑，至十四五岁，容貌皆红嫩者，谓之质朴未散。庄子云：绰约，如处子者是也。当此之际，经脉来时，俗呼为红脉，或因惊恐，或冷气击抟，所以当行而不行也。

通经丸：治妇人室女月候不通，疼痛或成血瘕，严氏方内加玄胡索、赤芍，减川乌。

桂心（不见火）、青皮（去白）、大黄（炮）、干姜（炮）、莪术、川乌（炮，去皮脐）、干漆（炒）、当归、桃仁（去皮，炒）、川椒（去目，炒出汗）各等分。

上为细末，将四分用米醋煮成膏，和余六分末剂，臼中治之，如梧桐子大，阴干，每服二十丸，用淡醋汤下，加至三十丸。温酒亦得，食前服。

桃仁散：治妇人室女血闭不通，五心烦热。

红花、当归、杜牛膝、桃仁（别研）。

上四味各等分为细末，每服三钱，温酒调下，空心食前。

卷上・第二十三问因咳嗽经候不行

答曰：咳嗽之说，古书有咳而无嗽，后人兼言之。大抵皆从肺出，其声响亮，不因痰涎而发者，谓之咳。言其声音闻于人，痰涎上下随声而发者，谓之嗽。如水之嗽荡，能荡其真气也。况肺主乎气，经云：荣气之行，常与卫气相随，久嗽损气，则血亦不足，遂致经闭不行，时发寒热，久久成劳者，气血俱损之故也。

六神散：治妇人热劳咳嗽，月水不通。

柴胡（去苗）、白术、青皮（去白）、当归、牛膝、牡丹皮各一两。

上为粗末，每用六两，入蜜四两，炒令焦，入酒并童便各一碗，煎八九沸，去滓，分作六服，空心食前。

卷上・第三十二问病有血分有水分何以别之

答曰：妇人月经通流，流则水血消化。若风寒抟于经脉，血结不通，血积为水，故曰血分。若先病于后经水或断，名曰水分，其病易治，去其水，经自下也。若病人觉腹内胀，外视如常，大便黑，小便赤，是其证也。

椒仁丸：治因经水断绝，后致四肢面目浮肿，小便不通，名曰血分。水化为血，血不通则为水矣。

五灵脂、吴茱萸（汤洗七次，醋浸，炒）、玄胡索各半两，芫花（醋浸一宿，炒焦）一分，椒仁、甘遂（炒黄）、续随子、郁李仁（去皮研）、牵牛（炒熟）各半两，信砒（研）一钱，石膏（煅通赤，研细）一分，附子（炮熟）半两，木香半两，胆矾一钱。

上为细末，面糊为丸，如绿豆大，橘皮汤下一丸。临卧未通，空心加一丸。腹未通，日午再一服。

葶苈丸：治因小便不利后，身面浮肿，致经水不通，名曰水分，其余逆顺，并同水气。

葶苈（炒）、续随子（去皮，研）各半两，干漆一两。

上为末，枣肉和丸，桐子大，煎扁竹汤下七丸。如大便利者，减葶苈、续随子各一分，加白术半两。

卷上·第三十四问下利经水反断

答曰：谷入于胃，脉道乃行。水入于经，其血乃成。胃，水谷之海也。肠胃虚弱，为风邪冷热之气所乘，不能腐化谷食，先泄后变成利也，受热则赤，虚寒则白，谷气内亏，津液耗减，所以下利而经水反断也。经云：利止经当自下，故宜先治利也。

大断下丸：治下利不止。

附子二两，细辛（去芦）一两半，干姜三两，高良姜五两，肉豆蔻、诃子皮各二两，龙骨、赤石脂各三两，牡蛎（醋纸泥固济，火煅）二两，酸石榴皮（去穰，醋炙黑心，存性）二两，白矾（火飞）二两，阳起石（火烧赤，醋淬，别研）三两。

上为细末，面糊丸，梧桐子大，每服五十丸，米饮空心下。

渗湿汤：治湿胜濡泄。

白术一两半、苍术（炒）半两、厚朴、肉桂、丁香、干姜各一两，陈皮、细辛、白茯苓各一两，肉豆蔻半两，砂仁二两，附子（八钱者同姜炒，令赤，去姜先炮，切片）二只。

上为粗末，每服四钱，水盏半，姜五片，枣二枚，煎一盏，食前热服。

卷上·第四十九问带下三十六疾

答曰：带下者，由劳伤过度，损动经血，致令体虚受冷，风冷入于胞络，搏其血之所成也。诸方说带下三十六疾者，是十二癥、九痛、七害、五伤、三因，谓之三十六疾也。十二癥者，是所下之物，一者如膏，二者如青，三者如紫，四者如赤皮，五者如脓痂，六者如豆汁，七者如葵羹，八者如凝血，九者如青血，血似水，十者如米汁，十一者如月浣，十二者经度不应期也。九痛者，一者阴中痛伤，二者阴中淋痛，三者小便刺痛，四者寒冷痛，五者月水来腹痛，六者气满并痛，七者汗出，阴中如虫啮痛，八者胁下皮肤痛，九者腰痛。七害者，一者害食，二者害冷，三者害气，四者害劳，五者害房，六者害妊，七者害睡。五伤者，一者腹吼痛，二者阴中寒热痛，三者小便急牢痛，四者藏不仁，五者子门不正引背痛。三因（因字一本或作固），一者月水闭塞不通，其余二因者，文缺不载。《三因方》论云：三固者，形羸不生肌肉、断绪不产、经水闭塞。名品虽殊，无非血病。多因经络失于调理，产蓐不善调护，内作七情，外感六淫，阴阳劳逸，饮生冷，遂致营卫不和，新陈相干，随经败浊淋露，凝为癥瘕，流溢秽恶，痛害伤痼，犯时微若秋毫，作病重如山岳。古人所谓妇人病比男子十倍难治，而张仲景所说三十六种疾，皆由子脏冷热，劳损而夹带起于阴内也，条目混混，与诸方不同，但仲景义最玄深，非愚浅者能解，恐其文虽异而义同也。

（六）《妇人大全良方》[10]

卷之一·调经门·月水不通方论第六

夫妇人月水不通者，由劳伤血气致令体虚，受风冷邪气客于胞内，伤损冲任之脉，并手太阳、少阴之经，致胞络内血绝不通故也。冲任之脉起于胞内，为经脉之海。手太阳小肠之经也，手少阴心之经也，此二经为表里，主上为乳汁，下为月水。风冷伤其经血，血性得温则宣流，得寒则涩闭。既为风冷所抟，血结于内，故令月水不通也。又云：肠中鸣则月水不来，病本在胃。胃气虚，不能消化水谷，使津液不生血气故也（所以《梅师方》单用厚朴，其理可见。再出《易简方》）。又云：醉以入房，则内气竭绝伤于肝，使月水衰少不来。所以尔者，肝藏于血，劳伤过度，血气枯竭于内也。又先唾血及吐血、下血，谓之脱血，名曰血枯，亦月水不来也。所以尔者，津液减耗故也。但益津液，其经自下也。诊于肾脉微涩者，是月水不通也。又左手关后、尺内浮为阳绝，无膀胱脉也，月水则闭。又肝脉沉而急，隐之亦然，时小便难，苦头眩痛，腰背痛，足寒时疼，月水不来，恐得之时有所堕坠也。月水不通，久则血结于内生块，变为血瘕，亦作血癥。血水相并，壅涩不通，脾胃虚弱，变为水肿也。所以然者，脾候身之肌肉，象于土，土主克消于水，水血既并，脾气衰弱，不能克消，故水气流溢，浸渍肌肉，故肿满也。

卷之一·调经门·室女月水不通方论第八

论曰：夫冲任之脉起于胞内，为经脉之海。手太阳小肠之经、手少阴心之经也，二经为表里。心主于血，上为乳汁，下为月水也。女子十四而天癸至，肾气全盛，冲任流通，经血既盈，应时而下，名之月水。常以三旬而一见，谓之平和也。若愆期者，由劳伤血气壅结，故令月水不通也。

通经丸：治妇人、室女月候不通，疼痛或成血瘕。

桂心、青皮、大黄（煨）、川椒、莪术、川乌（泡去皮）、干漆（碎之，炒令烟尽）、当归、桃仁（去皮尖、双仁，麸炒）、干姜各等分。

上为细末，分为四份，用一份以米醋熬成膏，和余份药末成剂，臼中治之，丸如梧桐子大，晾干。每服二十丸，淡醋汤下至三十丸，温酒亦得，空心，食前服。

治室女月水不通。（出《圣惠方》）

雄鼠屎一两。

烧存性，为细末。空心，温酒调下一钱，神效。

卷之一·调经门·《养生必用》论经病第七

初虞世云：女子十四，天癸至，任脉通，月事以时下，故令有子。天癸者，物之自然。月者，以月至；经者，有常也。其来不可过与不及、多与少，反此皆谓之病。不行犹甚，百疾生焉。血既不能滋养百体，则发落面黄，身羸瘦。血虚则发热，故身多热。水不足则燥气燔，燥气燔则金受邪，金受邪则肺家嗽，嗽则为肺痈、肺痿必矣。医见经不行，则用虻虫、水蛭等行血药，见热则用除热诸寒药，实出妄意。就中不行，以药行之，为害滋大。经水枯竭，则无以滋养，其能行乎？譬犹索万金于乞丐之人，虽捶楚并下，不可得也。但服以养气益血诸药，天癸自行。又有一种妇人盛实，月经瘀闭，利之则行，自有证候，学者宜审焉。

琥珀散：治心膈迷闷，腹脏撮痛，气急气闷，月信不通等疾。

天台乌药二两，当归、莪术各一两。

上为细末，每服二钱，温酒调下，服后以食压之。大忌生冷、油腻等物。若产后诸疾，用炒姜、酒调下。（以上出《妇人经验方》）

《救急》疗妇人月经不调，或一月不来，或隔月不来，或多或少，脐下绞痛，面色萎黄，四体虚吸，羸瘦不能食方。

当归、川牛膝、牡丹皮、桃仁各一两半，大黄、芎䓖、土瓜根、芍药、朴硝、桂心、虻虫（去翅足，炒）、水蛭（炒）各半两。

上㕮咀，以水九升，煮取三升，分温五服，忌如常法。

疗月经不通，腹中痛。（见《产宝方》）

牛膝六分，大黄、桃仁（去皮尖、双仁，炒）、细辛各五分，川芎、当归各四分，水蛭（糯米炒黄）三分。

上为末，炼蜜丸如梧桐子大，每服二十丸，空心，温酒下。

治月水不通。（出《梅师方》，已试有验）

厚朴（姜汁炙香，细切）不以多少，浓煎去滓，空心温服。

治妇人经候不来数月，脐腹疠痛或有一块上下相拄，饮食减少，腹满恶心，大便秘涩者，宜服《局方》北亭丸，用石菖蒲、马鞭草煎汤送下三四十丸，两服必通。

桃仁煎：治月水不调，阻滞不通。（出《博济方》）

大黄（炮）、朴硝、桃仁（去皮尖、双仁，麸炒）各二两，虻虫（去足翅，炒黑用）一两。

上为细末，用醋五升入银石器内慢火熬成膏，可丸。丸如梧桐子大，当日晚不须吃食，五更初以温酒吞下一丸。至明日午际，取下如赤豆汁，或似鸡肝、虾蟆衣。其病下了，即一丸分作二服，未下再服，候鲜红即住服，仍以调气汤散补之。

红花当归散：治妇人血脏虚竭，或积瘀血，经候不行或断续不定，时作腹痛，腰胯重疼，攻刺小腹紧硬，及室女月经不通，并宜服之。

红花、当归尾、紫葳、牛膝、甘草、苏木（捶碎，细剉）各二两，白芷、桂心各一两半，赤芍药九两，刘寄奴（去梗）五两。

上为细末，空心热酒调二钱服，食前临卧再服。若血久不行，浓煎红花酒调下，孕妇休服。一名凌霄花散。

卷之一·调经门·室女经闭成劳方论第九

寇宗奭曰：夫人之生，以气血为本，人之病，未有不先伤其气血者。世有室女、童男，积想在心，思虑过当，多致劳损。男子则神色先散，女子则月水先闭，何以致然？盖忧愁思虑则伤心，心伤则血逆竭，血逆竭则神色先散而月水先闭也。火既受病，不能荣养其子，故不嗜食；脾既虚，则金气亏，故发嗽；嗽既作，水气绝，故四肢干；木气不充，故多怒，鬓发焦，筋痿。俟五脏传遍，故卒不能死者，然终死矣。此一种于劳中最难治，盖病起于五脏之中，无有已期，药力不可及也。若或自能改易心志，用药扶接，如此则可得九死一生。举此为例，其余诸劳，可按脉与证而治之。

张氏云：室女月水久不行，切不可用青蒿等凉药。医家多以为室女血热，故以凉药解之。殊不知血得热则行，冷则凝，《养生必用方》言之甚详，此说大有理，不可不知。

若经候微少，渐渐不通，手足骨肉烦疼，日渐羸瘦，渐生潮热，其脉微数，此由阴虚血弱，阳往乘之，少水不能灭盛火，火逼水涸，亡津液。当养血益阴，慎无以毒药通之，宜柏子仁丸、泽兰汤。

卷之一·调经门·血枯方论第十

磁石丸：治妇人阴气衰弱，血枯不荣，月事不来。

磁石（制，研）、白茯苓、附子（炮）、干地黄、人参、当归。

上各一两为细末，炼蜜丸如梧桐子大，酒下三十丸，米汤亦可。空心，日中、临卧各一服。

卷之一·调经门·妇人血分水分肿满方论第二十

夫妇人肿满，若先因经水断绝，后至四肢浮肿，小便不通，名曰血分。水化为血，血不通则复化为水矣，宜椒仁丸。若先因小便不利，后身面浮肿，致经水不通，名曰水分，宜服葶苈丸。

卷之二·众疾门·通用方序论第五

胜金丸：（一方名不换金丸：治妇人诸虚不足，心腹疼痛。一名胜金丹，有沉香）治妇人久虚无子，产前产后一切病患，兼疗男子下虚无力。此药能安胎催生，妊娠、临月服五七丸，产时减痛。妇人无子，是子宫冷，如服二十丸，男女自至。又治积年血风，脚手麻痹，半身不遂，赤白带下，血如山崩，及治产后腹中结痛，吐逆心痛，子死腹中，绕脐痛，气满烦闷，失盖汗不出，月水不通，四肢浮肿无力，血劳、虚劳，小便不禁，中风不语，口噤，产后痢疾，消渴，眼前见鬼，迷运，败血上冲，寒热头痛，面色萎黄，淋涩诸疾，血下无度，血痢不止，饮食无味，产后伤寒，虚烦劳闷，产后血癖，产后羸瘦。凡妇人众疾，不论年月日深，并皆治之。

白芍药、藁本、石脂（赤、白皆可）、川芎（不见火）、牡丹皮、当归、白茯苓、人参、白薇、白芷、桂心、延胡索、白术、没药、甘草（炙，江西安抚司没药，甘草减半）。

上十五味，等分为细末，炼蜜为丸如弹子大，每服一丸，温酒化下。初产了并用热醋汤下，空心、食前。

此方系王承宣祖传渠家，凡妇人怀身，便服此药，甚神妙，常服尤好。系在京师于能家传到。

乌鸡煎丸：治妇人百病。（出《三因方》）

吴茱萸、良姜、白姜、当归、芍药、延胡索（炒）、椒（炒）、陈皮、青皮、刘寄奴、生地黄、莪术、川芎各一两，荷叶灰四两，北艾二两，破故纸（炒）一两。

上为细末，醋煮面糊丸如梧子大，每服四五十丸。

月水不通，红花苏木酒下。白带，牡蛎粉酒下。子宫久冷，白茯苓煎汤下。赤带，建茶清下。血崩，豆淋酒调绵灰下。胎不安，蜜和酒下。肠风，陈米饮调百草霜下。心疼，菖蒲煎酒下。漏胎下血，乌梅温酒下。耳聋，腊茶煎汤下。胎死不动，斑蝥三个，煎酒下。腰脚痛，当归酒下。胞衣不下，芸苔研，水下。头风，薄荷茶下。血风眼黑，豆粉草汤下。生疮，生地黄汤下。身体疼痛，黄芪末调酒下。四肢浮肿，麝香汤下。咳嗽喘满，桑白皮汤下。腹痛，芍药末调酒下。产前、产后白痢，干姜汤下。赤者，甘草汤；杂者，二宜汤常服，温酒、醋汤任下，并空心、食前服。

卷之七·妇人腹中瘀血方论第十

夫妇人腹中瘀血者，由月经否涩不通，或产后余秽未尽，因而乘风取凉，为风冷所乘，血得冷则成瘀血也。血瘀在内，则时时体热面黄。瘀久不消，则变成积聚癥瘕也。

卷之七·妇人癥痞方论第十一

夫妇人癥痞者，由冷热不调，饮食不节，积在腹内或肠胃之间，与脏气结抟，其牢强推之不移者名曰癥，言其病形征可验也。气壅塞为痞，言其气痞涩，不宣畅也，皆得冷则发动刺痛。癥痞之病，其形冷结，若冷气入于子脏，则使无子。若冷气入于胞络，抟于血，血得冷则涩，亦令月水不通也。

卷之七·妇人血气心腹疼痛方论第十五

瑞金散：治妇人血气撮痛，月经不行，预先呕吐，疼痛，及月信不通。

片子姜黄四两，牡丹皮、莪术、红花、当归、赤芍药、川芎、桂心、延胡索各两半。

上为末，每服二钱，水一盏，酒三分，煎七分，温服，日三次。

卷之二十·产后余血上抢心痛方论第五

论曰：夫产后血上抢心，由产后气虚夹宿冷，冷抟于血，则凝结不消。气逆上者，则血随上冲击而心痛也。凡产后余血不尽，得冷则留结，与气相抟则痛、困重，遇寒结血尤甚，则变成血瘕，亦令月水否涩不通也。

论曰：产后心痛者何？答曰：心者血之主。人有伏宿寒，因产大虚，寒抟于血，血凝不得消散，其气遂上冲击于心之络脉，故心痛。但以大岩蜜汤治之，寒去则血脉温而经络通，心痛自止。若误以为所伤治之，则虚极寒益甚矣。心络寒甚，传心之正经，则变为真心痛，朝发夕死，夕发朝死，药不可轻用如此。

卷之二十二·产后月水不通方论第九（无方）

论曰：夫产伤动于血气，其后虚损未复而为风冷所伤，血之为性，得冷则凝结。故风冷伤于经，血结于胞络之间，故令月水不通也。凡血结月水不通，则血结成瘕，水血相并，复遇脾胃衰弱、肌肉虚者，则为水肿也。（但于第一卷，第六、七论中求方）

夫妇人冲任之脉，为经络之海，皆起于胞内。而手太阳小肠之经、手少阴心之经也，此二经上为乳汁，下为月水。若产后月水不通者，盖新产之后劳伤气血，或去血过多，乳汁通行，自是不通。若新产之后或一岁之内，而月经不行，此是常候，即非病也，何必通之。谚云奶瘕是也。若半岁而行者，或四五个月便经行者，皆是少壮血盛之人，注受极易，产乳必众。其子失乳，必四肢尪羸，肚大青筋，头大发焦，好啖泥土，病名无辜。若经血有余者，不可以药止之。若产后一二岁，月经不通而无疾苦，何必服药。或劳伤气血，冲任脉虚，气血衰少而不能行者，但服健脾胃、资气血之药自然通行。若以牛膝、红花、苏木、干漆、虻虫、水蛭等药以通之，则为害滋大。经水枯竭，则无以滋养，其能行乎？初虞世所谓譬犹索万金于乞丐之手，虽捶楚并下，而不可得也。后之学者，更宜详审而疗之。（自明补注）

卷之二十四・拾遗方

乌鸡煎：治妇人百病。

吴茱萸、良姜、白姜、当归、赤芍药、延胡索、破故纸、川椒、生干地黄、刘寄奴、蓬莪术、橘红、青皮、川芎各一两，荷叶灰四两，熟艾二两。

上为末，醋煮面糊丸如梧子大，每服三五十丸。汤使于后：

月经不通，红花苏木酒下；白带，牡蛎粉调酒下；子宫久冷，白茯苓煎汤下；赤带，建茶清下；血崩，豆淋酒调绵灰下；胎不安，蜜和酒下；肠风，陈米饮调百草霜下；心疼，菖蒲煎酒下；漏胎下血，乌梅温酒下；耳聋，腊点茶下；胎死不动，斑蝥三十个煎酒下；脚、腰痛，当归酒下；胎衣不下，芸苔研水下；头风，薄荷点茶下；血风眼，黑豆甘草汤下；生疮，地黄汤下；身体疼痛，黄芪末调酒下；四肢浮肿，麝香汤下；咳嗽喘满，杏仁桑白皮汤下；腹痛，芍药调酒下；产前后痢白者，干姜汤下；赤者，甘草汤下；赤白杂者，一宜汤下。常服。温酒、醋汤，任下，并空心、食前服。

（七）《严氏济生方》[21]

癥瘕积聚门·积聚论治

积者伤滞也。伤滞之久，停留不化，则成积矣。且人之脏腑，皆因触冒以成疾病，惟脾胃最易受触。盖日用饮食，稍或过多，停滞难化，或吐或呕，或泄或痢。当是之时，法宜推荡，然后助养脾胃。所谓推荡者，更宜斟量人之虚实，伤滞之轻重而推荡之。停滞一消，则不成积，克化失宜，久之必成积聚癥瘕矣。所谓积者，有气积、肉积、酒积、茶积、食积、痰积，更有妇室月经不通，遂成血积。凡治诸积之要，并载于后，倘于前证，参酌而用之可也。

妇人门·血瘕论治

三棱煎丸：治妇人室女血瘕，月经不通，脐下坚结，大如杯升，久而不治，必成血蛊。

京三棱、莪术各二两，芫花半两，青皮（去瓤净）一两半。

上剉如豆大，用好醋一升，煮干，焙为细末，醋糊为丸，如梧桐子大，每服五十丸，食前用淡醋汤吞下。

通经丸：治室女月经不通，脐下坚结，大如杯，发则寒热往来，此名血瘕。

当归（去芦，酒浸）一钱半，莪术（炮）、桂（不见火）、青皮（去白）、大黄（炮）、干姜（炮）、桃仁（去皮尖，炒）、干漆（炒令烟尽）、红花、川椒（去目及闭口者，微炒，放地上密盖，出汗）各一钱。

上十味为末，将一半用醋煮熬成膏，一半入鸡子清同捣匀，丸如桐子大，每服二十丸，空心，淡醋汤下。

六合汤：治妇室经事不行，腹中结块疼痛，腰痛腿痛。

当归（去芦，酒浸）、白芍药、官桂（去皮）、熟地黄（洗）、川芎、莪术（炮）各等分。

上㕮咀，每服四钱，水一盏，煎至七分，去滓，空心温服。

当归丸：治妇人月经不调，血积证。

当归、赤芍药、川芎、熟地黄、黄芪、京三棱各半两，神曲、百草霜各二钱半。

上为细末，酒糊为丸，梧桐子大，水下三十丸，食前服。

妇人门·妇室搐搦论治

妇人室女，有生平无病者，一旦忽感手足搐搦之证，痰涎壅塞，精神昏愦，不省人事，医者往往便作痫证治之，非也。殊不知妇室以肝气为主，盖肝乃血之府库，肝既受病，经候愆期，或多或少，或闭断不通，肝宫堙塞，随气虚实而生病焉。妇人多由血虚，七情所感而生风，女子血实，七情所感而生热，邪乘四末，是以卒然手足搐搦，状类痫证也。治疗之法，先宜多进苏合香丸，温酒化服以快其气。候其苏醒，亟用调经之法，塞者通之，通者调之，虚者与人，实者取之，妇人宜服白薇丸，女子宜服泽兰丸，多服以病退为期也。

（八）《格致余论》[22]

病邪虽实胃气伤者勿使攻击论

又一婢，色紫稍肥，性沉多忧，年近四十，经不行三月矣。小腹当中有一气块，初起如栗，渐如炊饼。予脉之，两手皆涩，重取却有。试令按其块痛甚，扪之高半寸，遂与千金消石丸，至四五次，彼忽自言乳头黑且有汁，恐有娠。予曰：非也，涩脉无孕之理。又与三五帖，脉之稍觉虚豁。予悟曰：药太峻矣，令止前药。与四物汤倍加白术，佐以陈皮，至三十帖，候脉完再与消石丸，至四五次，忽自言块消一晕，便令莫服。又半月，经行痛甚，下黑血半升，内有如椒核数十粒，乃块消一半，又来索药，以消余块。余晓之曰：勿性急，块已开矣，不可又攻，若次月经行当尽消矣。次月经行下少黑血块，又消一晕，又来问药。余曰：但守禁忌，至次月必消尽，已而果然。大凡攻击之药，有病则病受之。病邪轻而药力重，则胃气受伤，夫胃气者，清纯冲和之气也，惟与谷、肉、菜、果相宜。盖药石皆是偏胜之气，虽参、芪辈为性亦偏，况攻击之药乎？此妇胃气自弱，好血亦少，若块尽而却药，胃气之存者几希矣。议论此至，医云乎哉？

（九）《儒门事亲》[23]

卷五·妇人月事沉滞六十一

夫妇人月事沉滞，数月不行，肌肉不减，《内经》曰：此名为瘕为沉也。沉者，月事沉滞不行也，急宜服桃仁承气汤加当归，大作剂料服，不过三服立愈。后用四物汤补之，更可用《宣明方》槟榔丸。

卷五·月事不来六十七

夫妇人月事不来，室女亦同。《内经》曰：月事不来者，是胞脉闭也。胞脉者，属火，而络于脬中，令气上迫肺，心气不得下通，故月事不来也。可用茶调散吐之。吐讫，可用玉烛散、当归散，或三和汤、桂苓白术散、柴胡饮子，量虚实选而用之。降心火，益肾水，开胃进食，分阴阳，利水道之药是也。慎勿服峻热之药，若服之，则变成肺痿，骨蒸潮热、咳嗽咯脓、呕血而喘、小便涩滞、寝汗不已，渐至形瘦脉大，虽遇良医，亦成不救。呜呼！人之死者，岂为命耶？

卷十五·妇人病证第七

如圣丹：治妇人赤、白带下，月经不来。

枯白矾、蛇床子各等分。

上为末，醋打面糊丸，如弹子大，以胭脂为衣，绵子裹，纳于阴户。如热极再换。

（十）《兰室秘藏》[9]

卷中·妇人门

经闭不行有三论

阴阳别论云：二阳之病发心脾，有不得隐曲，女子不月，其传为风消，为息贲者，死不治。妇人脾胃久虚，或形羸，气血俱衰，而致经水断绝不行。或病中消，胃热，善食渐瘦，津液不生。夫经者，血脉津液所化，津液既绝，为热所烁，肌肉消瘦，时见渴燥，血海枯竭，病名曰血枯经绝。宜泻胃之燥热，补益气血，经自行矣。此证或经适行而有子，子不安为胎病者有矣。

或心包脉洪数，躁作，时见大便秘涩，小便虽清不利，而经水闭绝不行，此乃血海干枯。宜调血脉，除包络中火邪，而经自行矣。《内经》所谓小肠移热于大肠，为癥瘕、为沉。脉涩不利，则月事沉滞而不利。故云为癥瘕为沉也。

或因劳心，心火上行，月事不来，安心和血泻火，经自行矣。故《内经》云：月事不来者，胞脉闭也。胞脉者，属心而络于胞中，令气上迫肺，心气不得下通，故月事不来也。

水府丹：治妇人久虚积冷，经候不行，癥瘕癖块，腹中暴痛，面有鼾黯，黎黑羸瘠。

硇砂（纸隔沸汤淋熬取）、红豆各五钱，桂心（另为末）、木香、干姜各一两，砂仁二两，经煅花蕊石（研）一两五钱，斑蝥（去头翅）一百个，生地黄汁、童子小便各一升，腊月狗胆七枚，芫青（去头足，糯米升炒，米黄，去米不用）三百个。

上九味为细末，同三汁熬为膏，和丸如鸡头大，朱砂为衣，每服一丸，温酒细嚼，食前服，米饮亦可，孕妇不可服。

（十一）《丹溪心法》[12]

卷五·妇人八十八

妇人经水过期，血少也，四物加参、术。带痰，加南星、半夏、陈皮之类。经水不及期而来者，血热也，四物加黄连。过期，紫黑有块，亦血热也，必作痛，四物加香附、黄连。过期，淡色来者，痰多也，二陈加川芎、当归。过期而来，乃是血虚，宜补血，用四物加黄芪、陈皮、升麻。未及期先来，乃是气血俱热，宜凉气血，柴胡、黄芩、当归、白芍、生地黄、香附之属。经不调而血水淡色，宜补气血，参、芪、芎、归、香附、白芍。腹痛，加胶珠、艾叶、玄胡索。经候过而作痛者，乃虚中有热，所以作痛。经水将来作痛者，血实也（一云气滞），四物加桃仁、黄连、香附。临行时腰疼腹痛，乃是郁滞，有瘀血，宜四物加红花、桃仁、莪术、玄胡索、香附、木香。发热，加黄芩、柴胡。紫色成块者，热也，四物加黄连、柴胡之类。痰多，占住血海地位，因而下多者，目必渐昏。肥人如此，用南星、苍术、川芎、香附，作丸子服之。肥人不及日数而多者，痰多血虚有热，亦用前丸药中，更加黄连、白术丸服。血枯经闭者，四物加桃仁、红花。躯脂满经闭者，以导痰汤加黄连、川芎，不可服地黄，泥膈故也，如用，以姜汁炒。肥胖饮食过度之人，而经水不调者，乃是湿痰，宜苍术、半夏、滑石、茯苓、白术、香附、川芎、当归。临经来时肚痛者，四物汤加陈皮、玄胡索、牡丹、甘草。痛甚者，豆淋酒。痛缓者，童便煮莎，入炒条芩末为丸。经水去多，不能住者，以三补丸加莎根、龟板、金毛狗脊。阴虚，经脉久不通，小便涩，身体疼痛，以四物加苍术、牛膝、陈皮、生甘草。又用苍莎丸加苍耳、酒芍药为丸，就煎前药吞下。

……

又方：治积痰伤经不行，夜则妄语。

瓜蒌子一两，黄连半两，吴茱萸十粒，桃仁五十个，红曲二钱，砂仁三两。

上为末，生姜汁化炊饼为丸桐子大。服百丸，空心。

……

四物汤：治冲任虚损，月水不调，脐腹疠痛。

当归、川芎、芍药、熟地黄（等分）。

上以水煎服，加减于后：

若经候微少，渐渐不通，手足烦疼，渐瘦，生潮热，脉微数，本方去地黄、芎，加泽兰叶三倍，甘草半分。经候过多，本方去熟地黄，加生地黄，或只加黄芩、白术。经行身热，脉数，头昏，本方加柴胡、芩。经行微少，或胀或疼，四肢疼痛，加延胡、没药、白芷与本方等，淡醋汤调下末子。经候不调，心腹疠痛，只用芎、归二味，名君臣散。气冲经脉，故月事频并，脐下多痛，加芍药。经欲行，脐腹绞痛，加玄胡、槟榔、苦楝，炒木香减半。经水涩少，加葵花、红花。经水适来适断，或有往来寒热，先宜服小柴胡汤，后以四物和之。经候过而作痛，血气俱虚也，宜本方对四君子汤服之。

当归散：治经脉不通。

当归、穿山甲（灰炒）、蒲黄（炒）各半两，辰砂一钱，麝香少许。

上为末，酒调服二钱。

琥珀散：治月水不通，心膈迷闷，腹脏撮痛。

台乌二两，当归、莪术各一两。

上为末，空心，温酒调二钱，以食压之。产后诸疾，炒姜，酒调下。

通经丸：治妇人室女，经候不通，脐腹疼痛，或成血瘕。

川椒（炒）、莪术、干漆（炒烟尽）、当归、青皮、干姜、大黄（煨）、桃仁（去皮尖，炒）、川乌（炮）、桂心各等分。

上为末，将一半用米醋熬成膏子，和余药成剂，臼中杵之，丸如桐子，阴干。每服三五十丸，醋汤下。严氏方：无川乌，有红花。

红花当归散：治妇人血脏虚竭，或积瘀血，经候不行，时作痛，腰胯重疼，小腹坚硬，及室女经水不行。

红花、当归尾、紫葳（即凌霄花）、牛膝、甘草（炙）、苏木各三两，白芷、桂心一两半，赤芍九两，刘寄奴五两。

上为末，空心，热酒调三钱服。一名凌霄花散。

三、明清时期闭经相关文献记载

（一）《坤元是保》[13]

卷　上

经候脉：女人尺脉常盛，而右手脉大，乃其常也。若肾脉微涩，或浮或滑，而断绝不匀，或肝脉沉而急，皆经闭不调之候也。

调经：经水有枯闭者，有不及期者，有过期者，有妄行者，有色淡者，有成紫黑块者，有痛者。枯闭为血枯，不及期为血热，过期为血虚且少，妄行为气乱错经，色淡为胃中有痰，紫黑块为血热甚，未来作痛为血热气滞，既来作痛为气血两虚，欲净尤痛为血虽行而滞气未尽。

经候渐少，以致不通，手足骨肉烦疼，日渐羸瘦，每发潮热，而其脉微数者，由阴虚血弱，阳往乘之，杯水不救车薪火，火逼水竭而津液斯干矣。法当养血益阴，切勿以毒药攻之，服又号。有鬼胎癥块，经候不通者，服乍号。

经先断而后病水，名血分，而难治。先病水而后经水断，名水分，而易治。

经闭有因脾虚而不能生血者，有因脾伤而反耗血者，有因胃火而血消烁者，有因兼损脾胃而血衰者，有劳伤心、怒伤肝而血衰者，有肾水不足生肝而血衰者，有肺虚不能行血者。损其肺者益其气，损其心者调其营卫，损其脾者调其饮食、适其寒温，损其肝者缓其中，损其肾者益其精，不可轻认经闭血死而擅用通经破血之药。若血块凝结，的有实据，方可行血通经，用皇号、州号、春号、早号等药。

卷　下

增补坤元是保万金方编号绛都春词目录

又三号治虚火上炎，咳嗽发热，虚弱经闭劳瘵等症。

乍五号去恶物神效，然其性雄，不可轻用。

皇十号治经闭。

州十一号此方专于通经。

春十二号此方专于通经。

早十三号通经妙剂。上四方并宜慎用。

巙十五号治阳气下陷而经不通。

又号清金退热散（三）：治虚火上炎，咳嗽发热，虚弱经闭，劳瘵等症。

人参、茯苓、黄芩、川芎、当归、白芍、知母、地骨皮、桔梗、陈皮、贝母以上等分，桑皮、甘草以上减半，柴胡倍加。

加姜三片，水煎服。更加炒黄连三分尤妙。

乍号芫花散（五）：去恶物神效，然其性雄，不可轻用。

用芫花根（炒黄为细末），每服一钱，桃仁七粒泡汤送下。

皇号通经散（十）：服之腹痛即行，不痛者再进一服，行后须服平胃散。

斑蝥七个，酒浸大黄三钱，藿香一钱。

为末，每服七分，枣子汤过口。

州号通经秘方（十一）：专于通经，不宜轻用，一服而下即止，不必进第二服。

用船上多年灰条炭，火烧红，淬入滴花烧酒内，取出晒干为末，每服三钱。第一服空心陈酒调下，第二服红花酒调下，第三服大黄酒调下，见效如神。

春号神应丹（十二）：大黄（醋煮晒干）二两，血竭五钱，桃仁五钱，红花五钱。

为末，酒糊为丸，辰砂为衣如桐子大，每服七十丸，陈酒送下。

早号归术破瘕汤即归术汤（十三）：通经妙剂。

归尾、赤芍、白芍、蓬术、青皮、乌药、香附、三棱、官桂、苏木、红花。

酒水各半煎服。

上四方并宜慎用。

幰号归术汤（十五）：治阳气下陷而经不通者，早号加升麻为使。

（二）《济阴纲目》[24]

卷之一·调经门·论调经大法

方氏曰：妇人经病，有月候不调者，有月候不通者。然不调不通之中，有兼疼痛者，有兼发热者，此分而为四也。然四者若细推之，不调之中，有趋前者，有退后者，则趋前为热，退后为虚也。不通之中，有血滞者，有血枯者，则血滞宜破，血枯宜补也。疼痛之中，有常时作痛者，有经前经后作痛者，则常时与经前为血积，经后为血虚也。发热之中，有常时发热者，有经行发热者，则常时为血虚有积，经行为血虚有热也，此又分而为八焉。大抵妇人经病，内因忧思忿怒，外因饮冷形寒。盖人之气血周流，忽因忧思、忿怒所触，则郁结不行。人之经前产后，忽遇饮冷形寒，则恶露不尽，此经候不调不通，作痛发热之所由也。大抵气行血行，气止血止，故治血病以行气为先，香附之类是也；热则流通，寒则凝结，故治血病以热药为佐，肉桂之类是也。（以类字推之，则所该者广，幸毋执也。而为先为佐，尤所当知）

卷之一·调经门·脉法

《脉经》曰：尺脉滑，血气实，妇人经脉不利（滑为气血有余，故曰实）。少阴脉弱而微，微则少血（微弱为血不足，浮弱亦然）。寸口脉浮而弱，浮则为虚，弱则无血。脉来至状如琴弦，苦少腹痛，主月水不利，孔窍生疮。肝脉沉，主月水不利，腰腹痛。尺脉来而断续者，月水不利，当患小腹引腰痛，气滞，上攻胸臆也（弦也，沉也，断续也，皆主痛，而不利，而孔窍生疮，上攻胸臆，当别之）。经不通，绕脐寒疝痛，其脉沉紧，此由寒气客于血室，血凝不行，结积，血为气所冲，新血与故血相抟，故痛（沉紧为寒在血分）。

卷之一·调经门·论经病发热（附客热）

李氏曰：潮热有时，为内伤为虚，无时为外感为实。虚者，大温经汤；热者，四物汤加柴胡、黄芩；经闭者，滋血汤；骨蒸者，大胡连丸、大乌鸡丸；五心潮者，四物汤加黄连、胡黄连；无汗者，茯苓补心汤；有汗者，逍遥散；经前潮者，血虚有滞，逍遥散加牡丹皮、桃仁、玄胡索；经后潮者，血虚有热，逍遥散去柴胡，换地骨皮，加生地黄，此药加减为退热圣药（逍遥散为退热圣药，须善加减）；寻常潮热者，肾气丸、大造丸，或四物汤料加便炒黄芩一两，四制香附一斤，蜜丸服（三方更妙）。

卷之一·调经门·论往来寒热

《大全》云：师尼寡妇与室女出嫁愆期者，多因欲心萌而不遂，恹恹成病，乍寒乍热，久则为劳。又有经闭，白淫痰逆，头风膈气，痞闷面皯瘦瘠等证，皆寡妇之病也（此仓公治欲男子不得之法也）。

卷之一·调经门·调经通用诸方

四物汤：治妇人冲任虚损，月水不调，经病或前或后，或多或少，或脐腹㽲痛，或腰足中痛，或崩中漏下，及胎前产后诸证。常服益荣卫，滋气血，若有他病，随证加减。

王石肤云：熟地黄滞血，安能止痛？不若以五灵脂代之。血滞不通，加桃仁、红花。经闭，加枳壳、大黄、荆芥、黄芩、青皮、滑石、木通、瞿麦、海金沙、山栀子、车前子（以经闭而用利水之药，何也？岂非以下焦气滞而导之耶）……月水不通，加野苎根、牛膝、红花、苏木、旧酒水同煎……若平常些少虚眩，肢体瘦倦，月信不通，只用生姜、薄荷，此是妇人常服之药，盖味寡而性缓，效迟而功深（逍遥散以薄荷为引即此意）。

卷之一·调经门·治经病发热

加味四物汤：治冲任虚损，月水不行，肌肤发热，如劳瘵状（阳胜则热，如肝阴不足而肝火独甚者宜之。脾胃壮者，可加胡黄连）。

当归、川芎、白芍药、生地黄各一两，柴胡半两，黄芩二钱半。

上㕮咀，每服八钱，水煎服。如骨蒸，四物汤加地骨皮、牡丹皮，一方四物汤加胡黄连，极效。

卷之二·经闭门·论经闭由二阳之病治宜泻心火养脾血

洁古曰：女子月事不来者，先泻心火，血自下也。《内经》曰：二阳之病发心脾，有不得隐曲，故女子不月，其传为风消。王启玄注曰：大肠胃热也。心脾受之，心主血，心病则血不流；脾主味，脾病则味不化，味不化，则精不足，故其病则不能隐曲。脾土已亏，则风邪胜，而气愈消也。又经曰：月事不来者，胞脉闭也。胞脉属于心，络于胞中，今气上迫肺，心气不得下通，故月事不来。先服降心火之剂，后服《局方》中五补丸，后以卫生汤治脾养血也（泻心火、养脾血，是从本文之义。愚谓当原隐曲推解，盖人有隐情曲意，难以舒其衷者，则气郁而不畅，不畅则心气不开，脾气不化，水谷日少，不能变见气血，以入二阳之血海矣，血海无余，所以不月也，传为风消者，阳明主肌肉，血不足则肌肉不荣，其不消瘦乎？风之名，火之化也，故当根不得隐曲上看，乃有本）。

卷之二·经闭门·论经闭不行有三治宜补血泻火

东垣曰：经闭不行有三，妇人脾胃久虚，形体羸弱，气血俱衰，而致经水断绝不行；或病中消胃热，善食渐瘦，津液不生。夫经者，血脉津液所化，津液既绝，为热所烁，肌肉渐瘦，时见渴燥，血海枯竭，病名曰血枯经绝，宜泻胃之燥热，补益气血，经自行矣（立方固有法，然不必太泥，因人易辙可也）。此病或经适行而有子，子亦不成，而为胎病者有矣（此中焦胃热结也）。或心包络脉洪数，躁作时见大便秘涩，小便虽清不利，而经水闭绝不行，此乃血海干枯，宜调血脉，除包络中火邪，而经自行矣（此下焦胞脉热结也）。或因劳心，心火上行，月事不来者，胞脉闭也。胞脉者，属于心，而络于胞中。今气上迫肺，心气不得下通，故月事不来，宜安心补血泻火，经自行矣（此上焦心肺热结也）。

楼氏曰：李东垣、洁古治血枯之法，皆主于补血泻火也。补血者，四物之类，泻火者，东垣分上中下。故火在中，则善食消渴，治以调胃承气之类。火在下，则大小便秘涩，治以玉烛之类。玉烛者，四物与调胃承气等分也。火在上，则得于劳心，治以芩连及三和之类。三和者，四物凉膈等分也。洁古先服降心火之剂者，盖亦芩连、三和、玉烛之类，后服五补卫生者，亦补气之剂也（据此论当有四症，如胃热、包络热、劳心热三症，皆有余，宜泻火养血是矣。而所言脾胃久虚，致经水断绝一症，又当以补脾胃为主，岂得舍而勿论耶？盖水入于经，其血乃生，谷入于胃，脉道乃行，水去荣散，谷消卫亡。况脾统诸经之血，而以久虚之脾胃，以致气血俱衰者，可不为之补益乎？即此以分虚实，明是四证无疑，而楼全善乃遗补虚一证，何欤）。

卷之二·经闭门·论经闭因肝劳血伤

骆氏曰：经云有病胸胁支满，妨于食，病至则先闻腥臊臭，出清液，先唾血，四肢清，目眩，时时前后血，病名曰血枯（此病机也，宜知）。此年少时因大脱血，或醉而入房，亏损肾肝。盖肝藏血，受天一之气以为滋荣，其经上贯膈，布胁肋。若脱血失精，肝气已伤，肝血枯涸不荣而胸胁满，妨于食，则肝病传脾而闻腥臊臭，出清液。若以肝病而肺乘之，则唾血，四肢清，目眩，时时前后血出，皆肝血伤之症也（胸胁满症，人皆伐肝，岂知血枯之故，宜养肝血也，当须识此）。

卷之二·经闭门·论经闭因劳伤当大补脾胃

《良方》云：妇人月水不通，或因醉饱入房，或因劳役过度，或因吐血失血，伤损肝脾。但滋其化源，其经自通。若小便不利，苦头眩痛，腰背作痛，足寒时痛，久而血结于内，变为癥瘕；若血水相并，脾胃虚弱，壅滞不通，变为水肿；若脾气衰弱，不能制水，渐渍肌肉，变为肿满。当益其津液，大补脾胃，方可保生。王节斋曰：妇人女子经脉不行，多有脾胃损伤而致者，不可便认作经闭死血，轻用通经破血之药（发所未发，极是。但有肝气郁滞，以致脾土失运不能化血者，又须和肝气为要，医者知之）。遇有此症，便须审其脾胃如何。若因饮食劳倦，损伤脾胃，少食恶食，泄泻疼痛，或因误服汗下攻克药，伤其中气，以致血少而不行者，只宜补养脾胃，用白术为君，茯苓、芍药为臣，佐以黄芪、甘草、陈皮、麦芽、川芎、当归、柴胡等分，脾肝药能生血而经自行矣。又有饮食积滞，致损脾胃者，亦宜消积补脾。若脾胃无病，果有血块凝结，方宜行血通经。

卷之二·经闭门·论室女经闭成劳因思虑伤心

寇宗奭曰：夫人之生，以气血为本。人之病，未有不先伤其血气者。若室女童男，积想在心，思虑过度，多致劳损。男子则神色消散，女子则月水先闭。盖忧愁思虑则伤心，而血逆竭，神色先散，月水先闭。且心病，则不能养脾，故不嗜食，脾虚则金亏，故发嗽。肾水绝，则木气不荣，而四肢干痿，故多怒，鬓发焦，筋骨痿，若五脏传遍则死。自能改易心志，用药扶持，庶可保生。切不可用青蒿（此用青蒿者亦不妨，以其清气中热也）、虻虫等凉血行血，宜用柏子仁丸、泽兰汤，益阴血，制虚火（暗室一炬）。

薛氏曰：经云五谷入于胃，其糟粕津液宗气，分为三隧。故宗气积于胸中，出于喉咙，以贯心肺而行呼吸。荣气者，泌其津液，注之于脉，化以为血，以荣四末，内养五脏六腑（亦须兼脾，尽胃阳脾阴，主治有异也）。若服苦寒之剂，复伤胃气，必致不起。

一室女年十七，疬久不愈，天癸未通，发热咳嗽，饮食少思，欲用通经丸。余曰：此盖因禀气不足，阴血未充故耳，但养气血，益津液，其经自行。彼惑于速效，仍用之。余曰：非其治也。此乃剽悍之剂，大助阳火，阴血得之则妄行，脾胃得之则愈虚。后果经血妄行，饮食愈少，遂致不救。

卷之二·经闭门·论经闭因积冷结气

《要略》曰：妇人之病，因虚积冷结气为证。经水断绝，至有历年血寒，积结胞门，寒伤经络（分耗也）。凝坚在上，呕吐涎唾，久成肺痈。形体损分在中盘结，绕脐寒疝；或两胁疼痛，与脏相连，或结热中，病在关元；脉数无疮，肌若鱼鳞，时着男子，非止女身。在下未多，经候不匀，令阴掣痛，少腹恶寒；或引腰脊，下根气冲，气冲急痛，膝胫疼烦，奄忽眩冒，状是厥癫；或有忧惨，悲伤多嗔。此皆带下，非有鬼神。久则羸瘦，脉虚多寒；三十六病，千变万端；审脉阴阳，虚实紧弦；行其针药，治危得安；其虽同病，脉各异源；子当辨记，勿谓不然。

卷之二·经闭门·论经闭因痰饮所隔

张子和云：凡妇人月事不来，用茶调散吐之（据此吐法，能学子和者则可，在他人则不可。用吐固是一法，然体虚者不宜），次用玉烛散、芎归汤、三和汤、桂苓白术散之类，降心火，益肾水，开胃进食，分阴阳，利水道之药也。

一妇人月事不行，寒热往来，口干颊赤，饮食少，旦暮间咳一二声，诸医皆用虻虫、水蛭、干漆、硇砂、芫青、红娘子、没药、血竭之类，惟戴人不然。曰古方虽有此法，奈病人服之，必脐腹发痛，饮食不进。乃命止药，饮食少进。《内经》曰：二阳之病发心脾。心受之则血不流，故女子不月。既心受积热，宜抑火升水，流湿润燥，开胃诱食。乃涌出痰一二升（惟有痰者可用，亦须形病俱实），下泄水五六行，湿水上下皆去，血气自然湍流，月事不为水湿所隔，自依期而至矣。亦不用虻虫、水蛭之类有毒之药，如用之，则月经总来，小溲反闭，他证生矣。凡精血不足，宜补之以食，大忌有毒之药，偏胜而致夭阏多矣。

一妇人年三十四岁，经水不行，寒热往来，面色萎黄，唇焦颊赤，时咳二三声。问其所服之药，黑神散、乌金丸、四物汤、烧肝散、鳖甲散、建中汤、宁肺散，针艾千百，转剧，家人意倦，不欲求治。戴人悯之，先涌痰五六升，午前涌毕，午后进食，余症悉除（形盛气实病，其药当然非轻试之法，慎之）。后三日复轻涌之，又去痰一二升，食益进。不数日，又下通经散，泻讫一二升。数日，去死皮数重，小者如麸片，大者如苇膜。不月余经水自行，神气大康矣。

卷之二·经闭门·论经闭总因血滞血枯

李氏曰：妇人以血为主，天真气降，壬癸水合，肾气全盛，血脉流行，当以三旬一见，以象月盈则亏，故曰月经。经行与产后一般，若其时余血一点未净，或外被风寒及湿冷暑热邪气，或内伤生冷，七情郁结，为痰为瘀，凝积于中，曰血滞。或经止后，用力太过，入房太甚，及服食燥热，以致火动，邪气盛而津液衰，曰血枯。

《良方》云：经后被惊，则血气错乱妄行（惊则气乱，故错经妄行），逆于上，则从口鼻而出（怒则气逆上冲，甚则呕血）；逆于身，则血水相抟，变为水肿；恚怒，则气血逆于腰腿、心腹、背胁，手足之间重痛，经行则发，过期则止；怒极伤肝，则有眩晕、呕血、瘰疬、血风、疮疡等病，加之经血渗漏于其间，遂成窍血生疮，淋沥不断，湿热相抟，遂为崩带；血结于内，变为癥瘕。凡此变证百出，不过血滞与血枯而已（总结）。但血滞亦有虚热，血枯亦有虚热，故重则经闭不通。以滞、枯分言，轻则经水不调，止言虚与热而已。血滞经闭宜破者，原因饮食毒热，或暴怒，凝瘀积痰，直须大黄、干漆之类，推陈致新，俾旧血消而新血生也。若气旺血枯，起于劳役忧思，却宜温和滋补，或兼有痰火湿热，尤宜清之凉之，每以肉桂为佐者，热则血行也。但不可纯用峻药，以亏阴道。至于耗气益血之说，虽女科要法，但血为气配，气热则热，气寒则寒，气升则升，气降则降，气行则行，气滞则滞。如果郁火，气盛于血者，方可单用香附丸、散、抑气散，当加木香、槟榔、枳壳，以开郁行气。若气乱则调，气冷则温，气虚则补，男女一般。阳生则阴自长，气衰则血亦涸，岂可专耗其气耶？论者多泥叔和血旺气衰，不知叔和论肝肺二脉（以肝藏血、肺主气也），则宜肝旺于肺，其实气血平和有孕，故继曰：两脏通和。但妇人见偏性鄙，婢妾志不得伸，郁怒无时不起，故香附为女人仙药。经曰：邪气胜则实，正气夺则虚，可不悟诸？大概只虚、热、痰、气四证而已。不调亦大相同，随证调治，饮食调和，自然血气流通。更有凝滞，然后可用红花当归散、紫葳散、通经丸、导经丸之类。虚者只用当归散以通之。通后又须养血益阴，使津液流通。苟不务气血充和，而惟以毒药攻逼，是求千金于乞丐，必死而后已。

卷之二·经闭门·论经闭大法

丹溪云：经不通，或因堕胎及多产伤血，或因久患潮热销血，或因久发盗汗耗血，或因脾胃不和，饮食少进而不生血，或因痢疾失血，治宜生血补血，除热调和之剂，随症用之。或因七情伤心，心气停结，故血闭而不行，宜调心气，通心经，使血生而经自行矣（生血在补脾胃，调饮食，适寒温，所谓脾旺则能生血也。至于心气结者，宜调心，又为心主血也）。

卷之二·经闭门·脉法

《脉经》曰：肾脉微涩为不月（经闭脉法，备前调经门，当参看）。

卷之二·经闭门·治血枯经闭

玉烛散：治胃热消渴，善食渐瘦，津液为热燥竭，以致血海干枯（此即四物汤与调胃承气汤合方也）。

当归、川芎、白芍药、地黄、大黄、芒硝、甘草各等分。

上剉，每服八钱，水煎，食前服。

三和散：治劳心，心火上行，以致胞脉闭塞，月事不来（此即四物汤与凉膈散合方也。此治劳心之实热者也，如心虚而热收于内，与夫心虚而土衰者，不宜妄用）。

当归、川芎、白芍药、地黄、大黄、朴硝、黄芩、栀子、连翘、薄荷、甘草各等分。

上剉，每服八钱，水煎服。

二黄散：治妇人室女，经脉不通，服之如神。

大黄（烧存性）二钱，生地黄三钱。

上为末，作一服，空心好酒调下。

二气丸：治月水不调，断绝不产，面黄肌瘦，憔悴，不美食，有燥热，以柴胡引子相参服之。

大黄（另为末，醋一升，慢火熬为膏子）四两，当归、白芍药各二两。

上为末，以膏子和丸，如桐子大。每服二十丸，淡醋汤下，食前服，日进三服（四方俱用大黄，而配合不离四物，自有轻重缓急不同，宜加详之）。

五补丸：补诸虚，安五脏，坚骨髓，养精神。凡胞脉闭，先服降心火之剂，后服此丸及卫生汤，以治脾养血也。

熟地黄、人参、牛膝（酒浸，去芦，焙干）、白茯苓、地骨皮各等分。

上为细末，炼蜜丸，如桐子大。每服三五十丸，空心温酒下（熟地以补天一之水，人参以生天一之气，所谓水生于气也，然气不降则水不生，故用白茯苓以降天气，地骨皮以清气中之火，牛膝引之下行，此立方之大意也）。

卫生汤： 当归、白芍药各二两，黄芪三两，甘草一两。

上为末，每服半两，水二盏，煎至一盏，空心温服。如虚者，加人参一两（五补丸补水之源，卫生汤行已生之血，盖地黄、茯苓、人参，俱补里气之不足，而黄芪、甘草，又益表气之不足，当归、芍药行肝血之不足，有先后天之意焉）。

洁古先服降心火之剂者，盖亦芩连、三和、玉烛之类，后服五补卫生者，亦补气之剂也。

柏子仁丸： 治血虚有火，月经耗损，渐至不通，日渐羸瘦，而生潮热，并治室女思虑成劳经闭。慎勿以毒药通之，宜此兼服泽兰汤。

柏子仁（炒，另研）、牛膝（酒洗）、卷柏各半两，泽兰叶、续断各二两，熟地黄（酒浸半日，石臼内杵成膏）三两。

上为细末，炼蜜丸，如桐子大，空心米饮下三十丸（夫血生于心，心火旺则津枯而血不化，故用柏子仁以润心而生津，火位之下，水气承之，故用熟地黄以滋水，其四种皆通血脉，而续绝者也）。

泽兰汤（治证同前）**：** 泽兰叶三两，当归（酒洗）、芍药（炒），各一两，甘草五钱。

上为粗末，每服五钱，水二盏，煎一盏，温服。

加味补中益气汤： 治饮食劳倦，损伤脾胃，气弱体倦，发热作渴，饮食减少而不生血者。

黄芪、人参、甘草（炙）、白术、当归、陈皮各一钱，升麻、柴胡各三分，生地黄、天花粉各八分。

上剉，作一服，水煎服（若胃寒而色不华者，去生地、花粉，有虚火者宜加）。

十全大补汤：治堕胎，及多产育伤血，或误服汗下克伐之药，以致血衰气乏，而经不行者（此方温补气血为主，所谓劳者温之，损者温之是也）。

人参、白术、白茯苓、甘草（炙）、当归、川芎、白芍药、熟地黄、黄芪、肉桂各二钱。

上剉，作一服，水煎服。

养真汤：治妇人经闭不通，脐下有块，已经三载，百药无效，服此数剂经行。又投数剂，而块消矣（以上十一方，重在血枯二字）。

当归（酒洗）、川芎、白芍药（酒炒）、熟地黄（姜汁炒）、白茯苓、陈皮、栀子（炒）、山茱萸（去核）、益母草、小茴香（酒炒）、香附子（醋浸炒），各等分。

上剉，每服一两，水煎服，五六剂后，经通，作丸服（凡通经消块，俱用破气削坚、大热大毒之类，而此方俱以行气调气血，散结气，暖下元之药等分，而又以山栀凉药佐之，何也？但闻山栀能治块中之火，未闻能治三年之块而通经也，在善用之）。

卷之二・经闭门・治血涩经闭

温经汤：治经道不行，绕脐寒疝痛彻，其脉沉紧。此由寒气客于血室，血凝不行，为气所冲，新血与故血相抟，所以作痛，宜此汤与桂枝桃仁汤。

当归、川芎、芍药、官桂、牡丹皮、蓬术各一钱，人参、牛膝各一钱，甘草（炙）五分。

上㕮咀，水二钟，煎至一钟，不拘时服（此温行之剂也，以四物去地黄，恐凝滞耳，人参得官桂则能温行，故加之。然诸痛忌参、术，亦有不必用者，在去取之有法焉）。

红花当归散：治妇人经候不行，或积瘀血，腰腹疼痛，及室女月经不通。

红花、当归尾、紫葳、牛膝、苏木（细剉）、甘草各二两，赤芍药九两，刘寄奴五两，桂心、白芷各一两半。

上为细末，空心热酒调下三钱，食前临卧再服（此皆破血之药，然不用川芎以行血海之血，而用白芷以行阳明之经者，以血海隶乎阳明也）。若久血不行，浓煎红花酒下，孕妇勿服。一名凌霄花，即紫葳。

行经红花汤：治妇人室女经候不行，时作胀痛。

当归尾、赤芍药、紫葳、刘寄奴、牛膝、玄胡索、红花、苏木、桃仁（炒）各一钱，青皮、香附各八分，桂心五分。

上作一服，水煎，空心服（此与前方不相连，而青皮、桃仁，乃厥阴肝经药，要分别此义）。

凌霄花散：治妇人月水不行，发热腹痛。

当归、赤芍药、凌霄花、刘寄奴、牡丹皮（酒洗）、玄胡索、官桂、白芷、红花（酒浸）各等分。

上㕮咀，每服四钱，水一盏，酒半盏，煎服（总是破血行经药，而发热二字实略之，即丹皮凉血，而官桂、白芷非温热之味乎？盖重在不行，而不重在热也，窃观酒洗、酒浸、酒煎之法，然乎，否乎）。

瑞金散：治妇人血气撮痛，月经不行。

片姜黄四两，当归、赤芍药、川芎、牡丹皮、蓬莪术、玄胡索、官桂、红花各二两。

上㕮咀，每服八钱，水一盏，酒三分，煎八分，食前服（姜黄、莪术，又兼在气、在肝之理）。

土牛膝散：治妇人室女血闭不通，五心烦热（专主血闭，曾借此以治妇人血块作痛有效）。

土牛膝、当归尾各一两，桃仁（去皮，麸炒）、红花各半两。

上为细末，每服二钱，空心温酒下。

当归散：治血脉不通（专主在脉络）。

当归、穿山甲（微炒）、蒲黄（炒）各半两，辰砂（另研）一钱，麝香少许。

上为细末，研匀，每服二钱，食前热酒调下。

琥珀散：治心膈迷闷，腹脏撮痛，气急气闷（此专在气），月信不通等疾。

天台乌药二两，当归、蓬术（煨，切）各一两。

上为细末，每服二钱，温酒调下，后以食压之。忌生冷油腻。产后诸疾，炒姜酒调下。

桃奴饮子：治妇人室女月经不通，渐成胀满，及治男子坠马跌仆损伤，以致瘀血停积，欲成血蛊病者，悉皆治之。

桃奴（桃树上嫩桃干朽不落者，冬月及正月收）、豭鼠粪（即雄鼠粪也，两头尖者是）、玄胡索、五灵脂、肉桂、香附子、砂仁、桃仁（去皮尖，另研）各等分。

上为细末，每服三钱，空心温酒调下（类浊阴之物，以破污积之血，佐温热之味，以行停滞血气，盖为气血流也）。

万病丸：治经事不来，绕脐寒疝痛。

干漆（杵碎，炒烟尽，须青白，如此一时）、牛膝（去苗，酒浸一宿，焙干）各一两。

上为末，以生地黄汁一升，入二药末，银器内慢火熬（妙在以生地汁熬破血药，大有见解），可丸即丸，如桐子大，每服二丸，空心米饮或酒下。

以上诸方俱轻剂，随寒热选用。

通经丸：治经闭不通，及血块疼痛（不用虻虫、水蛭、斑蝥之类，是重剂中之轻者，最稳）。

归尾、桃仁（去皮尖）、大黄（煨）、牡丹皮、干漆（炒烟尽）、肉桂、牛膝、莪术各一两，三棱（醋炒）五钱，麝香八分。

上为末，皂角五钱，芫花二钱，水煎糊为丸，如桐子大，每服五十丸，米汤下。

产宝方：治月经不通，腹中痛。

牛膝六分，大黄、桃仁（去皮尖，炒）、细辛各五分，川芎、当归各四分，水蛭（糯米炒黄，水蛭须炒十分焦，盖生则害人也）三分。

上为细末，炼蜜丸，桐子大，每服二十丸，空心温酒下。

千金桃仁煎：治血积癥瘕，月水不行（此凉行之剂，血因热结者宜之）。

大黄（湿纸裹煨）、桃仁（去皮尖，炒）、朴硝各二两，虻虫（去足翅，炒黑）一两。

上为细末，醋二升半，银石器中，慢火熬膏，却入大黄、虻虫、桃仁末，不住搅，度可丸，却入朴硝再搅，良久出之，丸如桐子大。五更初，温酒下五丸，至日午取下如赤豆汁、鸡肝、虾蟆衣样，候鲜红住，仍以调气药补之。

和血通经丸：治妇人经水凝滞不行，腰背脐腹疼痛，渐成血块（按方广云：月候不通，有血滞者、血枯者。此方用之于血滞则可，用之于血枯，是求千金于乞丐矣，审之）。

芍药一两，当归、木香、肉桂、干漆（炒烟尽）、五灵脂、大黄、广术（煨）各半两，水蛭（炒）二钱半，虻虫（去头足翅，焙）三十个（蛭虻皆蚀血，故用之以破坚，苟非血块，不宜用），桃仁（汤浸，去皮尖）二十七个。

上为末，醋糊丸，如桐子大，食前醋汤或酒下二十丸。

斑蝥通经丸：治经候闭塞，亦治干血气。

斑蝥（糯米炒）二十个（斑蝥大毒之物，服之能令小便秘涩不通，以木香、滑石解之。然云干血气，则当先以血药润之，不宜轻服此类，致干涩），桃仁（炒）四十九个，大黄（锦纹者）五钱。

上为细末，酒糊为丸，如桐子大，空心酒下五丸，甚者十丸。如血枯经闭者，用四物汤送下。一方加虻虫半钱，水蛭一钱。

大黄膏（一名将军丸）：治妇人干血气。

川大黄四两。

为末，用酽醋熬成膏子，丸如鸡头大，每服一丸，酒化开，临卧温服。大便利一二行，红脉自下，是调经之仙药也（干血气者，热也，故用大黄一味，解热通经，其加当归头、香附者，一荣血，一调气也，在人自择之）。一方加当归头，一方加香附二两，童便浸炒为末，入膏丸桐子大，热酒下四十丸。

圣惠方：治妇人月水涩滞不快，结成瘕块，胀大欲死（单行血脉最稳当）。

马鞭草根苗五斤。

剉细，水五斗，煎至一斗，去渣，别以净器盛，熬成膏，食前温酒调下半匙。

通经丸：治妇人室女月候不通，或成血瘕。

当归、桂心、青皮、干姜（炒）、川椒（炒去汗）、川乌（炮）、蓬莪术、干漆（炒烟尽）、大黄（炮）、桃仁（去皮尖，炒）各等分。

上为末，先将四分用米醋熬成膏，和余六分成剂，臼中杵，丸如桐子大，晒干。每服二十丸，用淡醋汤下，加至三十丸，温酒亦得，空心食前服（此方类聚大热之药，非因寒凝气滞、血结成瘕者，不可服）。《济生方》去川乌，加红花（《本草》入鸡子清同丸，畏漆入肠胃生疮也）。

以上诸方俱重剂，随寒热斟酌用。

卷之二·经闭门·治痰结经闭

丹溪方：治积痰伤经不行，夜则妄语（此方平中有奇，认疾之法，从妄语来）。

瓜蒌子一两，黄连半两，吴茱萸十粒，桃仁五十枚，红曲二钱，缩砂三两，山楂末一两。

上为末，生姜汁研，炊饼为丸，每服百丸，空心滚白水下。

一方治月水不通，屡试有验（形实气盛者宜之）（据言屡验，大抵由胃气实也）。

厚朴不拘多少。

姜汁炙香细切，浓煎去渣，空心服，不过三四剂瘥。

加味导痰汤：治躯脂经闭。

半夏、陈皮、白茯苓、甘草、枳实、黄连、川芎。

上加生姜，水煎服（此治胃实痰盛之药，非为降心火也，其通经止取四物汤中一味之最当者，思之思之）。

经云：气上迫肺（气上迫肺是言心火上炎迫金，金不降而生水，宜降心火为主，或壮水之主，以制阳光，亦是），则心气不得下通，故月事不来。今用连、朴之类，导痰降火，使不上迫于肺，故心气下通，而月事来也。

掌中金丸：治妇人干血气。

穿山甲（炮）、甘草、苦丁香、川椒、苦葶苈、白附子、猪牙皂角、草乌头各三钱，巴豆（全用，研）一钱（巴豆大毒能无伤乎）。

上为细末，以生葱绞汁和丸弹子大，每用一丸，新绵包之，纳阴中，一日即白，二日即赤，三日即血，神效。

矾石丸：治妇人经水闭不利，脏坚癖不止，中有干血，下白物。

矾石（烧）三钱，杏仁一分。

上二味末之，炼蜜丸枣核大，纳阴中，剧者再纳之。

一粒仙丹：治妇人干血劳，并赤白带下，种子如神。

巴豆（去壳，用新砖一个，将豆纸包，放砖上捶去油，令净如面白，方好用）一百二十个，斑蝥（去翅足）六十个，穿山甲（油煎过）五钱，大黄、苦葶苈各一两，皂角（刮去粗皮，火炮）一两。

上各为末，合一处，以枣煮去皮核，丸如弹子大，用绵茧张开，裹药在内，穿入三寸竹筒上头，后仍留二三寸余，挽一转，不令药气在外。用时先以温水洗阴内，令洁净，拭干，却以葱汁浸湿药头，送入子宫极深处，整一日一夜，取出药不用。少间，耳冷气下，发寒发热，如伤寒状，不怕，饮食任意食用无妨，半日即通，或鲜血，或死血，一切恶物悉下。忌生冷发物，自此子宫和暖，而交媾则有孕矣（法固巧，然必果有干血在子宫者，可用）。

通经下取方：曾试验神效。

海蛤粉五钱，苦葶苈、牙皂各二钱半，巴豆（略去油）、天花粉各五钱，苦丁香、红娘子各一钱半，麝香少许。

上为细末，每用一钱，葱汁同捣为丸，薄绵裹，以五寸竹管纳阴户中，候热时，先通黄水，次则经行。

卷之三·赤白带下门·论带下由劳伤冲任

《产宝》云：带下三十六疾者，是十二瘕、九痛、七害、五伤、三固，谓之三十六疾也（虽分三十六种，总是冷热微甚所致。故后人只以赤白二证总之）。十二瘕者，是所下之物，一者如膏，二者如青血，三者如紫汁，四如赤皮，五如脓痂，六如豆汁，七如葵羹，八如凝血，九如清血似水，十如米泔，十一如月浣，十二如经度不应期也。九痛者，一阴中痛，二阴中淋痛，三小便痛，四寒冷痛，五月来时腹痛，六气满来时足痛，七汗出阴中如虫啮痛，八胁下皮痛，九腰痛。七害者，一害食，二害气，三害冷，四害劳，五害房，六害妊，七害睡。五伤者，一窍孔痛，二寒冷痛，三小腹痛，四脏不仁，五子门不正引背痛。三固者，月水闭塞不通，其余二者，文缺不载，而仲景所说，三十六种疾，皆由子脏冷热劳损，而夹下起于阴内也。

卷之三·赤白带下门·治风邪带下

地榆散：治漏下五色，一十二带（此下部涩剂，然以三两醋煎，自得单方用法，果能治十二瘕，亦一家病也），兼治呕吐下血。

地榆三两。

剉碎，以醋水各半升，煮十余沸，去渣，食前稍热服一合。《本草》注云：地榆主带下十二病，一曰多赤，二曰多白，三曰月水不通，四曰阴蚀，五曰子脏坚，六曰子门澼，七曰合阴阳患痛，八曰小腹寒痛，九曰子门闭，十曰子宫冷，十一曰梦与鬼交，十二曰五脏五定。

卷之三·赤白带下门·治虚寒带下

如圣丹：治妇人经脉不调，赤白带下。

枯矾四两，蛇床子二两。

上为末，醋为丸，如弹子大，用胭脂为衣，绵裹放阴户中，定坐半日，热极再换。大抵月水不通，赤白带下，多因子宫不洁，服药难效，下取易痊，且速效而不伤脏气也。一方用枯矾、川乌各等分，炼蜜丸，如弹子大，绵裹纳阴户中，治带下绝产。

卷之四·虚劳门·论妇女虚劳与男子不同

《准绳》云：劳倦所伤，用补中益气汤调治（补中益气，是治劳倦内伤之剂，乃初治法，非久病劳瘵骨蒸所宜）。乃暴病也，失治而有发热潮热，盗汗咳嗽，诸证出焉，谓之虚劳。又复失治，而有皮聚毛落，饮食不为肌肤，骨髓中热，经闭不行，诸证出焉，谓之瘵骨蒸热。至于传尸之疾，别自一种，其源不起于劳欲，其流或至于灭门。余于杂病首册，则既条分而备列矣。然男以精为主，女以血为主，其致病既殊，其施治亦异，故应别著方法（精血虽殊，而虚劳形症不远，治亦不异，宜与杂症参看）。而陈氏《良方》，分劳瘵、骨蒸劳、血风劳、气虚劳、风劳、冷劳、热劳、客热等门，未免惑乱，后人靡所适从，今厘正如左，医者更参杂病虚劳、传尸劳二门而用之，则无道少之患矣（按血风劳者，肝血虚而风热成劳也；风劳、冷劳，因虚乘袭，日久变成劳热。气虚者，气不足。热劳者，血不足至骨蒸劳瘵，大都难治矣）。

卷之四·虚劳门·治传尸劳

益母草丸：治妇人骨蒸劳瘦，月候不通，心神烦热，四肢疼痛，不能饮食。

益母草、青蒿各二斤，桃枝、柳枝（长一尺）各一握。

以上四味剉细，用童子小便一斗，于银锅内煎至三升，绞去滓，煎成膏。

柴胡、赤芍药、犀角屑各一两，鳖甲（制）三两，桃仁（制净）五两，天灵盖（酥炙微黄）、朱砂（细研，水飞过）、木香、甘草（炙）各一两，麝香（细研）半两。

上为末，用前膏和捣五七百杵，丸如桐子大，每服三十丸，煎乌梅甘草汤下，无时。

卷之四·虚劳门·治有热虚劳

逍遥散：治血虚劳倦，五心烦热，肢体疼痛，头目昏重，心忪颊赤，口燥咽干，发热盗汗，减食嗜卧，及血热相抟，月水不调，脐腹胀痛，寒热如疟。又主室女血弱阴虚，荣卫不和，痰嗽潮热，肢体羸瘦，渐成骨蒸。

当归（酒洗）、白芍药（酒炒）、白术、白茯苓、柴胡各一钱，甘草（炙）五分（一方用一钱半者）。

上剉散，水一盏半，生姜三片，麦门冬二十粒去心，煎七分，不拘时服。一方用薄荷少许，无麦冬（此治肝脾血虚，木郁不达而发热者最当。引用门冬所以除五心之烦，引用薄荷清肌骨之热，一开表，一清里，具见不同，皆因病而药之也）。热甚，加牡丹皮、栀子炒。骨蒸，加知母、地骨皮。咳嗽，加五味子、紫菀。吐痰，加半夏、贝母、瓜蒌仁。饮食不消，加山楂、神曲。发渴，加麦门冬、天花粉。胸中作热，加黄连、栀子。心慌，加远志、酸枣仁。吐血，加阿胶、生地黄、牡丹皮。自汗，加黄芪、酸枣仁。久泻，加炒黑干姜。遍身痛，加羌活、防风、川芎，以利关节。手足颤掉，加防风、荆芥、薄荷。气恼胸膈痞闷，加枳实、青皮、香附。怒气伤肝，眼目昏花，加龙胆草、黄连、栀子。小腹痛，加玄胡索、香附子。经闭不通，加桃仁、红花、苏木。左腹血块，加三棱、蓬术、桃仁、红花。右腹气块，加木香、槟榔（加法俱平正亦可法）。

卷之四・虚劳门・论血风劳

《大全》云：妇人血风劳证（肝热生风，故病名血风，曰劳者，病久血虚月候不行，而发热不止也），因气血素虚，经候不调，或外伤风邪，内夹宿冷，致使阴阳不和，经络痞涩，腹中坚痛，四肢酸疼，月水或断或来，面色萎黄羸瘦。又有因产后未满百日，不谨将护，脏腑虚肿，百脉枯竭，遂致劳损（此是肝肾之阴不足，当从至脉主治）。久不瘥则变寒热，休作有时，饮食减少，肌肤瘦瘁，遇经水当至，即头目昏眩，胸背拘急，四肢疼痛，身体烦热，足重面浮，或经水不通，故谓之血风劳气也。

卷之五・积聚癥瘕门・论妇人八瘕所因

燥瘕者，妇人月水下，恶血未尽，其人虚惫，而以夏月热行疾步，若举重移轻，汗出交流，气血未平，而卒以恚怒，致腹中猥咽不泄，经脉挛急，内结不舒，烦懑少力，气上达，胸膈背膂，少腹壅急，月水与气俱不通利，而反以饮清快心，月水横流，溢入他脏不去，有热则生燥瘕之聚，大如半杯，上下腹中，苦痛连两胁，下上引心而烦，害饮食，欲呕吐，胸及腹中不得太息，腰背重，喜卧盗汗，足酸削，久立而痛，小便失时，忽然自出，若失精，月水闭塞，大便涩难。病如此者，其人少子，疗之以长针，按而刺之法度，行以毒药，瘕当下即愈。

狐瘕者，妇人月水当日数来，而反悲哀忧恐，若似远行，逢暴风疾雨，雷电惊恐，衣被沉湿，疲倦少气，心中恍惚未定，四肢懈惰振寒，苦寤寐气绝，精神游亡，邪气入于阴里不去，则生狐瘕之聚，食人子脏，令人月水闭不通，小腹瘀滞，胸膈腰背痛，阴中肿，小便难，胞门子户不受，男精不藏，气盛令人嗜食，欲呕喜唾，多所思，如有身状，四肢不举。有此病者，终身无子，其瘕有手足成形者杀人，未成者可疗，以长针急持刺之，行以毒药有法，瘕当下即愈。

鳖瘕者，妇人月水新至，其人剧作疲劳，汗出衣服润湿，不以时去之，若当风睡，足践湿地，恍惚觉悟，庶立未安，颜色未平，复见所好，心为之开，魂魄感动，五内脱消。若入水浣洗沐浴，不以时出，而神不守，水精与邪气俱入，至三焦之中幕，玉门先闭，津液妄行，留络不去，因生鳖瘕之聚，大如小柈，令人小腹内切痛，恶气左右走，上下腹中苦痛，苦存若亡，持之跃手，下引阴里，腰背亦痛，不可以息，月水不通，面目黄黑，脱声少气。有此病者，令人绝子，其瘕有手足成形者杀人，未成者可治，疗有法度，以长针按疗之，行以毒药，瘕当下即愈。

卷之五·积聚癥瘕门·论妇人癥痞

《大全》云：妇人癥痞，由饮食失节，脾胃亏损，邪正相抟，积于腹中，牢固不动，有可征验，故名曰癥，气道壅塞，故名曰痞。得冷则发，冷入子脏则不孕，入胞络则月水不通。

卷之五·积聚癥瘕门·论腹中瘀血

《大全》云：妇人月经痞塞不通，或产后余秽未尽，因而乘风取凉，为风冷所乘，血得冷则成瘀血也，血瘀在内，则时时体热面黄，瘀久不消，则为积聚癥瘕矣。

卷之五·积聚癥瘕门·论疝瘕

薛氏曰：子和云：遗溺闭癃，阴痿浮痹，精滑白淫，皆男子之疝也。若血涸，月事不行，行后小腹有块，或时动移，前阴突出，后阴痔核，皆女子之疝也。但女子不谓之疝，而谓之瘕（女子亦有疝，男子亦有瘕）。

卷之五·积聚癥瘕门·治血癥

增味四物汤：治妇人血积（治血积甚平稳）。

当归、川芎、芍药、熟地黄、三棱、广术、肉桂、干漆（炒烟尽）各等分。

上为粗末，每服五钱，水煎服。余妻曾患小腹积块，每遇寒触，剧痛不可忍，诸医治莫效，余用此一服立止。

六合汤：治妇人经事不行，腹中结块，腰腿重痛（此方恐效迟。而腿腰重痛，须用行经药方效）。

当归、川芎、白芍药、熟地黄（酒洗）、官桂、蓬术（煨切）各等分。

上㕮咀，每服四钱，水煎，空心服。

血竭散：治妇人血瘕作痛，脐下胀满，月经不行，发热体倦（平正效速）。

当归八分，芍药（炒）、桂心、血竭、蒲黄（炒）各六分，玄胡索（炒）四分。

上为细末，每服二钱，空心酒调下。

卷之五·积聚癥瘕门·治腹中瘀血

桃奴散：治血蛊，及瘀血停积，经水不通，男子跌扑损伤皆效。

桃奴（炒）、猳鼠粪（炒）、玄胡索、肉桂、五灵脂、香附（炒）、砂仁、桃仁各等分。

上为末，每服三钱，酒调服。

卷之六·求子门·治血虚不孕

十全济阴丸：当归身（酒洗）、熟地黄、香附子（童便煮）各四两，干山药，白术各二两五钱，枸杞子、人参各二两，蕲艾叶（去梗筋，同香附用陈醋老酒煮一时，捣烂焙干）二两，川芎、白芍药、牡丹皮、紫石英（火煅淬）各一两五钱，泽兰一两，紫河车（在净水内洗去秽血，用银针挑去紫筋）一具。

元气虚弱，经水闭者，加牛膝二两（酒洗）。

卷之七·浮肿门·论浮肿由血分水分证治不同

《良方》论曰：妇人经水不通，则化为血，血不通，复化为水。故先因经水断绝，后至四肢浮肿，致小便不通，名曰血分，宜用椒仁丸（夫气者水之母，血者气所化，非气无以生血，非血无以养气。若经水不通，则血病，血病气亦病，岂有水不通而能化血乎？血不通而化水者，乃是气壅不能化血而成水也。观椒仁丸可想矣）。若先因小便不通，后身面浮肿，致经水不通，名曰水分，宜葶苈丸。经水不通而化为水，流走四肢，悉皆肿满，亦名血分，其证与水证相类，实非水也，用人参丸。

薛氏曰：按前证或因饮食起居失养，或因六淫七情失宜，以致脾胃亏损不能生发统摄，气血乖违，行失常道。若先断经，后浮肿，此血化为水，名曰血分，宜椒仁丸治之；若先浮肿，后经水不通，此水化为血，名曰水分，宜用葶苈丸治之。此属形气不足，邪淫隧道，必用此药，以宣导其邪，而佐以补辅元气之剂，庶使药力有所仗而行，则邪自不能容，而真气亦不至于复伤矣。大凡月水不通，凝结于内，久而变为血瘕，血水相并，亦为水肿（血凝成瘕，因而致肿，当知此症）。

李氏曰：经水断而后肿，名曰血分，乃瘀血化水，闭塞胞门，比水肿更难治，但能调其经，则水自消，小调经散、葶归丸；先浮肿，而后经水不通，名曰水分，乃脾不能制血与水，并浮肌肉，为之虚肿，红矾丸、通用肾气丸（肾虚则水不利，而散溢妄行，故用肾气丸加减）。水分君泽泻，加防己、葶苈、木通；血分君牡丹皮，加牛膝、红花；有经闭脚肿者，桑白皮散。

卷之七·浮肿门·治浮肿

椒仁丸：治先因经水断绝，后至四肢浮肿，小便不通，血化为水，名曰血分（血既化而为水，则以利水为先，而行血温血，开结破气，又不可少者，然非峻利气悍之物不可，故又佐之以大毒之药）。

椒仁、续随子（去皮，研）、甘遂、附子（炮）、郁李仁、黑牵牛、五灵脂（研碎）、当归、吴茱萸、玄胡索各五钱，芫花（醋浸）、石膏各二钱，胆矾、信砒各一钱，芫青（糯米炒黄，去头翅足）、斑蝥（糯米炒黄）各十个。

上为末，面糊丸，如豌豆大，每服一丸，橘皮汤下。此方药虽峻利，所用不多，若畏而不服，有养病害身之患，常治虚弱之人，亦未见其有误也（此必已试有成验者，读之令人胆壮）。

葶苈丸：治先因小便不利，后至身面浮肿，经水不通，水化为血，名曰水分。

甜葶苈（炒，另研）、续随子（去壳另研）各五钱，干笋末一两。

上为末，枣肉丸，如桐子大，每服七丸，煎扁竹汤下。如大便利者，减续随子、葶苈各一钱，加白术五钱（先水病，故先利水，而又佐以白术者，助土以防水也）。

卷之八·胎前门·上·验胎

神方验胎散：妇人两三个月，月经不行，疑是两身，却疑血滞，心烦寒热恍惚，此药可验。

真雀脑芎一两，当归（全用重一两者，只用七钱）。

上二味，为细末，分作二服，浓煎好艾汤一盏调下，或好酒调服亦得。可待三两个时辰间，觉脐腹微动仍频，即有胎也，动能即愈，安稳无虞。如不是胎，即不动，所滞恶物自行，母亦安也。如服药下觉效，再煎红花汤调下，必有神效。

验胎方：经脉不行，已经三月者。

用川芎为细末，浓煎艾叶汤，空心调下二钱，觉腹内微动，则有胎也，否则是经滞。

卷之九・胎前门・下・鬼胎

妇人经闭八月，肚腹渐大，面色或青或黄，用胎证之药不应。余诊视之曰：面青脉涩，寒热往来，肝经血病也；面黄腹大，少食体倦，脾经血病也，此郁怒伤脾肝之证，非胎也。不信，仍用治胎散之类不验。余用加味归脾、逍遥二药，各二十余剂，诸证稍愈。彼欲速效，遂服通经丸一服，下血昏愦，自汗恶寒，手足俱冷，呕吐不食，余用人参、炮姜二剂渐愈。

卷之十一・产后门・上・腹痛

当归蒲延散：治疗产后血瘕作痛，脐下胀满，或月经不行，发热体倦。

当归八分，桂心、芍药（炒）、血竭、蒲黄（炒）各六分，玄胡索（炒）四分。

上为末，每服二钱，空心酒调下（桂心、血竭治血瘕妙）。

卷之十三・产后门・下・积聚

一方：治血瘕作痛，脐下胀满，或月经不行，发热体倦。

当归二两，芍药（炒）、桂心、血竭、蒲黄（炒）各一两半，玄胡索（炒）一两。

上为末，每服二钱，空心热酒调下。

卷之十三·产后门·下·自汗

《大全》云：产后虚汗不止者，由阴气虚，而阳气加之，里虚表实，阳气独发于外，故汗出也。血为阴，产则伤血，是为阴气虚也，气为阳，其气实者，阳加于阴，故令汗出，而阴气虚弱不复者，则汗出不止也。凡产后血气皆虚，故多汗，因之遇风则变成痉，纵不成痉，亦虚乏短气，身体柴瘦，唇口干燥，久则经水断绝，由津液竭故也（夫汗者，阳之气，阴气不复，则阳无所归以入于阴，故虚阳上浮于外而为汗耳。世常谓汗多成痉，而失言因而遇风变痉之理，又不成痉而短气柴瘦者，此变热也，省之省之）。

（三）《妇人规》[25]

上卷·经脉类·经不调

初虞世曰："经以月至，有常也。其来过与不及，皆谓之病。若荣血亏损，不能滋养百骸，则发落面黄，羸瘦燥热。燥气盛则金受邪，金受邪则为咳、为嗽、为肺痈、为肺痿必矣。但助胃壮气，则荣血生而经自行。若果怒气逆，经闭不行，当用行气破血之剂。"

《产宝方·序论》曰："妇人以血为基本，苟能谨于调护，则血气宣行，其神自清，月水如期，血凝成孕。若脾胃虚弱，不能饮食，营卫不足，月经不行，肌肤黄燥，面无光泽，寒热腹痛，难于子息，或带下崩漏，血不流行，则成瘕证。"

上卷·经脉类·血枯经闭

《评热病论》曰："月事不来者，胞脉闭也。胞脉者，属心而络于胞中，今气上迫肺，心气不得下通，故月事不来也。"

《阴阳别论》曰："二阳之病发心脾，有不得隐曲，女子不月。其传为风消，其传为息奔者，死不治。"

《邪气脏腑病形》曰："肾脉微涩为不月。"

血枯之与血隔，本自不同，盖隔者，阻隔也；枯者，枯竭也。阻隔者，因邪气之隔滞，血有所逆也。枯竭者，因冲任之亏败，源断其流也。凡妇女病损，至旬月半载之后，则未有不闭经者。正因阴竭，所以血枯，枯之为义，无血而然。故或以羸弱，或以困倦，或以咳嗽，或以夜热，或以食饮减少，或以亡血失血，及一切无胀、无痛、无阻、无隔，而经有久不至者，即无非血枯经闭之候。欲其不枯，无如养营；欲以通之，无如充之。但使雪消则春水自来，血盈则经脉自至，源泉混混，又孰有能阻之者？奈何今之为治者，不论有滞无滞，多兼开导之药，其有甚者，则专以桃仁、红花之类通利为事，岂知血滞者可通，血枯者不可通也。血既枯矣，而复通之，则枯者愈枯，其与榨干汁者何异？为不知枯字之义耳，为害不小，无或蹈此弊也。此之治法，当与前血虚、肾虚二条察而用之。

寇宗奭曰：夫人之生，以血气为本，人之病，未有不先伤其血气者。若室女童男，积想在心，思虑过度，多致劳损。男子则神色消散，女子则月水先闭。盖忧愁思虑则伤心，而血逆气竭，神色先散，月水先闭。且心病不能养脾，故不嗜食。脾虚则金亏，故发嗽。肾水绝则木气不荣，而四肢干痿，故多怒，鬓发焦，筋骨痿。若五脏传遍，则必至于死。此一种于劳中最难治。盖病起于五脏之中，无有已期，药力不可及也。若或自能改易心志，然后用药扶接，如此则可得九死一生。举此为例，其余诸方，可按脉与证而治之。

张氏云：室女月水久不行，切不可用青蒿等凉药。医家多以为室女血热，故以凉药解之，殊不知血得热则行，冷则凝。《养生必用方》言之甚详。此说大有理，不可不知。若经候微少，渐渐不通，手足骨肉烦疼，日渐羸瘦，渐生潮热，其脉微数，此由阴虚血弱，阳往乘之，少水不能减盛火，火逼水涸，耗亡津液。治当养血益阴，慎毋以毒药通之，宜用柏子仁丸、泽兰汤。

柏子仁丸：见《妇人规（古方）》，治血虚有火，月经耗损渐至不通，日渐羸瘦而生潮热，慎勿以毒药通之，宜柏子仁丸。

柏子仁（炒研）、牛膝（酒拌）、卷柏各半两，泽兰叶、续断各二两，熟地黄（酒拌蒸烂，杵膏）三两。

上为末，入地黄膏加炼蜜丸，桐子大，每服百余丸，空心米饮下。

泽兰汤：见《妇人规（古方）》，治劳怯经闭。

泽兰叶二钱，当归、芍药（炒）各一钱，甘草（炙）五分。

用水煎服。

立斋曰：夫经水，阴血也。属冲任二脉，主上为乳汁，下为月水。其为患，有因脾胃虚不能生血而不行者，调而补之；有因脾郁伤血，耗损而不行者，解而补之；有因胃火，血消烁而不行者，清而补之；有因劳伤心血，少而不行者，静而补之；有因肾水亏，不能生肝血而闭者，补脾肺；有因肺气虚，不能行血而闭者，补脾胃。经曰："损其肺者益其气，损其心者调其荣卫，损其脾者调其饮食，适其寒温，损其肝者缓其中，损其肾者益其精。"审而治之，庶无误矣。

五谷入胃，化以为血，以荣四末，内养五脏六腑。若服苦寒之剂，复伤胃气，必致不起。

上卷・经脉类・经闭论外方

子和通经散：见《古方八阵・攻阵》，治妇人气逆血闭。

陈皮（去白）、当归各一两，甘遂（以面包，勿令透水，煮百余滚，取出，用冷水浸过，去面焙干）一两。

上为细末，每服三钱，温汤调下，临卧服。

上卷・经脉类・经痛论外方

玄胡当归散：见《妇人规（古方）》，亦名延胡索散：治血积小腹疼痛，或因气逆，月经不行，肚腹作痛。

当归、赤芍药、刘寄奴、没药、枳壳（面炒）、玄胡索（炒）等分。

上为末，每服一钱，热酒调下。

上卷·胎孕类·安胎论外方

探胎饮： 见《妇人规（古方）》，妇人经水不来三月，疑似，用此验之。

川芎（为末，不见火）不拘多少。

空心，煎艾汤调下方寸匕，觉腹中动则有胎也。脐之下动者，乃血瘕也；不动者，血凝也，病也。

下卷·癥瘕类·血癥

万病丸： 见《妇人规（古方）》，治月经瘀闭，脐腹作痛，及产后癥瘕等病。

干漆（炒烟出青白为度）、牛膝（酒洗，焙）各一两。

上为末，生地黄一升，用砂锅慢火熬膏，丸桐子大，每服二十丸，空心米饮下。

形气强壮而瘀血不行，或大便结闭，或腹胀痛甚，有非下不可者，宜《良方》桃仁承气汤下之最捷，或用夺命丹、桃仁煎、穿山甲散，赤金豆之类皆可，然下须详慎，非有大实不得已之证，不宜妄用。

妇人久癥宿痞，脾肾必亏，邪正相抟，牢固不动，气联子脏则不孕；气联冲任则月水不通。内治之法宜如前，外以阿魏膏贴之，仍用熨痞方或用琥珀膏亦可，然必须切慎七情及六淫、饮食、起居，而不时随证调理，庶乎可愈。

下卷·子嗣类·女病

妇人所重在血，血能构精，胎孕乃成。欲察其病，惟于经候见之；欲治其病，惟于阴分调之。盖经即血也，血即阴也，阴以应月，故月月如期，此其常也。及其为病，则有或先或后者；有一月两至者；有两月一至者；有枯绝不通者；有频来不止者；有先痛而后行者；有先行而后痛者；有淡色、黑色、紫色者；有瘀而为条、为片者；有精血不充而化作白带、白浊者；有子宫虚冷而阳气不能生化者；有血中伏热而阴气不能凝成者；有血癥、气瘩，子脏不收，月水不通者。凡此皆真阴之病也。真阴既病，则阴血不足者，不能育胎；阴气不足者，不能摄胎。凡此摄育之权，总在命门。正以命门为冲任之血海，而胎以血为主，血不自生，而又以气为主，是皆真阴之谓也。所以凡补命门，则或气或血，皆可谓之补阴，而补阴之法，即培根固本之道也。凡自壮至老，乃人人之所不可缺者，而矧以先天、后天之肇基，又将舍是而何求乎？是以调经种子之法，亦惟以填补命门，顾惜阳气为之主。然精血之都在命门，而精血之源又在二阳心脾之间。盖心主血，养心则血生，脾胃主饮食，健脾胃则气布。二者胥和，则气畅血行。此情志饮食，又当先经脉而为之计者，亦无非补阴之源也。使不知本末先后，而妄为之治，则又乌足以言调经种子之法？（以上《宜麟策》终）

下卷附：《类经图翼·针灸要览》

血结月事不调。

气海、中极、照海（月事不行）。

（四）《竹林女科证治》[26]

卷一·调经下

心虚经闭

妇女以血为主，血旺则经调，故治妇女之病，当以经血为先。而血之所主在心，盖心主血，肝藏血，脾统血，是心为气血之主，而脾为气血之本也。若忧虑伤心，心气虚耗不能生血，脾乃心之子，脾失所养，则不嗜饮食，绝生化之源矣。且心虚无以制肺金来克木，而肝脏亏损则血不藏，以致经血干枯，不营经络，斯有血枯经闭之证，宜服补心汤。

补心汤：熟地黄、当归、川芎、茯苓、陈皮、半夏（制）、桔梗、枳壳（麸炒）、前胡、甘草、干葛、苏叶、木香、人参。

姜枣为引，水煎服。

脾虚经闭

脾胃伤损，饮食减少，气耗血枯，而经不行。宜补脾胃，养气血，气血充盈，则经自调矣。忌用通经之药，恐损中气，阴血亦干，误成痨瘵，则不治矣。宜先服加减补中益气汤，再服调经乌鸡丸。

加减补中益气汤：人参（去芦）三钱，黄芪（蜜炙）、白术（蜜炙）、白芍（酒炒）、当归身（酒洗）、川芎（酒洗）、陈皮各一钱，柴胡七分，炙甘草、神曲（炒）、麦芽（炒）各五分。

姜枣为引。

调经乌鸡丸：白毛乌骨未炖雄鸡一只，约重一斤。以糯米喂养七日，勿令食虫蚁。以绳缢死，干挦其毛，去肚内杂脏不用。纳生地黄、熟地黄、天门冬、麦门冬各二两于鸡肚内。以好酒十碗，文火煮烂，取出肚内药，将鸡连骨用桑柴火焙干。仍以前煮过药酒鸡汁，又浸又焙，至鸡骨肉枯为度，研极细末。再用人参（去芦）五钱，肉苁蓉（酒浸，焙）、破故纸（炒）、砂仁（去壳）、当归身（酒炒）、白术（蜜炙）、川芎（酒洗）、丹参、茯苓（去皮）、甘草（蜜炙）、杜仲（盐水炒）各一钱，香附米（四制者）四两。共研细末，入鸡骨肉末和匀，酒面糊丸，空心米汤下五十丸。

形肥痰热经闭

肥盛痰凝壅滞，经络气虚血燥，致经不行，或下赤带，宜服地骨皮汤。

地骨皮汤：地骨皮、当归、川芎、知母（酒炒）、麦冬（去心）各一钱，甘草五分。

水煎，空心服。

形肥痰滞经闭

肥盛之妇，躯脂迫塞，痰涎壅盛，血滞而经不行，治宜行气导痰，而经自通。宜服苍附导痰丸，兼加减开郁二陈汤。

苍附导痰丸：苍术、香附（童便制）、枳壳（麸炒）各二两，陈皮、茯苓各一两五钱，胆星、甘草各一两。

共为末，姜汁和神曲丸，淡姜汤下。

加减开郁二陈汤：苍术、香附（童便制）、川芎各一钱，青皮、枳壳（麸炒）、槟榔各七分，木香五分。

姜为引。

形瘦血郁经闭

形瘦多热多郁，血少气虚，宜服芩连四物汤，合开郁二陈汤。

芩连四物汤：熟地黄、当归、赤芍、川芎各一钱，黄芩、黄连（姜制）各五分。

姜为引。

开郁二陈汤：苍术、香附（童便制）、川芎各一钱，青皮、莪术、槟榔各七分，木香五分。

姜为引。

形瘦血热经闭

形瘦血虚生热，而月水不通，此冲任内伤也，宜服人参四物汤，兼地黄丸。

人参四物汤：生地黄、当归、川芎、白芍各一钱，知母（酒炒）、麦冬

（去心）各八分，炙甘草五分。

姜枣为引，水煎，空心服。

地黄丸： 熟地黄四两，山茱萸（去核）、山药各二两，牡丹皮、茯苓各一两五钱，泽泻、香附（童便制）各一两。

上为末，蜜丸，人参四物汤下。

过食生冷经闭

妇人行经时及产后，过食生冷之物，而血闭发热，以血见水即滞故也。初起一二月生寒发热，五心烦躁，口苦舌干，面色青黄，犹易医治。先用逍遥饮退其寒热，后用紫金丸，渐纳谷气，脾胃一旺，自然经血流通。若年久失治，变成骨蒸，子午而发，肌肉消瘦，泄泻不止者，百无一生。若依上方施治，而病人忽然气脱欲死，命在顷刻，急用鸦片三厘，甘草煎汤调服，入口即活，起死回生，屡试屡效。

逍遥饮： 白术（蜜炙）、当归、白芍、柴胡、天花粉各八分，地骨皮、石莲子各二钱，黄芩、薄荷各四分，龙胆草五分。

水煎服（一方无黄芩）。

紫金丸： 青皮、陈皮各五分，苍术、槟榔、砂仁、红豆各六钱，乌药（炒）、良姜、香附（童便制）各八钱，三棱一两，蓬术二两，枳壳（麸炒）八钱。

上为末，粳米糊丸，食后米汤下百丸（一方无蓬术、苍术、香附）。

过食辛热经闭

冲任伤损，血枯经闭，或误食辛热之物，以致血枯，冲任伏火，宜服知柏四物汤兼三补丸。

知柏四物汤：熟地黄、当归、川芎、赤芍、知母（酒炒）、黄柏（酒炒）、木通、甘草。

水煎，食前服。三补丸，即黄芩、黄连，黄柏（俱酒炒），等分蜜丸。

房事触伤经闭

经水来时，因房事触伤，腹中结块如鸡子大，左右而动，月水不行，变成五心烦热，头昏目眩，咳嗽痰喘。先服逍遥饮退其热，次服紫菀汤止其嗽，若半年失医，则必肉瘦泄泻而死矣。

逍遥饮：白术（蜜炙）、当归、白芍、柴胡、天花粉各八分，地骨皮、石莲子各二钱，黄芩、薄荷各四分，龙胆草五分。

水煎服（一方无黄芩）。

紫菀汤：紫菀、阿胶（蛤粉炒珠，另顿冲服）、川贝母（去心）、苏子各八分，五味子五分，桑白皮（蜜炙）、知母（蜜炙）、枳壳各一钱，杏仁（去皮尖）一钱半，款冬花六分，陈皮六分。

水煎，临卧服（一方无陈皮）。

性急多怒经闭

性急多怒而妬，气血俱热，必有郁症，致经不通，宜服芩连四物汤。

芩连四物汤：熟地黄、当归、白芍、川芎、柴胡、黄芩（酒炒）、黄连（酒炒）、香附（童便制）各等分。

水煎，空心服。

气郁血滞经闭

思虑恼怒，以致气郁血滞，而经不行，治宜开郁行滞，若误作虚治，而用补剂，则气得补而益结，血得补而益凝，变为癥瘕肿痛者有之矣，宜服开郁二陈汤，兼四制乌附丸。

开郁二陈汤： 苍术、香附（童便制）、川芎各一钱，青皮、莪术、槟榔各七分，木香五分。

姜为引。

四制乌附丸： 香附（分作四股，一用醋浸，一用酒浸，一用童便浸，一用盐水浸，各浸三日。以砂罐煮干所浸之水，研极细末）一斤，天台乌药（制同香附）半斤。

共为末，醋丸温汤下。

经闭浮肿

经闭不行，致有败血停积五脏，流入四肢作浮肿者，不可误认水气。宜调其经，经调则肿消矣。然服煎药，必须十余剂，庶无愆期之患。至服丸散，更宜久服，可免复肿之忧。宜服调经汤、金匮丸。

调经汤： 当归、生地黄、益母草各一钱，川芎、白芍、香附、茯苓、牡丹皮八分，甘草三分，姜三片，枣二枚。

水煎，空心服。

此方统调诸经，宜随证加减治之。如血热先期及紫黑成块者，加黄连（酒炒）七分；血寒过期者，加煨姜、肉桂各三分；临期正行作痛者，加玄胡索、青皮各八分；临行经闭，积块刺痛者，加红花、苏木、桃仁各五分；经来过多者，加黄芩一钱，蒲黄（炒）八分；经来不思饮食者，加白术八分，陈皮、砂仁各五分；肥人多痰，赤白带下者，加南星（制）、苍术各八分；气虚血弱，四肢酸软，面色不泽者，加人参、黄芪各五分。

金匮丸： 四制香附米（四制谓：酒制、醋制、盐水制、童便制是也）四两，没药（去油净）六钱，当归（童便制）、茯苓（去皮）、白薇（洗去芦）、白术（糯米泔浸透，蜜炙黄）、阿胶（蛤粉炒成珠）、白芍各四两，人参（去芦）、砂仁（去壳）各二两，生地黄（酒浸，洗去泥，以益智仁二两，用好酒同炒，去益智仁不用，净用地黄）八两，川续断（酒浸洗，以五倍子同炒，去五倍子不用，净用炒过川续断）四两，怀山药（姜汁炒）十二两。

共为细末，水丸，空心温汤下五十丸。

经闭腹大如鼓

月经二三月不行，腹大如鼓，人以为有孕。一日崩下，其血内有物如蛤蟆子，昏迷不知，体弱形瘦者不治，若体盛者，急投十全大补汤。

十全大补汤：人参、白术（蜜炙）、茯苓、炙甘草、黄芪（炙）、肉桂、川芎、当归、白芍、熟地黄。

姜三片，枣二枚，水煎服。

室女经闭浮肿

室女月经初来，不知保养，误饮冷水，或用冷水洗衣洗手，经血见冷而凝，以致经闭。面色青黄，遍身浮肿，人皆误作水肿，治之不效，宜服通经丸，通其血而肿自消。

通经丸：三棱（醋炒）、莪术（醋炒）、当归（酒洗）、川芎、赤芍、芫花、穿山甲（炒）、刘寄奴。

粳米糊丸，酒下。

室女经闭胀痛

室女十四岁，冲任脉盛，月经以时下，若过期不通，时作胀痛，宜服红花汤。

红花汤：当归尾、赤芍、桃仁（去皮尖，捣如泥）、牛膝、玄胡索、红花、苏木、紫葳花、刘寄奴各一钱，青皮、香附（童便制）各八分，桂枝五分。

水煎，空心服。

室女实热经闭

经闭发热，咽燥唇干，喜冷恶热，血充气盛，脉实有力，而经血遇闭者，是为实热，宜服四物凉膈散。

四物凉膈散： 当归身、赤芍、川芎、生地黄、黄芩（酒炒）、黄连（酒炒）、连翘（去心）、桔梗、薄荷、甘草、嫩竹叶。

水煎，温服。

室女虚热经闭

室女月水不行，日渐羸瘦，时作潮热，此阴虚血弱，火盛水亏，治当养阴益血，最忌凉药，宜服柏子仁丸，兼服泽兰汤。

柏子仁丸： 柏子仁（另炒研）、牛膝（酒炒）、薄荷各五钱，泽兰叶、川续断各二两，干地黄三两。

蜜丸，空心米汤下。

泽兰汤： 泽兰叶二钱，当归一钱，甘草五分。

水煎，空心服。

室女经闭腹痛

室女经闭，瘀血疼痛攻刺，小腹坚硬成块，宜服通经散。

通经散： 刘寄奴二钱，当归尾、穿山甲（炒）、赤芍、红花、玄胡索、莪术（醋炒）、乌药（炒）、牡丹皮（酒洗）、川牛膝（酒洗）、三棱（醋炒）

各一两，官桂、辰砂（另研）各三钱。

研极细末，每服二钱，空心温酒调服，或薄荷汤调服。

室女经闭劳嗽

室女思虑过度，多致劳损，而月经先闭，此由心病不能养脾，故不嗜食，脾虚则全亏，故咳嗽发热，宜服牡丹皮汤，兼服四神丸。

牡丹皮汤：牡丹皮、当归各一钱五分，白芍、干地黄（酒洗）、陈皮、白术（蜜炙黄）、香附各一钱，川芎、柴胡、黄芩各七分，甘草四分。

水煎服。

四神丸：橘红二两，玄胡索（醋制）、当归（酒炒）各一两，川郁金五钱。

上为末，酒糊丸，艾醋汤下百丸。

室女经闭骨蒸

经闭骨蒸，五心烦热，而脉虚者，宜服人参柴胡汤。

人参柴胡汤：人参三分，茯苓、白芍、干地黄、知母（酒炒）、麦冬（去心）、柴胡各一钱，甘草（蜜炙）五分。

水煎，食远服，如有汗，加牡丹皮、淡竹叶，如热甚，服此方不平，加干姜（炒黑）一钱。

师尼室寡经闭

室女妬妾，寡妇师尼，独阴无阳，欲动而不得遂，憾积而不得伸，郁抑成病，亦有经闭之症。其症恶风体倦，寒热如疟，面赤心烦，或时自汗，肝脉弦长而出寸口，宜服柴胡抑肝汤，兼四制乌附丸。如每日上午神思昏愦，畏日羞明，心胸幽痛，稍涉劳动，与行经时，其病更极，亦不得遂志之故也，治宜清神养荣，宜服养阴汤，兼四制乌附丸。

柴胡抑肝汤：柴胡一钱，青皮一钱二分，赤芍、牡丹皮各八分，地骨皮、香附（四制者）、栀子（炒黑）、苍术（米泔浸）各六分，川芎、神曲（炒）各五分，生地黄（酒洗）、连翘（去心）各三分，甘草二分。

水煎，食前服。

养阴汤：熟地黄、当归、川芎、白芍、人参、茯苓、陈皮、柴胡、羌活、香附（童便制）、郁金、甘草。

水煎，食前服。

四制乌附丸：香附一斤（分作四股，醋、酒、童便、盐水各浸三日，煮干），天台乌药半斤（制同香附）。

共为末，醋丸，每服二钱，白汤下。

妇女失志经闭

妇女情欲不遂，沉思极郁，心脾气结，致伤冲任之源，而肾气日消，轻则或早或迟，重则渐成枯闭，宜服秘元煎。

秘元煎：远志（炒）八分，山药（炒）二钱，芡实（炒）一钱，枣仁（炒杵）二钱，白术（蜜炙）、茯苓各二钱五分，炙甘草、人参各一钱，五味子十四粒，金樱子（去核）二钱。

水二钟，煎七分，食远服。

卷一·调经下

十五六岁经证

室女十五六岁，经水不通，日夜寒热，手足麻痹，头痛、恶心、呕吐，腹中忽然结块冲痛，此因误食生冷所致，通经汤主之。

通经汤：当归、川芎、柴胡、黄芩、白芍各八分，香附一钱二分，青皮、砂仁、甘草各四分，熟地、白术（蜜炙）、陈皮、枳壳（麸炒）、小茴（炒）、三棱、莪术、红花各五分，白芷六分，肉桂三分。

姜三片，葱白三根。水煎，空心服。如上部痛，加羌活五分；下部痛，加独活五分；咳嗽，加半夏、玄胡索、干膝各七分；寒热痁疾，加常山、草果各七分；泄泻，加肉豆蔻（煨）、粟壳、木香各七分。

三十二三岁经证

妇人三十二三岁，气血盛实，热结血闭，脐腹疼痛，手不可近者，先以三军丸，荡其瘀秽，后以养生荡润其营卫。若月候不调，气滞腹痛者，宜服导经汤，以顺其气，则经血自行。若赋禀衰弱者，或素有失血之证；或生育过多，血海干枯；或房室纵肆，过伤阴血；或子多乳众，伤其血液，皆足以致经闭。失血过多者，养营汤主之；生育过多者，益损汤主之；房劳过伤者，双和汤主之；乳众血枯者，十全大补汤主之。

三军丸：大黄（酒浸，九蒸九晒）四两，血竭（研）、没药各五钱（去油）。

上为末，水丸。以熟地、当归、白芍、川芎各一钱，煎汤下七八十丸。候大便利一二次，经脉自通，服后养生汤。

养生汤：黄芪二钱，当归、白芍、甘草各一钱。

水煎，不拘时服。此方补脾养血，可称神剂。

导经汤：香附一钱，乌药一钱五分，当归一钱，木香（不见火）、甘草各五分。

水煎服。此方亦治血海疼痛。

养营汤：人参、白术（蜜炙）、茯苓、黄花（蜜炙）、熟地黄、当归、陈皮各一钱，白芍二钱，肉桂、炙甘草各五分。

姜三片，枣二枚。水煎服。

益损汤： 熟地黄一钱五份，当归身一钱二分，白芍、茯苓、白术（蜜炙）、陈皮各一钱，人参、知母各八分，黄柏七分，甘草五分。

姜三片，水煎服。

双和汤： 白芍二钱五分，熟地黄、当归、川芎、黄芪各一钱（蜜炙），甘草（炒），肉桂。

姜三片，枣二枚。水二钟，煎七分服（亦治大病后虚劳气乏自汗）。

十全大补汤： 人参、白术、茯苓、熟地黄、当归、白芍、川芎、黄芪（蜜炙）各一钱，肉桂、甘草（炙）各五分。

姜三片，枣二枚。水煎服。

三十八九岁经证

妇人三十八九岁，经水断绝，腹中有块疼痛，头晕眼花，饮食不思，此气血两虚，恶血不散，急当散其瘀血，治宜温调血脉，以除后患，排经散主之。

排经散： 当归、莪术、玄胡索、熟地、枳壳（麸炒）、青皮、白术（蜜炙）、黄芩各一钱，川芎、山栀（炒黑）小茴香、砂仁各五钱，干漆（炒，令烟尽）、红花各四钱，香附（童便制）二两，甘草（炙）二钱。

共为末，每日空心酒调下二钱。

四十二三经证

妇人四十二三岁，经闭不通，或非时血下，淋沥不止；或忽然暴下、崩漏不已；或块或条，疼痛难忍。此阴阳相反，血热妄行，一失调理，最难得痊。百中得医三四，急服和经汤，补经汤（方见二十五六岁经证）。

补经汤：当归、鹿茸（酥炙）、香附（童便制）各七分，白芍、川芎、熟地各六分，黄芪（蜜炙）、白术（蜜炙）、白茯苓、黄芩（酒炒）、陈皮（去白）、砂仁、人参、阿胶（炒）、小茴、山茱萸各五分，沉香、粉甘草各二分，玄胡索五分。

姜三片，水煎，空心服。如咳嗽潮热，加五味子、杏仁（去皮尖）各五分，竹沥少许。

和经汤：当归、茯神、黄芩、香附、白术（蜜炙）、怀山药（炒）各一钱，白芍二钱五分，酸枣仁、白芷、蒲黄（炒）、阿胶（炒）、陈皮（去白）、小茴各八分，甘草五分，生姜三片。

水煎，空心热服。如服一二剂不止，即去香附、陈皮，小茴只用四分。

四十四五经证

妇人四十四五岁，经水闭塞郁久成崩，但当察其有火无火。有火者，因火逼血，致血妄行，甚则为崩为漏，宜服保阴煎。无火者，因经阻滞，积久成崩，治宜去滞生新，先服调经饮，以清理之。然后见其可养，则用小营煎以养之。见其可固，则用固阴煎以固之。

保阴煎：生地黄、熟地黄、芍药各一钱，川续断、黄芩、山药（炒）、黄柏各八分，生甘草五分。

水一钟半，煎七分，食远温服。如血虚血滞，筋骨痛者，加当归二钱；气滞而痛者，去熟地黄，加陈皮、香附各八分；血脱血滑者，加地榆八分，或乌梅一个。

调经饮：当归二钱，牛膝、香附各一钱二分，山楂、青皮、茯苓各一钱。

水一钟半，煎七分，食远服。如兼胀闷者，加厚朴一钱；气滞者，加乌药一钱；小腹痛，加小茴一钱。

小营煎：当归、熟地黄、白芍药（酒炒）、山药（炒）、枸杞子各二钱，炙甘草一钱。

水煎二钟，煎七分，食远温服。如营虚兼寒者，去芍药，加生姜一钱；气滞有痛者，加香附一钱，引而行之。

固阴煎：人参、熟地黄、山药（炒）、菟丝子（炒香）各一钱，山茱萸八分，远志（制）、炙甘草五分，五味子七粒。

水一钟半，煎七分，食远服。如阴虚微热，而经血不固者，加川断续一钱；肝肾血虚，小腹疼痛，而血不归经者，加当归一二钱；气陷不固者，加升麻五分（炒）。

四六四七经证

妇人四十六七岁，肝肾二经气血方损，胁胀作痛，或头昏目眩、憎寒壮热，或遍身作痛，经闭不通，或出盗汗，寝成痨瘵，补肝煎主之。

补肝煎：熟地黄、白术（蜜炙）各一钱，枣仁（炒）、独活各一钱五分，当归、川芎、黄芪（炒）、山药（姜汁炒）、五味子（炒杵）、山茱萸（去核）、木瓜各五分，枣二枚。

水煎服。

卷四・求嗣上・妇人不孕病源

妇人所重在血，血能构精，胎孕乃成，欲察其病，惟于经候见之；欲治其病，惟于阴分调之。盖经即血也，血即阴也，阴以应月，故月月如期，此其常也。及其为病则有或先或后者，有一月两至者，有两月一至者，有枯绝不通者，有频来不止者；有先痛而后行者，有先行而后痛者；有淡色、紫色、黑色者，有瘀而为条、为片者；有精血不充而化作带浊者，有元气下陷而变为崩漏者；有子宫虚冷而阳气不能生化者，有血中伏热而阴气不能凝成者；有血癥气瘕，子脏不收、月水不通者，皆真阴之病也（主治之法详载调经上、下两卷）。夫真阴既病，则阴血不足者不能育胎，阴气不足者不能摄胎。摄育之权总在命门，以命门为冲任之血海，而胎以血为主，血不能自生而又以气为主，是皆真阴之谓也。故凡补命门，或气或血，皆可谓之补阴，而补阴之法，即培根固本之道也。凡自壮至老，乃人人之所不可缺者，而况为先天后天之肇基舍，是无以用其力矣。是以调经种子之法，亦惟以填补命门顾惜阳气为主。然精血之都在命门，而精血之源又在二阳心脾之间。盖心主血，养心则养血，脾胃主饮食，健脾胃则气布，二者胥和则气畅血行，此情志饮食，又当先经血而为之计者，无非补阴之源也。使不知本末先后而妄为之，治则乌足以言调经种子之法。

（五）《女科经纶》[27]

卷一・月经门

经论女子月事不来属于胞脉闭

《素问》曰：月事不来者，胞脉闭也。胞脉者，属心而络于胞中。今气上迫肺，心气不得下通，故月事不来也。

经论女子不月属二阳之病

《素问》曰：二阳之病，发于心脾，有不得隐曲，女子不月，其传为风消，为息奔者，死不治。

慎斋按：以上经论二条，序女子不月，一属于胞脉之闭，一属于二阳之病也。

女子不月属心脾病宜治心火养脾血

张洁古曰：女子月事不来者，先泻心火，血自下也。经云：二阳之病发心脾，有不得隐曲，故女子不月，其传为风消。太仆注曰：大肠、胃热也，心脾受之。心主血，心病则血不流；脾主味，脾病则味不化，味不化则精不足，故其病不能隐曲。脾土已亏，则风邪胜而气愈消。又经云：月事不来者，胞脉闭也。胞脉属于心，络于胞中。今气上迫肺，心气不得下通，故月事不来。先服降心火之剂，后服五补丸、卫生汤，治脾以养其血。

女子不月属肠胃病及于心脾论

王安道曰：二阳，足阳明与手阳明脉也。肠胃有病，心脾受之。发于心脾，犹言延及心脾也。虽然脾胃为合，胃病而及脾，理固宜矣。大肠与心，本非合也，以大肠而及心，何哉？盖胃为受纳之府，大肠为传化之府。食入于胃，浊气归心，饮入于胃，输精于脾者，以胃之能纳，大肠之能化耳。肠胃既病，则不能受，不能化，心脾何所资？心脾既无所资，则无以运化而生精血。故肠胃有病，心脾受之，则男子为少精，女子为不月。心脾总男女言之，至隐曲不月，方主女子说。

女子不月属胃病不能运化水谷论

马玄台曰：二阳者，足阳明胃脉也，为仓廪之官，主纳水谷，乃不能纳受者何也？此病由心脾所发耳。正以女子有不得隐曲之事，郁之于心，故心不能生血，血不能养脾。始焉胃有所受，脾不能运化，而继则渐不能纳受，故胃病发于心脾也。由是水谷衰少，无以化精微之气，而血脉遂枯，月事不能时下矣。王注谓肠胃为病，心脾受之。何以知心脾受肠胃之病，又以心血不流，为女子不月；脾味不化，为男女少精。岂女子无关于脾，而男子无关于心乎？况此节专为女子而发，未论及男子少精之义，学者详推之。

女子不月属胃无生化之原论

张景岳曰：二阳，阳明也，为胃与大肠二经。然大小肠皆属于胃，胃与心，子母也。人之情欲，本以伤心，母伤则害及其子。胃与脾，表里也。人之劳倦，本以伤脾，脏病则连于腑。故凡内而伤精，外而伤形，皆能病及于胃。此二阳之病，所以发于心脾也。不得隐曲，阳道病也。夫胃为水谷气血之海，主化荣卫而润宗筋。阴阳总宗筋之会，会于气街，而阳明为之长。然则精血下行，生化之本，唯阳明为最。今化源既病，则阳道外衰，故为不得隐曲。其在女子，当为不月也。

女子不月属心脾少血论

李太素曰：经云二阳之病发心脾，二阳指阳明经胃与大肠也。此经乃水谷传化之地，而心与脾实系之。盖胃之下口通于小肠上口，胃不病，而小肠传化，则心气流通，而邪不归心。大肠不病而传化，则饮食运行而脾不劳力。今二阳既病，则传化不行，心脾乌得不病？故曰病发心脾则精血不充。盖精、血，一物也，主于心而生于脾。在男子言精不言血，故曰少精而不得隐曲。在女子言血不言精，故曰少血而不月。此心脾受病而然，是月经不调之一端也。

女子不月属气郁不畅论

武叔卿曰：洁古云泻心火，养脾血，是从本文之义也，愚谓当从隐曲推解。人有隐情曲意，难以舒其衷，则气郁而不畅，不畅则心气不开，脾气不化，水谷日少，不能变化气血，以入二阳之血海。血海无余，所以不月也。传为风消者，阳明主肌肉，血不足则肌肉不荣，其不消瘦乎？风之名，火之化也。故当根不得隐曲上看，乃有本。

女子不月属心脾胃三经受病论

李士材曰：阳明为二阳，胃伤而心脾受病者何也？脾与胃为夫妻，夫伤则妻亦不利。心与胃为子母，子伤则母亦不免。不得隐曲，阳事病也。胃为水谷气血之海，化荣卫而润宗筋。厥论曰：前阴者，宗筋之所聚，太阴阳明之所合。痿论曰：阴阳总宗筋之会，而阳明为之长。故胃病则阳事衰也。女子不月者，心主血，脾统血，胃为血气之海，三经病而血闭矣。

慎斋按：以上八条，序女子不月证也。女子不月，自《内经》论二阳之病发心脾，因集洁古以下诸家之论，以发明其经旨。大约均主脾胃立论，独叔卿一条，作气郁解，与诸家有异。

妇人经闭属虚积冷结气

《金匮要略》曰：妇人之病，因虚积冷结气，为证经水断绝，至有历年，血寒积结胞门，寒伤经络，三十六病，千变万端。

妇人经闭属风冷客于胞门

齐仲甫曰：妇人月事不来，此因风冷客于胞门，或醉以入房，或因风堕坠惊恐，皆令不通。《病源》云：血得温则宣通，得寒则凝泣。若月水不来，因冷于胃府，或醉入房，则内气耗损，劳伤肝经，或吐衄脱血，使血枯于中也。

妇人月水不通属津液减耗

王子亨曰：妇人月水不通，病本于胃，胃气虚不能消化水谷，使津液不生血气故也。又云，醉以入房，则内气竭绝伤肝，使月水衰少。所以尔者，肝藏血，劳伤过度，血气枯竭于内也。又先吐血，及吐血下血，谓之脱血，名曰血枯，亦月水不来。所以尔者，津液减耗故也。但益津液，其经自下。

慎斋按：以上三条，序妇人经闭，属于积寒风冷，凝泣其血，而月水为之不通也。

妇人经闭属火热有上中下三焦之分

李东垣曰：经闭不行有三，妇人脾胃久虚，形体羸弱。气血俱衰，以致经水断绝，或因劳心，心火上行。月事不来，胞脉闭也。胞脉属心，络胞中，气上迫肺，心气不得下通，故不来。宜安心补血泻火，则经自行（此上焦心肺有热而经不行也）；或病中消，胃热善饥渐瘦，津液不生。夫经者，血脉津液所化，津液既绝，为热所烁，肌肉渐瘦，时见燥渴，血海枯竭，名曰血枯经绝。宜泻胃之燥热，补益气血，则经自行（此中焦胃有热结而经不行也）；或心包络脉洪数，躁作时见，大便闭，小便难，而经水闭绝。此血海干枯，宜调血脉，除胞络中火邪，则经自行（此下焦胞脉热结而经不行也）。

娄全善按：洁古、东垣治妇人血枯经闭之法，皆主于补血泻火。补血用四物之属。泻火，东垣分上中下三焦。如火在上，则得于劳心，治以芩、连及三和之类。火在中，则善食消渴，治以调胃承气之类。火在下，则大小便难，治以玉烛之类。玉烛，四物与调胃承气是也。三和，四物与凉膈是也。

《济阴纲目》按：东垣之论，当有四证。如胃热、胞络热、劳心热三证，皆有余，宜泻火养血是矣。所言脾胃久虚，致经水断绝一证，又当补脾胃为主，岂得舍而勿论。盖水入于经，其血乃生，谷入于胃，脉道乃行。水去荣散，谷消卫亡，况脾统诸经之血，而以久虚之脾胃，致气血俱衰者，可不为之补益乎？即此以分虚实，明是四证无疑。全善乃遗补虚之一证，何也？

慎斋按：经闭主于泻心火，论本洁古。而东垣则以热结分上中下三焦，是月水不下，专以火热为病，药用玉烛、三和为例。大此方治劳心，心火上行，致胞脉闭塞，月事不来，是实热也。若心虚而热收于内，与心虚而上衰者，二方又未可妄用也。大约妇人经闭，由于阴虚火旺，日渐煎熬，津液干涸，以致血枯经闭，当从赵养葵滋水补肝之法，纯用三和、玉烛殊未尽善。若东垣三证，首言脾胃久虚一段，已见经水断流，俱从脾胃受病。《济阴纲目》议全善之失，尤为有见。

慎斋按：以上一条，序妇人经闭属火邪热结，而经不行也。夫经闭有寒有热，《金匮》三条，主于风冷积寒，东垣、洁古主于火热实结，是皆指有余之客邪为病也。但寒热二证，宜分内伤外感处治。如心火不下降，而三焦热结，此是血衰火旺，阴不足以配阳，故心气不通，热结三焦，而经不下，当益阴滋水，以培化源，若用硝、黄、芩、连则失矣。如积冷血寒，凝结胞门，冲任脉寒，而血泣不下，是风冷客邪，乘虚袭入，宜温经散寒，以大辛热之药，导血下行，后用养荣之剂为当也。

妇人经闭属积痰碍滞

朱丹溪曰：有妇人病疟，饮食少，经脉不行，诊其脉，两手并无。时寒月，以虚寒治之，四物加附子、吴茱、神曲丸与之。予思处方殊未当，次早再求诊视，见其起居如常，并无倦怠，惊曰：前药误矣。经不行者，非无血也，为痰所碍而不行也。无脉者，非血衰少而脉绝也，积痰生热，结伏而脉不见尔。当作实热治之，用三花神佑丸，六脉俱出。

妇人经闭属痰塞胞门

朱丹溪曰：有积痰下流于胞门，闭塞不行，用厚朴二陈汤。又有痰多占住血海，因而不下者，痰多血虚，南星、二术、黄连、川芎末丸。有肥人脂满者，导痰汤加川芎、黄连。不用地黄，泥膈故也。

妇人经闭属污血凝滞胞门

娄全善曰：妇人经闭，有污血凝滞胞门，小腹疠痛，有热有寒。如热而经闭者，罗谦甫血极膏，一味大黄为末，醋熬成膏，治妇人干血气，大便利一二行，经血自下，是妇人之仙药也。仲景抵当汤，亦主妇人经水不利。《千金》桃仁煎，治血积月水不行。若寒结污血而不下，云岐红花当归散，治妇人室女经候不行，或积瘀血，腰腹疼痛。

慎斋按：以上三条，序妇人经闭属于积痰污血，而致经水之不行，是有余之实邪为病也，宜导痰逐瘀为主。

女子不月为血滞属心气不通

《内照经》曰：女子不月，血滞病也。原其本，则得之心气不通。故不治其血，而治其心可也。

月事不来属胞脉闭心气不下通

朱丹溪曰：经云：气上迫肺，则心气不得下通，而月事不来。经云：月事不来者，胞脉闭也。

妇人经闭本执着属于血虚气结

《医录补遗》曰：妇人血海满则行，然妇人性情执着，比之男子十倍，虽有虚证宜补，亦当以执着为虑，况月闭一证，大半属血虚气结。

妇人经闭属于肝劳血伤

骆龙吉曰：经云有病胸胁支满，妨于食，病至则先闻腥臊臭，出清液，先吐血，四肢清，目眩，时时前后血，病名曰血枯。此年少时，因大脱血，或醉而入房，亏损肾肝。盖肝藏血，受天一之气，以为滋荣，其经上贯膈，布胁肋。若脱血失精，肝气已伤，肝血枯涸不荣，而胸胁满。妨于食，则肝病传脾，而闻腥臊臭，出清液。若以肝病而肺乘之，则吐血。四肢清，目眩，时时前后血出，皆肝血伤之证也。

妇人经闭属心血亏肾水涸论

虞天民曰：妇人百病，皆自心生。如五志之火一起，则心火亦从而燔灼。经闭不通之证，先因心事不足，心血亏耗，故乏血以归肝，而出纳之用已竭。经曰：母能令子虚。是以脾不磨而食少，所谓二阳之病发心脾者，此也。因食少，故肺气亦失所养。而气滞不行，则无以滋肾阴。况月水全赖肾水施化，肾水既乏，则经水日以干涸，或先或后，淋沥无时。若不早治，渐至闭塞不通，而必为劳极之证，不易治也。

妇人经闭属于心事不足思虑伤脾论

徐春甫曰：心属阳而主血，脾裹血以行气。若月经不通，未必不由心事不足，思虑伤脾，有所劳倦，谷气不输，肺金失养，肾水无滋，经血枯涸，以致三五不调，渐致闭绝。虚损内热，骨蒸劳瘵之证作，而率难以治。唯养心则血生，脾健则气布，二者和则气畅血行，而调经之要至矣。

妇人经闭宜审脾胃论

王节斋曰：妇人女子，经脉不行，多有脾胃损伤而致，不可便作经闭死血，轻用通经破血药。凡遇此证，须审其脾胃何如。若因饮食劳倦，损伤脾胃，少食泄泻疼痛。或因误服汗下攻克药，伤其中气，以致血少不行，只用健脾胃药。脾旺则生血，而经自行。又有饮食积滞，致损脾胃，亦宜消积补脾。若果脾胃无病，有血块凝滞，方用行血通经之剂。

慎斋按：以上七条，序妇人经闭属于内伤不足之病也。经闭有心气不通，有血虚气结，有肝伤肾竭脾伤，皆足致经闭。此为内伤虚证，而与前条风冷寒凝，火邪热结，积痰污血为病者，有余不足，各自不同也。

妇人经闭有血滞血枯之分

李氏曰：妇人以血为主，天真气降，壬癸水合，肾气全盛，血脉流行，尝以三旬一见，以象月盈则亏，故曰月经。经行与产后一般，若其时有余血一点未净，或被风寒湿热暑邪，或内伤生冷，七情郁结，为痰为瘀，凝积于中，曰血滞。或经止后，用力太过，入房太甚，及服食燥热，以致火动，则邪气盛而津液衰，曰血枯。

妇人经闭血滞血枯有诸变证

陈良甫曰：经后被惊，则血气错乱妄行，逆于上则从口鼻出，逆于身则血水相抟，变为水肿。恚怒则气血逆于腰腿心腹，背胁手足之间重痛，经行则发，过期则止。怒极伤肝，则有眩晕、呕血、瘰疬、血风、疮疡等病，加之经血渗漏，遂成窍血生疮，淋沥不断。湿热相抟，为崩带，血结于内，变癥瘕。凡此变证百出，不过血滞与血枯而已。重则经闭不通，轻则经水不调，不止虚与热二者也。

经闭血滞血枯有虚热痰气之四证

叶以潜曰：血滞血枯，不越虚热痰气四证而已。血滞亦有虚热，血枯亦有虚热。故滞者不宜过于宣通，通后又须养血益阴，使津血流通。血枯亦不可峻行补益，恐本主无力，而辛热之剂反燥精血矣。

经闭血枯与血隔之证不同

张景岳曰：肝病血伤证与血隔相似，皆经闭不通之候。然枯之与隔，有如冰炭。枯者竭也，血虚极矣。隔者，隔阻也，血本不虚，而或气或寒，或积，有所逆也。隔者，病发于暂，其证或痛或实，通之则行而愈。若枯者，其来也渐，冲任内竭，其证无形。夫血既枯矣。宜补养阴气，使血自充。如用桃、红、硝、黄、棱、蓬，反加克伐，则枯者愈枯，毙可立俟也。

经闭血滞宜破血枯宜补论

陈良甫曰：血滞经闭宜破者，原因饮食毒热，或暴怒凝瘀积痰，直须大黄、干漆之类推陈致新，俾旧血消而新血生也。若气旺血枯，起于劳役忧思，自宜温和滋补。或兼有痰火湿热，尤宜清之凉之，每以肉桂为佐者，热则血行也，但不可纯用峻药，以亏阴道，调和饮食，自然血气流通。苟不务充养气血，唯以毒药攻之，是求千金于乞丐，必死而后已也。

慎斋按：以上五条，序妇人经闭有血滞血枯二证之辨也。血滞为有余，有余者宜泻，即前条《金匮》以下，所论风冷火热，积痰污血，所感而成也。血枯者，为不足，不足者宜补，即前条《内照》以下，所论心气不足，血虚肝伤，脾衰肾涸，以渐而致也。滞与枯之因，不外此数端，而调经者，可以类通之矣。

室女月水不通属任脉为风寒所持

《圣济总录》曰：女子二七天癸至，任脉通，月事以时下。若禀受不足，或任脉为风寒所持，致令风气凝结，不能应时而下，经久不治，则致劳疾。不可行破血猛性之药，宜通心气，行荣卫，滑经络。

室女经脉断续为血脉未充

戴复庵曰：有少女经脉已行一二次，复至一二年又不行，或有四季一行，或有三五复至，此本血脉柔弱未充，故经脉断续，宜顺气养血，气血旺自通，勿攻之。

室女经闭成劳属于积想过度

寇宗奭曰：人生以气血为本，人病未有不先伤气血者。若室女童男积想过度，多致劳损。男子则神色消散，女子则月水先闭。盖忧愁思虑，则心伤而血竭。且心病则不能养脾，故不嗜食。脾虚则金亏，故发嗽。肾水绝则木气不荣，而四肢干痿，故多怒。不可用青蒿、虻虫等凉血行血，宜柏子仁丸、泽兰汤，益阴血以制虚火也。

室女经闭成劳属于饮食不节

《产宝》曰：经脉不通日久，此非细事，实为重病。若是室女，初因贪食酸咸之物，遂致血脉干涸，变成劳疾。

室女经闭为死候

危氏曰：女子二七天癸至，七七天癸竭。行早，性机巧。行迟，性鲁钝。通行则阴阳和合，始能有子。若年十四至二十岁不行，命如风烛，朝不保暮，有病发则死。间有不死，百无一二，亦一生多病。然有四季行，有一年一次者，或一生不循经度而行者，晚年有癖疾则难治。

慎斋按：以上六条，是序室女经闭之证也。室女经闭，与妇人经闭不同。室女经闭，非先天元气弱，血气未充，即是欲男子不得，所愿不遂，思虑伤心，郁抑伤肝，以致月水闭而成病。故凡寡妇师尼犯经闭者，当与此同法，惜前人未之论及也。

经行白带属阳虚陷下

慎斋按：以上二条，序经行有泄泻、白带之兼证也。经行中兼见之证不一，而腹痛、发热、泄泻、白带四证，则常有之。四证见其一，皆足以致经候不调之病，故以此序于月经不调之后。但月经不调，而不加意审治，势必渐至于不月而经闭。有血枯之候，故即以女子不月、经闭、血枯诸论集于下，此序书之原委也，读者不可不知。

经候不调不通有分因详证治病之法论

方氏曰：妇人经病，有月候不调者，有月候不通者。然不调不通中，有兼疼痛者，有兼发热者，此分而为四也。细详之，不调中，有趱前者，有退后者。趱前为热，退后为虚。不通中，有血枯者，有血滞者。血滞宜破，血枯宜补也。疼痛中，有常时作痛者，有经前经后作痛者，常时与经前为血积，经后为血虚也。发热中，有常时发热者，有经行发热者，常时为血虚有积，经行为血虚而有热也。是四者之中，又分为八矣。人之气血周流，忽有忧思忿怒，则郁结不行。经前产后，忽遇饮冷形寒，则恶露不尽。此经候不调不通，作痛发热，所由作也。大抵气行血行，气止血止。故治血病，以行气为先，香附之类是也。热则流通，寒则凝塞，故治血病，以热药为佐，肉桂之类是也。

妇人月经不行成诸病

叶以潜曰：妇人经病，内因忧思忿怒，郁结不行，外因饮冷形寒，恶露凝滞，此不调不通，作痛发热所由也。治者调其气而破其血，开其郁而补其虚，凉血清热。治血病，以行气为先，香附之类是也。热则流通，寒则坚凝，须以热药为佐，肉桂是也。又有月经不行，四肢发肿者，属瘀血渗入脾经也，宜辛温以导之。又有月经上行口鼻者，是火载血上，气之乱也，四物加栀子、黄连、丹皮、犀角。

慎斋按：以上三条，序妇人经不行致病也。妇人有因病而致经不调者，有因经不调而致诸病者，皆宜分别详审处治。

调经以大补脾胃为主论

陈良甫曰：妇人以血为主，脾胃虚弱，不能饮食，荣卫不足，月经不行，寒热腹痛，或崩带证，皆脾胃不足所生病。故妇人月水不通，或因劳役过度，或因失血，伤损肝脾，但滋化源，其经自通。若小便不利，苦头眩，腰背痛，足寒时痛，久久血结于内，变为癥瘕。若血水相并，脾胃虚弱，壅滞不通，变为水肿。若脾气衰弱，不能制水，水渍肌肉，变为肿满。当益其津液，大补脾胃为主。

卷四·胎前证下·鬼胎属郁怒伤肝脾所致

薛立斋曰：一妇人经闭八月，肚腹渐大，面色或青或黄，用胎证药不应。诊视之，面青脉涩，寒热往来，肝经血病也。面黄腹大，少食倦体，脾经血病也。此郁怒伤脾肝之证，非胎也。不信，仍用治胎散，不验，用加味归脾、逍遥二药愈。

慎斋按：以上四条，序孕妇有鬼胎之证也。

卷五·产后证上·产后不可作诸虚不足治

张子和曰：产后慎不可作诸虚不足治之，必变作骨蒸寒热，饮食不入，肌肤瘦削，经水不行。经曰：寒则衰饮食，热则消肌肉。人病瘦削，皆粗工以药消烁之故也。呜呼！人之死者，岂为命乎。

慎斋按：产后证，虚者多，实者少，子和以为慎不可作诸虚不足治，是必以攻伐峻厉为法矣。产后而亦可任汗吐下之三法乎？赵嗣真叹子和之书，其词直其义明，顾其一，不顾其二，知言哉。

卷六·产后证下

产后月水不通不必药

陈良甫曰：妇人冲任之脉，为经络之海，皆起胞内。手太阳小肠，手少阴心，此二经上为乳汁，下为月水。若产后月水不通，新产后劳伤气血，或去血过多，乳汁自然不通。若乳子半岁或一岁之内，月经不行，此常候，非病也。若半岁而行，或四五个月便行，是少壮血盛之人。若产后一二年，月经不通，无疾苦，亦不必服药。或劳伤气血，冲任脉虚，气血衰少不行，但服健脾胃，资气血之药，自然通行。以药通之，为害滋大。

慎斋按：以上三条，序产后有月水不调、不通之证也。月水不行，为妇人要病，至产后不行，又不可以病言也。《大全》二条，均主风冷邪伤，专以外感为病，亦属偏论。夫产后月水不调、不通，有因于产动劳伤脏气，血虚弱者；有因于怀子自乳，血脉上为乳汁者；有因脾胃气虚，饮食少进者。不止风邪冷热之感也。良甫一条，甚悉病机，至云但服健脾胃、资气血药，不必通经，尤见探本之论。

产后虚汗不止属阴气虚

《大全》曰：产后虚汗不止者，由阴气虚而阳气加之。里虚，阳气独发于外，故汗出。血为阴，产则伤血，是为阴气虚。气为阳，其气实者，阳加于阴，故令汗出。阴气虚弱不复者，汗出不止，因遇风则变痉，纵不成痉，亦虚乏短气，身体柴瘦，唇口干燥，久则经水断绝，由津液竭故也。

产后月水不调属风冷伤经

《大全》曰：产伤动血气，虚损未复，为风冷所伤，血得冷则凝结，故风冷伤于经，血结胞络之间，令月水不通。凡血结，月水不通，则成血瘕。水血相并，复遇脾胃衰弱，肌肉虚者，为水肿。

卷七・崩带门・妇人血崩服四物汤问

王海藏曰：妇人月事不至，是为胞闭，为血不足，宜服四物汤。妇人崩者，是为血有余，亦服四物汤何也？曰：妇人月事不至者，内损其原，不能生血，故胞闭不通，是血不足，宜服四物汤，是益原和血之药也。崩中者，是血多也。暴损其原，是火逼妄行，涸竭为根，亦宜四物汤，乃润燥益原之药也。

卷八・杂证门・血分水分证

妇人血分水分证

《金匮要略》曰：问病有血分水分，何也？师曰：经水前断，后病水，名曰血分，此病为难治。先病水，后断经水，名曰水分，此病易治。何以故？去水其经自下也。

妇人血分水分属脾肺虚冷

汪石山曰：凡经先断，而后病水，少阴脉沉而滑，沉则在里，滑则为实，沉滑相抟，血结胞门，为血分，难治。若先病水，而后病经断，少阳脉牢，少阴脉细，男子小便不利，妇人经水不通，经通则为血，不利则为水，名水分，易治。此因脾肺虚冷，不能通调水道，下输膀胱，渗泄之令不行，生化之气不运。东垣云：水饮留积，若土在雨中则为泥，得和气暖日，水湿去而万物自生长，用加减肾气丸、归脾汤、六君子加木香、炮姜、肉桂。

妇人血分水分所化有别

陈良甫曰：妇人经水不通，则水化为血，血不通则复化为水。故先因经水断绝，后四肢浮肿，小便不通，名曰血分，是血化为水也，宜椒仁丸。若先因小便不通，后身面浮肿，致经水不通，名曰水分，是水化为血也，宜葶苈丸。经脉不通而化为水，流走四肢悉肿满，亦名血分，其证与水证相类，实非水也，用人参丸。

妇人血分辨证用药法

李氏曰：经水断而后肿，名曰血分，乃瘀血化水，闭塞胞水，此水肿难治，但当调其经，则水自消，用小调经散、葶苈丸加丹皮、牛膝、红花。若先浮肿而后经水不通，名曰水分，乃脾不能制，血与水并，肌肉为之虚肿，红矾丸、肾气丸加泽泻、防己、葶苈、木通。

妇人血分属气壅不能化血

武叔卿曰：气者水之母，血者气所化。非气无以生血，非血无以养气。若经水不通，则血病气亦病，岂有水不通而能化血乎。血不通而化水者，乃是气壅不能化血而成水也。观桃仁丸，可见矣。

椒仁丸治血分

《妇人良方》曰：先因经水断绝，后至四肢浮肿，小便不通，血化为水，名曰血分。椒仁丸药虽峻利，所用不多，若畏而不服，有养病害身之患。尝治虚弱人，亦未有误也。

《济阴》按：血既化为水，则以利水为先，而行血温血，开结破气，又不可少。然非峻利气悍之物不可，故又佐以大毒之药。

慎斋按：以上四条，序治血分用药之大法也。夫血分属妇人经水不通而致，必是六淫外侵，七情内伤，以致脾胃虚衰，不能运化精微。故血壅不流，气不能化，法当补脾健胃，扶养气血，佐以温经行血之剂可也。椒仁丸，有斑蝥、砒信、甘遂、芫花、黑丑、蚖青，群队大毒之药以攻之，祸有不可胜言者。《大全》乃曰：治虚弱人未见有误，是何言欤。

（六）《傅青主女科》[28]

上卷·调经

年未老经水断（二十八）

经云：女子七七而天癸绝。有年未至七七而经水先断者，人以为血枯经闭也，谁知是心肝脾之气郁乎！使其血枯，安能久延于人世。医见其经水不行，妄谓之血枯耳，其实非血之枯，乃经之闭也。且经原非血也，乃天一之水，出自肾中，是至阴之精而有至阳之气，故其色赤红似血，而实非血，所以谓之天癸。世人以经为血，此千古之误，牢不可破，倘果是血，何不名之曰血水，而曰经水乎？经水之名者，原以水出于肾，乃癸干之化，故以名之。无如世人沿袭而不深思其旨，皆以血视之。然则经水早断，似乎肾水衰涸。吾以为心肝脾气之郁者，盖以肾水之生，原不由于心肝脾，而肾水之化，实有关于心肝脾。使水位之下无土气以承之，则水滥灭火，肾气不能化；火位之下无水气以承之，则火炎铄金，肾气无所生；木位之下无金气以承之，则木妄破土，肾气无以成。倘心肝脾有一经之郁，则其气不能入于肾中，肾之气即郁而不宣矣。况心肝脾俱郁，即肾气真足而无亏，尚有茹而难吐之势。矧肾气本虚，又何能盈满而化经水外泄耶！经曰“亢则害”，此之谓也。此经之所以闭塞有似乎血枯，而实非血枯耳。治法必须散心肝脾之郁，而大补其肾水，仍大补其心肝脾之气，则精溢而经水自通矣。

益经汤：大熟地（九蒸）一两，白术（土炒）一两，山药（炒）五钱，当归（酒洗）五钱，白芍（酒炒）三钱，生枣仁（捣碎）三钱，丹皮二钱，沙参三钱，柴胡一钱，杜仲一钱（炒黑），人参二钱。

水煎，连服八剂而经通矣，服三十剂而经不再闭，兼可受孕。此方：心肝脾肾四经同治药也。妙在补以通之，散以开之；倘徒补则郁不开而生火，徒散则气益衰而耗精。设或用攻坚之剂，辛热之品，则非徒无益，而又害之矣。

眉批：善医者，只用眼前纯和之品，而大病尽除；不善医者，立异矜奇，不惟无效，反致百病丛生。凡用药杂乱，假金石为上品者，戒之！戒之！

歌括：年未七七经水断，心肝脾气郁不宣。
肾气不能化生成，大补肾水益精原。
益经熟地沙人参，归芍白术丹枣仁。
柴胡山药杜仲炭，同治心肝与脾肾。

上卷·鬼胎·室女鬼胎（十四）

女子有在家未嫁，月经忽断，腹大如妊，面色乍赤乍白，六脉乍大乍小，人以为血结经闭也，谁知是灵鬼凭身乎！夫人之身正，则诸邪不敢来侵；其身不正，则诸邪自来犯，或精神恍惚而梦里求亲，或眼目昏花而对面相狎，或假托亲属而暗处贪欢，或明言仙人而静地取乐。其始则惊诧为奇遇而不肯告人，其后则报郝为淫亵而不敢告人。日久年深，腹大如斗，有如怀妊之状，一身之精血仅足以供腹中之邪，则邪日旺而正日衰，势必至经闭而血枯，后虽欲导其经，而邪据其腹，则经亦难通，欲生其血而邪食其精，则血实难长。医以为胎，而实非真胎，又以为瘕，而亦非瘕病，往往因循等待，非因羞愤而亡其生，则成劳瘵而终不起，至死不悟，不重可悲哉！治法似宜补正以祛邪，然邪不先去，补正亦无益也。必须先祛邪而后补正，斯为得之。

荡邪散：雷丸六钱，桃仁六十粒，当归一两，丹皮一两，甘草四钱。

水煎服，一剂必下恶物半桶，再服调正汤治之。

白术五钱，苍术五钱，茯苓三钱，陈皮一钱，贝母一钱，薏米五钱。

水煎服，连服四剂则脾胃之气转，而经水渐行矣。前方荡邪，后方补正，实有次第。或疑身怀鬼胎，必大伤其血，所以经闭。今既坠其鬼胎矣，自当大补其血。乃不补血而反补胃气，何故？盖鬼胎中人，其正太虚，可知气虚则血必不能产生。欲补血，必先补气，是补气而血自然生也。用二术以补胃阳，阳气旺则阴气难犯，尤善后之妙法也。倘重用补阴之品，则以阴招阳，吾恐鬼胎虽下，而鬼气未必不再侵，故必以补阳为上策，而血自随气而生也。

眉批：此方阴骘大矣！见有因此病羞愤而蹈于非命，劳瘵而丧于少年，深为可悯。若服此方不应，宜服桂香平胃散，无不见效，愈后宜调养气血，节饮食。

肉桂（去粗皮）一钱，麝香一钱。

以上二味，共研细末，开水为丸，如桐子大，空心开水下，服后半日时，煎平胃散一剂服之。

苍术（米泔炒）三钱，厚朴（姜汁炒）二钱，广皮一钱，枳实（土炒）二钱，全当归（酒洗）三钱，川芎（酒洗）一钱。

服后必下恶物，若不见下恶物，次日再服平胃散，不用桂、香。

歌括：室女未嫁腹如妊，误认胎瘕俱非真。
实未与人偕云雨，淫邪鬼祟暗戏人。
治法宜用荡邪散，桃仁当归与雷丸。
丹皮甘草水煎服，祛邪补正病自痊。
鬼胎落后血分伤，宜投白术调正汤。
茯苓陈皮薏贝母，连服气旺血亦旺。

（七）《胎产心法》[29]

卷之中·胞衣不下论

血极膏（又名醋大黄丸）：治胞衣不下，恶血冲心，并腹中血块冲逆作痛。

锦纹大黄一两。

上为末，以好醋半升，熬成膏，丸桐子大。以酒化五丸服之，须臾即下。又治女人干血有热，脉弦数者，临卧温酒化服，大便利一二行，经脉自通。亦治经闭，通用。

卷之下·月水不通论

产后月水不通者，不必药也。妇人冲任之脉，为经络之海，皆起胞内。手太阳、手少阴二经，上为乳汁，下为月水。若产后去血过多，常有月水不通。若乳子者，半岁一岁之内，月经不行，此犹常候。若半岁左右便行，是必少壮血盛之人。若产后一二年月经不通，无他疾苦，亦不必服通经之药。盖因劳伤营卫，冲任脉虚，气血衰少耳。但服健脾胃及滋补气血之药，自然通行。若强通之，是犹揠苗者也。

卷之下·蓐劳骨蒸论

乌骨鸡丸：治妇人郁结不舒，蒸热咳嗽，月事不调，或久闭不行，或倒经血溢于上，或产后蓐劳，或崩淋不止，及带下赤白、白淫诸证。兼疗男子斫丧太早，劳嗽吐红，或虚损者。

乌骨鸡（取白丝毛者方可用。男用雌，女用雄，拣嫩长者，溺倒，泡去毛，竹刀剖胁出肫肝，去秽，留内金，去肠垢，仍入腹内）一只，熟地（血热加生地黄二两）四两，北五味（碎）一两。

上二味，入鸡腹内，用陈酒或酒酿、童便各二碗，水数碗，于砂锅内旋煮旋添，糜烂汁尽。

绵黄芪（去皮，蜜酒拌炙）三两，于术（饭上蒸九次）三两，白茯苓（去皮净）、归身（酒洗）、白芍（酒炒）各二两。

上五味，预为粗末，同鸡肉捣烂，焙干。骨用酥炙，共为细末，入下项药。

人参（虚甚，加至六两）三两，川芎（童便浸，切晒）一两，牡丹皮（酒浸，勿炒）二两。

上三味，各为细末，和前药中。另用干山药末六两，打糊，众手丸。或晒干，勿令馊，瓷罐收贮。清晨，人参汤或沸汤送下三钱；卧时，醇酒再服二钱。大便实者，炼白蜜为丸亦可。骨蒸，加炙九肋鳖甲三两，银柴胡、地骨皮各一两五钱。经闭，加肉桂一两。崩漏下血，倍熟地，加真阿胶二两。倒经血溢，加去心麦冬二两。郁结痞闷，加童便制香附二两，沉香五钱。赤白带下，加真川萆薢二两，四制香附二两，蕲艾一两。白淫，倍用参、芪、苓、术。

按乌骨鸡丸，诸药皆寻常而无奇处，治调经最验。盖鸡属巽补肝，犹妙在乌骨益肾，变巽归坎，甲癸同源，兼滋冲任也。

（八）《妇科心法要诀》[30]

经闭门·血滞经闭

石瘕寒气客胞中，状如怀子不经行。胞闭热气迫肺咳，伤心气血不流通。

经闭门·血亏经闭

二阳之病发心脾，不月有不得隐曲。血枯其传为风消，息贲者死不能医。

经闭门·血枯经闭

脱血过淫产乳众，血枯渐少不行经。骨蒸面白两颧赤，懒食消瘦咳嗽频。

经闭门·久嗽成劳

男劳已详心法内，女损阴血传风消。或因病后素禀弱，经闭咳嗽血风劳。

经闭门·室女经来复止

室女经来复不来，若无所苦不为灾。必是避年未充足，若见虚形命可哀。

经闭门·师尼室寡经闭

师尼室寡异乎治，不与寻常妇女同。诊其脉弦出寸口，知其心志不遂情。调经若不先识此，错杂病状岂能明。和肝理脾开郁气，清心随证可收功。

经闭门·血滞经闭证治

石瘕带表吴茱萸[①]，攻里琥珀散[②]最宜。胞闭三和汤[③]四物，硝黄连薄草芩栀。

附方：

①吴茱萸汤。

②琥珀散。

③三和汤：当归、川芎、大黄、朴硝、白芍、地黄、黄芩、栀子、连翘、薄荷、甘草各等分。

上剉，每服八钱，水煎服。

经闭门·血枯血亏经闭证治

胃热烁血玉烛散[①]，失血血枯养荣汤[②]。地黄汤[③]治房劳损，萸药苓丹泽地良。乳众血枯经若闭，须用十全大补方[④]。

附方：

①玉烛散。

②人参养荣汤。

③六味地黄汤：熟地八钱，山萸肉、山药各四钱，丹皮、泽泻、茯苓各三钱，水煎服。

④十全大补汤。

经闭门·经闭久嗽成劳证治

月水不行蒸潮汗，食减咳嗽血风劳。劫劳散[①]用参苓芍，归地甘芪半味胶。

附方：

①劫劳散：白芍六两，黄芪（炙）四两，甘草（炙）、人参（去芦）、当归（去芦，酒洗）、熟地（洗净，焙干）、五味子、阿胶（炒珠）各一两。

上㕮咀，每服三钱，水一盏，生姜七片，枣三枚，煎至九分，温服，无时，日三次。

经闭门·室女师尼寡妇经闭证治

室女经闭多血结，大黄䗪虫[①]桃杏仁，虻蛭蛴螬甘草芍，干漆生地及黄芩。不足泽兰[②]归草芍，柏子仁丸[③]用柏仁，熟地泽兰牛卷续，相兼久服自然行。师尼寡妇逍遥散[④]，附兰丹地郁栀芩。

附方：

①大黄䗪虫丸：大黄、赤芍、生地、桃仁、干漆、甘草、䗪虫、虻虫、蛭虫、蛴螬、黄芩各等分。

上末，炼蜜丸，每服丸数，量虚实增减。

②泽兰叶汤：泽兰叶三两，当归、白芍各一两，甘草五钱。

上为粗末，每服五钱，水煎，温服。

③柏子仁丸：柏子仁（炒另研）、牛膝（酒洗）、卷柏各五钱，泽兰叶、续断各二两，熟地（酒浸半日，石臼内，杵成膏）三两五钱。

上为细末，炼蜜丸，如桐子大，空心米饮下三十丸。

④逍遥散。

癥瘕痃癖诸证门·瘀血血蛊证治

腹中瘀血未成形，面黄发热腹胀疼。产后经来风冷客，血室之内有瘀停。产后恶露失笑散，经闭瘀凝玉烛攻。血蛊桃奴猳鼠粪，延桂砂桃附五灵。

杂证门·血分水分总括

经水先闭后病肿，任冲寒湿血壅经。先发水肿后经闭，水溢皮肤泛滥行。血分难医水易治，二者详参要辨明。

（九）《大生要旨》[31]

种子·总论

有经之或先或后者，有一月两至者，有两月一至者，有枯绝不通者，有频来不止者，有先痛而后行者，有先行而后痛者；有淡色、黑色、紫色者；有瘀而为条、为片者；有精血不充而化作白带、白浊者；有子宫虚冷而独阴不成者；有血中伏热而孤阳不生者；有血癥、气痞，子脏不收，月水不通者，此皆女子之病不能育胎、摄胎者也。

（十）《妇科玉尺》[32]

卷之一·月经

故云：室女积想在心，则经闭而痨怯者多。然亦有因脾胃伤损者，不尽可做血凝经闭治也。只宜调养脾胃，脾气旺则能生血，而经自通。亦有因饮食停滞致伤脾胃者，宜消食健脾。若经来时，饮冷受寒，或吃酸物，以致凝积，血因不流，当以辛温活血行气药通之，此经闭也。精神壮盛，阴血有余，偶感风寒，或食冷物，以致气滞血凝而闭，宜以通气活血药导之，此气滞也。先天不足，或病后产后失于调理，以致真阴亏损，火热煎熬；或阴虚火旺，肝不生血；或堕胎，及产多而亡血；或因久患潮热、盗汗耗血，乃将成痨瘵之候矣，宜以滋阴养血清火药治之，此血枯也。故即血凝之症，当有经闭、气滞、血枯三项因缘，未可概视。

妇人室女经闭、疼痛，或成血瘕者，瘀积也，宜通经丸。经闭，或但不调，血块气痞腹痛者，气血滞也，宜调经汤……瘦弱人经闭者，血气受伤，或生育多也，宜四物加红花、桃仁。又瘦人经闭者，或气滞也，宜通经丸、调经汤。经壅，身体发虚，四肢无力，潮热骨疼者，内有气块也，宜苍术香附丸。经闭腹痛者，内结腹痛也，宜归尾丸。经事不来者，血闭也，宜调经琥珀汤。经闭不来，或过月者，血不调也，宜红花汤。

脉　　法

肝脉沉之而急，浮之亦然，女子月事不来，时无时有，得之少之时有所堕坠。

肾脉微涩，为不月。

李梴曰：浮涩胁伤经不利，浮绝精伤与经闭。又曰：经病前后，脉软如常，寸关虽调，尺绝痛肠。沉浮下弱，来多要防。微虚不利，间月何妨。浮沉一止，或微迟涩，居经三月，气血不别。三月以上，经闭难当。

月水不调

万全曰：经不调有三：一脾虚，二冲任损伤，三痰脂凝塞。胃为水谷之海，血气，之母也。惟忧愁思虑，心气受伤，则脾气失养，郁结不通，腐化不行，饮食减少。斯有血枯血闭，及血少色淡，过期，或数月一行也。又脾为血海，冲任之系，或嫉怒褊急，以伤肝气，致冲任失守，血气妄行。或血未行而妄合，以动其血，或经未断而即合，冲任内伤，血海不固，为崩为漏，有一月再行者矣。肥硕之人，膏脂充满，元室之户不开，或痰涎壅滞，血海之波不流，故有过期而经始行，或数月而经一行，及为浊、为带、为经闭、为无子之病者矣。

月　　闭

陈自明曰：或醉饱入房，或劳役过度，或吐血失血，伤损肝脾，但滋其化源，其经自通。若小便不利，头眩，腰背痛，足寒时痛，久而血结于内，变为癥瘕。若血水相并，脾胃虚弱，壅滞不通，变为水肿。若脾气衰弱，不能制水，水浸肌肉，变为肿满，当益津液，大补脾胃，方可保生。

张从正曰：月不通者，经曰胞脉闭也，胞脉者属火，而络于脬中，今气上迫肺，心气不得下通也。茶调散吐之。吐讫，玉烛散、三和汤、桂苓白术散，量虚实选用。慎勿服峻热药，致变肺萎，骨蒸潮热，咳嗽咯脓，呕血喘逆，尿涩，寝汗不已，渐至脉大形瘦，必不救。

李杲曰：二阳之病发心脾，女子不月，其传为风消，为息奔，死不治。妇人脾胃久虚，形体羸弱，致经不行，病中消，胃热善食，渐瘦液枯。夫经者，血脉津液所化，为热所烁，肌肉渐瘦，时燥渴，血海枯竭，病名曰血枯经绝，宜泻胃之燥热，补益气血，经自行矣。此病或经适行而有子，子不安，为胎病者有矣。或心包脉洪数，躁作，时见大便秘涩，小便虽清不利，而经闭绝，此乃血海干枯。宜调血脉，除包络中火邪，而经自行。《内经》所谓小肠移热于大肠，为癥瘕，为沉，脉涩不利，则月事沉滞而不利，故云为癥瘕为沉也。或因劳心，心火上炎，月事不来者，安心补血泻火，经自行矣。故《经》云：胞脉闭也。胞脉者，属心而络于胞中，今气上迫肺，心气不得下，故月不来也。又曰：凡妇女之病，经水适断，俱作少阳治之，伤寒杂病皆同。经云：身有病而有邪，经脉闭也。经脉闭者，尺中不至。胞脉闭者，生化源绝。二者皆血病也，厥阴主之。厥阴病则少阳病矣。治法或实作大热，或变成痨，脉有浮中沉之不同，故药有表里和之不一。察其在气在血，定其行阴行阳，使大小得宜，轻重各当，则可万全。此少阳一治，不可不知也。

朱震亨曰：阴虚，经脉久不通，尿涩体痛，四物加苍术、牛膝、陈皮、甘草。又用苍莎丸料加苍耳、酒芍药为丸，就用前药吞下。经候微少，渐渐不通，手足烦疼，渐瘦，潮热，脉微数，四物去芎、地，加泽兰三倍，甘草半分。

王纶曰：经不行，有由脾胃损伤者，不可便为经闭死血，轻用攻破药，须审脾胃如何。若因饮食劳倦，损伤脾胃，少食恶食，泄泻疼痛。或因误服汗下攻伐药，伤其中气，致血少不行，只宜用白术为君，苓芍为臣，佐以黄芪、甘草、陈皮、麦芽、柴胡、芎、归等，脾旺自能生血，而经自行。又有饮食积滞，致损脾胃，亦宜消积补脾。若脾胃无病，果有血块凝结，方宜行血通经。

李梴曰：经行时，余血一点未尽，或外被风寒湿冷暑热，或内伤生冷，七情郁结，为痰为瘀，曰血滞。或经止后，用力太过，入房太甚，及食燥热，以致火动邪盛而精血衰，曰血枯。经后被惊，血气妄行，上逆则从口鼻出，逆于身则水血相抟，变为水肿，恚怒则气血逆于腰腿、心腹、背胁、手足间，重痛，经行则发，过期则止。怒极伤肝，则有眩晕、呕血、瘰疬、血风、疮疡等病。加之经血渗漏于其间，遂成窍穴生疮，淋沥不断。湿热相抟，遂为崩带。血结于内，变为癥瘕。凡此变症百出，不过血滞、血枯而已。但血滞、血枯，俱有虚热，故重则经闭不通，以滞、枯分言之，轻则经不调，止言虚与热而已。总而言之，经水不通，不出虚、热、痰、气四症，不调亦相似，则饮食调和，自然血气流通。更有凝滞，然后可用红花当归散、紫葳散、通经丸、导经丸之类。虚者只用当归散，通后又须养血益阴，使津液流通。若以毒药攻逐，必死。又曰：经闭腹大，仅一月间便能动作，乃至过期不产，或腹痛，必是虫症，雄砂丸主之。

李时珍曰：经闭有余、不足二症，有余者血滞，不足者伤肝。《素问》云：少时有所大脱血，或醉入房中，气竭肝伤，故月来衰少，或不来，治之以乌贼骨四芦茹一，此正血闭不足之病也。

万全曰：经闭而骨蒸潮热，脉虚，用增损八物柴胡汤。热甚，服此不平者，加干姜灰，神效。经闭发热，咽燥唇干，脉实者，四物凉膈散。

张介宾曰：血枯、血隔本不同。盖隔者，阻隔。枯者，枯竭。阻隔者，邪气隔滞，血有所逆也。枯竭者，冲任亏败，源断其流也。凡妇女病损，至旬月半载之间，未有不经闭者，正因阴竭，所以血枯。枯之为义，无血而然。故或羸弱，或困倦，或咳嗽，或血热，或饮食减少，或亡血失血，及一切无胀、无痛、无阻、无隔，而经有久不至者，皆血枯经闭之候。欲其不枯，无如养荣；欲以通之，无如充之（此诚要义）。但使血行，则经脉自至。乃医者不论有滞无滞，多兼开导之药。其有甚者，则专以桃仁、红花之类通利为事。岂知血滞者可通，血枯者不可通乎？是宜知之矣！

室女寡妇师尼

李梴曰：女子十四月至，必近二十方可配，阴气不易成也。或恣食咸酸热燥，致气血上壅不通，红花当归散、大黄膏、紫葳散。如逾年未下，或年未及而思男，思伤心血，火炎脾亏，肺烁肾枯，而血闭成痨者，难治，四物加柴、芩，逍遥散加芩、连、山栀，以养血凉血。降火，柏子仁丸亦妙。因怒逆者，四制香附丸加黄芩、生地。因惊者，抱胆丸。又曰：寡妇郁闷百端，或想夫，或门户不支，或望子孙，心火频炽，加之饮食厚味，遂成痰火。其症恶风体倦，乍寒乍热，面赤心烦自汗，肝脉弦长，当抑肝之阴气，柴胡抑肝汤、抑阴地黄丸、越鞠丸。贫苦食淡者，四制香附丸。每日上午，神思昏愦，怕见明处，恶闻人声，至午后方可，及头昏腹痛惊惕，稍涉劳动，及经来时尤剧，此不得遂志也，宜清神养荣四物汤，加人参、茯神、陈皮、柴胡、羌活、甘草、香附。

万全曰：愆期未嫁之女，偏房失宠之妾，寡居之妇，庵院之尼，欲动不能遂，感愤不得言，多有经闭之疾，含羞强忍，不欲人知，致成痨瘵难治者，宜四制香附丸、参术大补丸，攻补兼行，庶几可瘳。此七情之变，难以法治者也。

张介宾曰：张氏云，室女月不行，切不可用青蒿等凉药。医家多以室女为血热，故以凉药解之。殊不知血得热则行，冷则凝，不可不知。若经微少，渐渐不通，手足骨肉烦疼，日渐羸瘦，渐生痨热，其脉微数，此由阴虚血弱，阳往乘之，少水不能灭盛火，火逼水涸，耗亡津液，治当养血益阴，毋以毒药通之，宜柏子仁丸、泽兰汤。

罗天益曰：宋·褚澄疗师尼寡妇，别制方者，盖有谓也。此二种寡居，独阴无阳，欲心萌而多不遂，是以阴阳交争，乍寒乍热，全类温疟，久则为痨瘵也。

武之望曰：师尼寡妇之痨，专主肝经，以相火寄于肝也。男女之欲，皆从此出。观天地之气始于春，则知欲火之动亦由于肝也，鸟兽孳尾亦然。故治此者，当以柴胡汤为法。

卷之一·治月经病方

大黄朴硝汤： 治经年月水不行，胞中有风冷所致，宜下之。

大黄、牛膝各五两，代赭石一两，朴硝、丹皮、甘草、紫菀各三两，虻虫、水蛭、桃仁、干姜、细辛、芒硝各二两，麻仁五合。

水一斗五升，煮五升，去渣，内硝。分五服，五更为首，去一炊顷，自下后将息，忌见风。

调经汤： 治瘀积经闭。

当归、延胡索、白术各二钱，香附、白芍、生地各一钱，川芎、陈皮、丹皮各八分，甘草六分，益母草三钱。

经来日，空心服。

大温经汤： 治冲任虚损，月候不调，或来多不已，或过期不行，或崩中去血过多，或胎产瘀血停留，小腹急痛，五心烦热，并皆治之。但此温剂，内冷者宜。

当归、川芎、人参、阿胶、桂心、白芍（炒）、淡吴萸、丹皮、炙草各一钱，麦冬二钱，半夏二钱半，姜五片。

食前，稍热服。

和血通经汤： 治因受寒而经不调，或闭。

当归、三棱各五钱，蓬术四钱，木香、熟地、官桂各三钱，红花、苏木各二钱，血竭（另研）一钱。

共为末，酒下。

艾附丸： 治由气滞经不行。

蕲艾四两，香附一斤，当归（半酒半醋炒）四两。

醋糊丸：有气，加枳壳、陈皮四两。肌瘦，加人参二两、白术四两、茯苓三两。身热，加柴胡四两。

破结丸：治经闭，由过食生冷酸涩。

琥珀、延胡索、降香、五灵脂、莪术、生膝各五钱，桃仁、归尾各一两，肉桂心、血竭各三钱。

凉血调经丸：治血热经病，及热甚经闭。

黄芩、黄柏、白芍、鳖甲、杞子、归身、樗皮。

玉烛散：治二便闭塞，月事不行。

四物汤加芒硝、大黄、甘草、姜三片。

红花汤：治经行过期，及不月。

红花、琥珀、白芍、麝香、没药、当归、桂枝、桃仁、苏木。

调经琥珀汤：治不月。

三棱、蓬术、白芍、刘寄奴、当归、熟地、官桂、甘菊、延胡索、蒲黄。

痛甚，加炮姜、红花、桃仁、牛膝、苏木、香附。

三和汤：治热结血闭。

生地、白芍、川芎、当归、连翘、大黄、朴硝、薄荷、黄芩、山栀、甘草各七分。

此方乃集四物、凉膈、调胃承气三方为一方。

通经汤：治月闭。

四物汤加大黄、官桂、厚朴、枳壳、枳实、黄芩、红花、苏木各七分，乌梅一，姜三，枣二。

导经丸：治经闭不通，腰腹痛。

大黄二两，川芎、当归、白芍、官桂、桃仁、甘草各一两，血竭二钱半，红花一钱，斑蝥（糯米同炒）二十个。

蜜丸，酒下。

柏子仁丸：治血虚有火，月经耗损，渐至不通，日渐羸瘦而生潮热。兼治室女思虑成痨，经闭，切毋以毒药通之，宜此。兼服泽兰汤。

柏子仁（炒，另研）、牛膝、卷柏、泽兰、川断各二两，熟地三两。

捣泥，加蜜，丸。

泽兰汤：治同上。

泽兰三两，酒当归、白芍各一两，甘草五钱。

每咀片五钱，煎。

卷六·妇女杂病

其有先经水不调而致痨瘵者，则五心烦热，寒热如疟，或烦热潮热，盗汗痰嗽，宜逍遥散、加味逍遥散。至如室女思虑伤心，经闭成痨，则名干血痨，其候最难调治，只宜益阴血，制虚火，慎勿妄用通经破血之药，（要法，俗人不知）宜柏子仁丸、泽兰汤。

……

二青瘕，由新产起行浣洗太早，阴阳虚，产门四边解散，子户未安，骨肉皆痛，手臂不举，又犯风湿所成。其癥苦寒，洒洒入腹，烦闷，结热不散，恶血不除，聚在两胁下，藏于背膂，其后月水不通，或反不禁，宜青瘕坐导方。

……

八鳖瘕，由月水新至，其人作劳，适受风湿，恍惚觉悟，心尚未平，复见所好，心为之开，魂魄感动，五内消脱，或沐浴不以时出，而神不守，水气与邪气俱入至三焦中幕，玉门先闭，津液妄行，留络不去而成。其癥形如小杯，小腹切痛，左右走，上下腹中痛，持之跃手，下引阴里痛，腰背亦痛，不可以息，月事不通，宜疗鳖瘕方。

妇女浮肿之病，有先断经而后致四肢浮肿，小便不通者，乃血化为水，古人谓之血分，宜椒仁丸、人参丸。亦有先因小便不通，而后身面浮肿，竟至经水不通者，乃水化为血，古人谓之水分，宜葶苈丸。其原皆由外伤六淫，内伤七情，饮食失度，起居失宜，渐至脾胃受伤，失生发统摄之节，气与血俱乖而后然也。盖人身气血，本属相须，血者气之化，气者水之母，非气无以生血，非血无以养气，若经水不通，则血病，血病而气亦病矣。血不通而化水者，实是气壅不能化血，遂变为水也。至薛氏云：月水不通，凝结于内，久而变为血瘕。血水相抟，亦为水肿。夫血凝成瘕，因而致肿，亦属于水，此癥之故，则以血水相抟，既凝之血，亦从乎水者矣，当细思之。总之，血分者，不可以水治；水分者，不可以血治。理固然也，以上皆最易作。而最难治之病也。

室女劳瘵，寇宗奭曰：人以气血为本，人之病，未有不先伤气血者。若室女童男，积想在心，思虑过度，多致劳损，男则神色消散，女则月水先闭。盖忧愁思虑则伤心，而血逆竭，神色先散，月水先闭。且心病则不能养脾，故不嗜食。脾虚则金亏，故发嗽。肾水绝则水气不荣，而四肢干痿，故多怒，鬓发焦，筋骨痿，若五脏传遍则死。自能改易心志，用药扶持，切不可用青蒿、虻虫等凉血行血之药。薛己曰：经云，五谷入胃，其糟粕、清液、宗气分为三隧，故宗气积于胸中，出于喉咙，以贯心肺而行呼吸。荣气者，泌其精液，注之于脉，化以为血，以荣四末，内养五脏六腑。若服苦寒之剂，复伤胃气，必致不起。

积聚癥瘕症治，薛己曰：妇人食癥，由形气弱，须先调补脾胃为主，而佐以消导。若形气充实，当先疏导，而佐以补脾胃。若气壅血滞而不行，宜用乌药、蓬术、肉桂、当归、桃仁、青皮、木香等分为末，每二钱，热酒调下，名乌药散，散而行之。如脾气虚而血不行，宜用四君芎归，补而行之。若气郁而血不行，宜用归脾汤，解而行之。若肝脾血燥而不行，宜加味逍遥散，清而行之。大抵食积痞块之癥为有形，盖邪气胜则实，真气夺则虚。当养正辟邪，而积自除矣。又或问：癥一也，何以知是血癥？曰：血外之癥，昏闷烦躁，迷妄惊狂，痰呕汗多，骨热肢冷，其蓄在下焦者，必脐下急结，外热内痛，尺脉洪而数也。又曰：子和云，遗溺闭癃，阴痿浮痹，精滑白淫，皆男子之疝也。若血痼，月事不行，行后小腹有块，或时移动，前阴突出，后阴痔核，皆女子之疝也。但女子不谓之疝，而谓之疝瘕。

卷六・妇女杂病・治妇女杂病方

逍遥散：治血虚劳倦，五心烦热，肢体疼痛，头目昏重，心忡颊赤，口燥咽干，发热盗汗，减食嗜卧，及血热相抟，月水不调，脐腹胀痛，寒热如疟。又主室女血弱阴虚，荣卫不和，痰嗽潮热，肢体羸瘦，渐成骨蒸。

当归（酒洗）、白芍（酒炒）、茯苓、柴胡各一钱，炙草五分，加姜三片、薄荷少许。

一方无薄荷，加麦冬二十粒。如热甚，加丹皮、山栀。骨蒸，加知母、地骨皮。咳嗽，加五味子、紫菀。吐痰，加半夏、贝母、瓜蒌仁。饮食不消，加山楂、神曲。发渴，加麦冬、花粉。胸中作热，加黄连、山栀。心慌，加远志、枣仁。吐血，加阿胶、生地、丹皮。自汗，加黄芪、枣仁。久泻，加炒黑干姜。遍身痛，加羌活、防风、川芎，以利关节。手足颤掉，加防风、荆芥、薄荷。气恼，胸膈痞闷，加枳实、青皮、香附。怒气伤肝，眼目昏花，加龙胆、黄连、山栀。小腹痛，加香附、延胡索。经闭不通，加桃仁、红花、苏木。左腹血块，加三棱、蓬术、桃仁、红花。右腹气块，加木香、槟榔。

桃仁煎：治血瘕血积，经候不通。

桃仁、大黄各一两，虻虫（炒）五钱，朴硝（另研）一钱。

醋二升半，煎取升半，下大黄、桃仁、虻虫，搅，煎至可丸。下硝，搅匀，出之，丸梧子大。前一日不吃晚饭，五更温水下五丸，日午下如赤豆汁，或如鸡肝、虾蟆衣状。未下再服，如鲜血来，即止。随以调补气血药补之，气虚血弱者忌用。

卷六·妇女杂病·附录前人效方

益母草丸：治妇人骨蒸劳瘦，月候不通，心神烦热，四肢疼痛，不能饮食。

益母草、青蒿各二斤，桃枝、柳枝（长一尺）各一握。

先剉四味，用童便一斗，煎三升，去渣，熬成膏，再用：

柴胡、犀角屑、赤芍各一两，鳖甲二两，桃仁泥五两，天灵盖（酥炙微赤）、朱砂、木香、炙草各二两，麝香五钱。

用前膏捣丸，每三十丸，乌梅甘草汤下，不拘时。

（十一）《女科要旨》[33]

卷一·调经

方氏曰：妇人经病，有月候不调者，有月候不通者，然不调不通中，有兼疼痛者，有兼发热者，此分而为四也。细详之，不调中，有趋前者，有退后者，趋前为热，退后为虚。不通中，有血枯者，有血滞者，血滞宜破血，枯宜补也。疼痛中，有时常作痛者，有经前经后作痛者，常时与经前为血积，以经后为血虚也。发热中，有常时发热者，有经行发热者，常时为血虚有积，经行为血虚而有热也。是四者之中，又分为八矣。人之气血周流，忽有忧思忿怒，则郁结不行。经前产后，忽遇饮冷形寒，则恶露不尽，此经候不调，不通作痛，发热所由作也。大抵气行血行，气止血止，故治血病以行气为先，香附之类是也。热则流通，寒则凝塞，故治血病以热药为佐，肉桂之类是也。

门人问曰：妇人经闭，或因家务烦恼，或因胎产、乳子受伤，其不调也有自室女。何以亦有不调之病乎?

余曰：室女患此，甚于妇人，所以多死。室女乃浑全之人，气血正旺，不应阻塞，竟患经闭不行，若非血海干枯，则为经脉逆转。血海干枯者，宜用当归补血汤加麦冬、白芍各五钱，炙甘草二钱。虚极者加附子一钱以助之。倘或失治，则内热咳嗽、肌肉甲错、毫发焦落，而成怯症矣。经脉逆者，宜用《金匮》麦门冬汤、芍药甘草汤，加牛膝、茜草之类，兼服四乌鲗骨一芦茹丸以调之。倘或失治，则为吐血、衄血、咳嗽、骨蒸，而成瘵病矣。若肝火炽盛，左胁刺痛，颈生瘰疬，佐以逍遥散，加栝楼、川贝母、生牡蛎、青皮之类。若肝木弦，上寸口鱼际，非药所能治，即与楅配则愈，或与加味逍遥散。若体常怯寒，食少腹胀，佐以六君子汤，加干姜之类，归脾汤、八珍汤可以出入互用。然余又有深一层治法。忆余乾隆辛丑岁，朱紫坊黄姓之女，年方二十二岁，始因经闭，服行经之药不效，后泄泻不止、食少、骨瘦如柴，服四神、八味之类，泻益甚，而五更至天明数次，便后带血，余主用《金匮》黄土汤，以赤石脂易黄土，以干姜易附子，每服加生鹿茸五钱，意以先止其泄泻便红，然后再调其经水，连服八剂，泄泻如故，而经水通矣。又服五剂，泻血俱止，后服六君子汤加干姜收功。可知鹿茸入冲任督三脉，大能补血，非无情之草木所可比也。又阅喻嘉言《寓意草》载：杨季登之女，经闭年余，发热食少，肌削多汗，而成劳怯。医见多汗，误谓虚也，投参术，其血愈涸。余诊时，见汗出如蒸笼气水，谓曰：此症可疗处，全在有汗。盖经血内闭止，有从皮毛间透出一路，以汗亦血也。设无汗而血不流，则皮毛干槁而死矣。宜用极苦之药以敛其血，入内而下通于冲脉，则热退经行而血自止，非补药所能效也。于是以龙荟丸日进三次，月余，忽觉经血略至，汗热稍轻。姑减前丸，只日进一次。又一月，经血大至，淋沥五日，而诸病全瘳矣。附此二案，为一虚一实之对，学者当一隅而三反之。

门人问曰：女科书一病一方，且一病而有数方，其方倍于男子。此书于调经一书，止取一十九方，毋乃太简乎?

曰:《内经》只有十二方,《伤寒论》止有一百一十三方,《金匮》止有二百四十三方，可以谓之方。唐以后合法者甚少，其余不过汇集药品，不可以名方，而女科所传之方，更为浅陋，大失《神农本经》之旨与伊圣制方之法。浅陋之方，姑任浅陋之医辈用之，浅陋之病家服之，服之不愈，亦无怨言，或日久而病气衰亦自愈，余姑置弗论也。今诸同学皆好学深思士也。儒者以济人为心，以我之独知俯视一切，未免惊俗。恐济人不广，礼贵从俗，医道何独不然！今取习用之方而精选之，即如四物汤，本浅近而无深义也，余则加入香附、茯神各二钱为佐，是取铁翁道人之交感丸，参赞其内（交感者，以气之化于无形也）。又加炙甘草四钱为君，是取仲景先生之复脉汤，主持其际（复脉者，以血之运而不息也），变浅近为神奇。惟熟读《内经》《本经》、仲景书者，方信余言之不谬。又有加减套法：经血先期而至，加芩、连、知、柏；后期而至，加姜、桂、艾叶。实者加陈皮、枳实；虚者加人参、白术；大实而闭者，加大黄、枳实、桃仁、牛膝，更佐以抵当汤、桃仁承气汤；大虚而枯者，加参、术、鹿茸、牛膝外，更加以人参养荣汤。经行而腹痛拒按者，加延胡索、木香；经已行而腹痛者，加人参、白术、干姜；经水不通、逆行而为吐血、衄血者，加牛膝、泽兰、韭汁、童便；若腹中素有痞，饮食满闷者，除地黄，加枳实、半夏；色紫者，风也，加荆、防、白芷；黑者，热甚也，加芩、连、丹皮、地骨皮；淡白者，虚也，有挟痰停水以混之，加参、芪、陈、半；色如烟尘、水如屋漏水者，合二陈汤，再加防风、秦艽、苍术；如豆汁者，加芩、连；或带黄浑浊者，湿痰也，或成块作片，血不变者，气滞也，加元胡、枳实、陈皮。色变紫黑者，属热者多，属寒者亦有之，宜察脉审症。此外，若恶寒、发热、头痛，有汗加桂枝、姜、枣，无汗加麻黄、细辛之类，详于海藏六合汤不赘。其余归脾、逍遥各方，虽不可与《内经》四乌鲗骨一芦茹丸等方并论，而视益母胜金丹、巽顺丸之类，则夐乎远矣！

调经·古今方十九首

蚕砂酒：治月经久闭。按：此方较上二方更为平稳。

蚕砂（炒半黄色）四两，无灰酒一壶。

上重汤煮熟，去砂，温饮一盏即通。

归脾汤：《内经》，二阳之病发心脾一节，此方颇合《经》旨。

当归、茯神、人参、炙芪、白术、枣仁、龙眼肉各二钱，木香、炙草各一钱，水煎服。

高鼓峰云：男妇怯弱，不论何症，止以此方去木香，加芍药、麦冬、五味子，服至月余必愈。虽有他方，吾不知也。按方中全赖木香一味，若去之何以成归脾汤乎？若有寒热往来，可加柴胡、芍药；若潮热骨蒸，加丹皮、地骨皮、栀子；若起于怫郁，加贝母、黄连；若腹痛经闭，加桃仁、红花、元胡索之类。

温经汤：治经闭或经行过多，或崩漏不止，或久不受胎，统名带下。

吴萸三两，当归、川芎、芍药、人参、桂枝、阿胶、丹皮、甘草各二两，生姜（一本二两）三两，半夏（一本一升）半升、麦冬一升。

上十二味，以水一斗，煮取三升，分温三服。

亦主妇人少腹寒，久久不受胎，及过期不来。歌曰：口干腹满掌心烧，卅六病该（谓十二瘕、九痛、七害、五伤，三痼，共三十六种，详于《金匮浅注》中，不赘）带下条，归芍胶芎权各二，权（称钟也。称其数各二两）桂参丹草数相侔，（八物同用二两也）整升重用（麦门）冬胜任，减半（一升减其半，止用半升也）相需（半）夏速求，更佐（吴茱）萸（生）姜各三两，闭（至期不来）崩（来而过多）不育（少腹寒，久不受胎者）各探幽。

次男元犀按：当归、芎䓖、芍药、阿胶，肝药也；丹皮、桂枝，即心药也；吴茱萸，肝药、亦胃药也；半夏，胃药亦冲药也；麦门冬、甘草；即胃药也；人参补五脏；生姜利诸气也。病在经血，以血生于心藏于肝也；冲为血海也，胃属阳明，厥阴冲脉丽之也。然细绎方意，以阳明为主，吴茱萸用至二两，驱阳明中土之寒；即以麦门冬用至一升，滋阳明中土之燥；一寒一热，不使偏隅，所以谓之温也。半夏用至半升、生姜用至三两者，以姜能去秽而胃气安，夏能去逆而胃气顺也。其余皆相辅而成其温之之用，绝无逐瘀之品，故过期不来者能通之，月来过多者能止之，少腹寒不受胎者并能治之，其神妙不可言矣！

（十二）《医林改错》[34]

卷上·通窍活血汤所治癥目·妇女干劳

经血三四月不见，或五六月不见，咳嗽急喘，饮食减少，四肢无力，午后发烧，至晚尤甚，将此方吃五副，或六副，至重者九副，未有不痊愈者。

（十三）《沈氏女科辑要笺正》[35]

第五节·月事不来

张景岳云：经闭有血隔、血枯之不同。隔者病于暂，通之则愈；枯者其来也渐，补养乃充。

沈尧封曰：《金匮》三证，积冷、结气、有血不行也，景岳谓之血隔积冷，宜用肉桂大辛热之药，导血下行。结气宜宣，如逍遥散，或乌药、香附行气之品宣之。虚者，无血可行也。景岳谓之血枯宜补，赵养葵补水、补火、补中气，三法最为扼要。

王孟英按：补水勿泥于六味，补火勿泥于八味，补中气勿泥于归脾。

寇宗奭曰：童年情窦早开，积想在心，月水先闭。盖忧愁思虑则伤心，心伤则血耗竭，故经水闭。也火既受病，不能荣养其子，故不嗜食；脾既虚则金气亏，故发嗽；嗽既作则水气竭，故四肢干；木气不充，故多怒，发鬓焦，筋痿。五脏以次传遍，故猝不死而终死也，比于诸劳，最为难治。

沈尧封曰：此条亦从《金匮》虚字内分出，实有是证。但此所愿不得，相火必炽，非补水无以制之。六味地黄汤补阴泻阳，固是妙法。然脾虚食减，倘嫌地黄腻膈，炒松可也，不然以女贞易之，顾名思义，并泻相火。

王孟英按：此证最难治，六味碍脾，归脾助火，惟薛一瓢滋营养液膏加小麦、大枣、远志，庶几合法。一瓢又有心脾双补丸，亦可酌用。

薛一瓢滋营养液膏方：女贞子、旱莲草、霜桑叶、黑芝麻、黄甘菊、枸杞子、当归身、白芍药、熟地黄、黑大豆、南烛叶、白茯神、葳蕤、橘红、沙苑蒺藜、炙甘草。

天泉水熬浓汁，入黑驴皮胶，白蜜炼收。

薛一瓢心脾双补丸方：西洋参（蒸透）、白术（蒸熟）、茯神、甘草、生地黄、丹参、枣仁、远志肉、北五味、麦门冬、玄参、柏子仁、黄连、香附（制）、川贝母、桔梗、龙眼肉。

楼全善曰：经闭有污血凝滞胞门一证，罗氏甫血极膏，一味大黄为末，醋熬成膏，服之利一二行，经血自下。

王孟英曰：王子亨《全生指迷方》，地黄煎以生地汁八两，熬耗一半，内大黄末一两同熬，候可丸，丸如梧子大。治女子气竭伤肝，月事不来。此病名血枯，盖瘀血不去，则新血枯也。即《内经》乌鲗骨芦茹丸、仲景大黄䗪虫丸之义。后人但知彼血枯为血虚，而不知血得热则瘀，反用温补，岂能愈此血枯之病?

朱丹溪曰：肥人痰塞胞门，宜浓朴二陈汤。

（十四）《血证论》[36]

卷三·汗血

皮毛者，肺之合也。汗出皮毛，故汗血宜治肺金，以敛皮毛，人参清肺汤加蒲黄最宜。血者，肝之所司也，肝火亢烈，逼血妄行，宜当归芦荟丸从内以攻治之。喻嘉言治女子经血闭，而周身汗出者，谓是阴分之热泄出阳分，用此方破经血，即以苦坚止汗。汗血同源，若肝火亢甚而汗血者，借用此方，尤为合法。

卷四·经血

血滞者，瘀血阻滞，因见身痛腹胀，寒热带漏，散经闭经诸证，总是瘀血阻滞其气。若无瘀血，则经自流通，安行无恙，何缘而错杂变乱哉？凡此之类，故总以去瘀为要，四物汤加延胡索、桃仁、香附、乳香、没药主之。有热，加黄芩、黄连；有寒，加干姜、附片。王清任血府逐瘀汤、膈下逐瘀汤皆宜。瘀血之甚者，非仲景土瓜根、下瘀血等汤不治，另详瘀血门。

卷五·血臌

单腹胀者，为血臌。若四肢皆胀，或先从四肢肿起，其色红者，谓之血肿。亦有不红者，血从水化而为水，故不红也。或得于吐衄之后，瘀血化水而肿，或得于妇人经水不行，血化为水而肿。既化为水，则兼治水，五皮饮，加当归、白芍、蒲黄、丹皮、桃仁治之，或用干漆、雄黄，醋丸，麦芽汤下亦可。

卷五·经闭

妇女经闭有四：一寒证，一热证，一实证，一虚证。

寒闭者，积冷结气，经水断绝，至有历年。胞门为寒所伤，经络凝坚，阴中掣痛，少腹恶寒，上引腰脊，绕脐寒疝；或瘀血不行，留为石瘕，皆霜凝冰结之象也。用温经汤主之，或用温药下之，附子理中汤加当归、桃仁、大黄、细辛、牛膝、肉桂，生化汤下之尤稳。经通之后，再服肾气丸收功。

热证者，胞为血室，血室为肝之所司，肝火横逆，从胞脉上迫于心肺。心肺之气，不得下通，则发寒热，头晕耳鸣，烦躁多怒，咳逆气上，治宜平其肝火，使肺气得下降，心血得下注，斯经通矣，当归芦荟丸加桃仁以攻之，丹栀逍遥散加桃仁以和之。又曰：冲任两脉，起于胞中，上属阳明，若胞中火逆，随冲任两脉上冲，头晕颊赤，咽喉不利，发热口渴，咳逆喘息，此乃胞气上逆，合于阳明之气，而为躁动之证。法宜从阳明以折冲逆，使火下降，斯经通矣，玉烛散治之。如脾胃素虚，不便攻治者，玉女煎加桃仁、丹皮治之。《金匮》麦门冬汤，尤能逆折冲气。数方皆从阳明降气，使气下达胞中，则经自通。又有从肾中引气下行，以通经之法，用六味地黄汤，加知、柏、牛膝、桃仁，此又引冲气下行，隔治之法。

实证经闭者，妇人少腹如敦状，小便微难而不渴，此为水与血结在血室也，大黄甘遂汤主之。又仲景曰：妇人伤寒中风，经水适断，胸胁满，如结胸状，谵语者，此为热入血室也，小柴胡汤主之。妇人经闭，藏坚癖不止者，中有干血，湿热腐变，化出白物，矾石末纳入阴户，吾谓可用土瓜根汤，加黄柏、防己治之。又或小腹结痛，大便黑色，小便不利，明知血欲行而不肯利下，宜抵当汤主之，时方可用膈下逐瘀汤。

虚证经闭者，或因失血过多，面与爪甲之色俱浅淡黄白。血既从上而脱，更何从再注胞中，以为经水哉。治法宜止其吐衄之血，使其下行，再补其虚，则血生而气顺，下注胞中，斯经得通矣，四物汤加牛膝、枳壳、降香、郁金、血余、童便、茯苓、甘草、阿胶。或因过淫精竭，肾中天癸之水不至胞中，则不能引动冲脉之血，是为阳不倡阴，水不化血，宜滋补其水，以益天癸，左归饮主之，三才汤亦主之。或因生产过多，伤血血枯，圣愈汤主之。或室女血枯，名为童痨。室女正当血盛之时，而乃经少血枯，以致骨蒸肌热，面色枯白，两颧发赤，懒于饮食，皮干消瘦，咳嗽喘息，此宜大滋其血之化源，使血骤生，而诸病乃退，炙甘草汤主之。又或妇人女子，不得隐曲，心念不遂，脾气抑郁，以致胃病，不思饮食，倦怠少神，怔忡健忘，脾不化汁，心不化赤，是血虚而无经水。血虚则生内热，肌肉干瘦，如风之消物，故又名风消，其证难治，宜归脾汤主之。血虚则火盛无制，心乘肺金，金气不行，不能运布，水津留于胸中，津液尽化为痰，咳嗽不已，日久成痨，经所谓传为息贲，则不能治，谓喘息也。都气丸加人参、麦冬、枣仁、五味子、钟乳石治之，天王补心丹亦治之。保和丸、清燥救肺汤，皆可借治息贲。叶氏养胃汤，加熟地、五味、云苓亦佳。

经血原委，已于四卷详言之，兹特就经闭大略出其证治，化裁通变之用，则存乎其人而已。

末段所论生血之法，男女略同，治血证者，须切究之。

卷六・肿胀

又有瘀血流注，亦发肿胀者，乃血变成水之证。此如女子胞水之变血，男子胞血之变精，疮科血积之变脓也。血既变水，即从水治之，宜照上所举诸方，分寒热加减，再加琥珀、三七、当归、川芎、桃奴、蒲黄，以兼理其血，斯水与血源流俱治矣。古称妇人错经而肿者，为水化为血，名曰水分。经水闭绝而肿者，为血化为水，名曰血分。其实治法，总宜从水治之，方证加减，举不外此也。观于妇人水分、血分之说，则知血家所以多肿胀者，亦是水分、血分之病也。此与杂证水肿有别，勿妄用舟车丸及消水圣愈汤等。另详血臌门。

卷　七

四物汤：当归四钱，生地四钱，川芎二钱，白芍三钱。

柯韵伯曰：心生血，肝藏血，故凡生血者，则究之于心。调血者，当求之于肝也。是方乃肝经调血之专剂，非心经生血之主方也。当归和血，川芎活血，芍药敛血，地黄补血，四物具生、长、收、藏之用，故能使荣气安行经邃。若血虚，加参、芪；血结，加桃仁、红花；血闭，加大黄、芒硝；血寒，加桂、附；血热，加芩、连；欲行血，去芍；欲止血，去芎。随宜加减，则不拘于四物矣。如遇血崩、血晕等证，四物不能骤补，而反助其滑脱，又当补气生血，助阳生阴长之理。盖此方能补有形之血于平时，不能生无形之气于仓卒。能调阴中之血，而不能培真阴之本。韵伯此论，虽有不足于四物，然谓四物为肝经调血之专剂，则深知四物之长者矣。盖肝主藏血，冲任血海，均属于肝，故调血者，舍四物不能为功。

（十五）《续名医类案》[37]

经　水

裴兆期治一妇，头眩耳鸣，肉瞤筋惕，恍惚不得寐，乍作乍止半载矣。后乃阻经四月，小腹如怀孕状，医疑其妊而安之。忽一日，下紫黑血少许，始知为经闭。改用通经药数剂，腹不减，反增恶心呕哕，粥饮下咽，旋即越出，咽喉焦痛，舌黑无津，医不知何故。裴诊之，六脉弦细而滑，两关尤甚。曰：顽痰闭滞，血海壅瘀，月事乃阻耳。其脉细而滑者，痰脉也；头眩耳鸣恍惚者，痰证也；呕吐不食者，痰客中焦也；舌黑无津，咽喉焦痛者，痰生热也。经谓治病必求其本，今病本于痰，必以治痰为首务。遂投滚痰丸八十粒，不动。再投七十粒，小腹微痛。次日又服如数，小腹痛不可忍，将夜半下如猪肝者四五块，每块几盈尺，更下如破絮脂膜者无数，又累累若石榴子，红白攒缀，连络而下者，不啻二三斗，小腹顿平，痛亦如失。最异者吐痰碗许，俱如绿草汁色，口角流涎不断，如琴弦之坚。丹溪谓怪病是痰，十居八九，良然。时胸次未平，饮食少进，用橘红、茯苓各一钱，枳实、黄连、半夏曲各八分，水煎入姜汁二匙，竹沥半酒杯。二剂后，以六君子汤加减，更服加味润下丸，调理百余日而愈，逾年生一子。

张子和曰：一妇人年二十余岁，病经闭不行，寒热往来，咳嗽潮热。庸医禁切，无物可食。一日当暑出门，忽见卖凉粉者，冰水和饮，大为一食，顿觉神清骨健，数月经水自下（雄按：世人但知血寒则凝，而不知血热则结也）。

滑伯仁治龙君泽室人，暑月中，病经事沉滞，寒热自汗，咳嗽有痰，体瘦，痒，脐腹刺痛，脉弦数，六至有余。曰：此二阳病也。《素问》云：二阳之病发心脾，女子得之则不月。二阳，阳明也，阳明为金，为燥化。今其所以不月者，因其所遭也。阳明本为燥金，适遭于暑，暑火也，以火烁金，则愈燥矣。血者水类，金为化源，宜月事沉滞不来也。他医方制归茸桂附丸以温经而未进。滑曰：夫血得寒则止，得温则行，热则抟，抟则燥，复加燥药，血益干，则病必甚。亟令却之，更以当归柴胡饮子，为清金泻火，流湿润燥。三五进而经事通，余病悉除。龙君曰：微生几为人所误也。

徐宪副妾，患经闭，人皆疑有孕。七八月来，渐觉黄瘦，腹中左右块如鼓，发热面赤，不思饮食。诊之，六脉微涩，此血枯气郁也。以四物汤加香附、丹皮、白术之类（白术何以加入），十数服。又加桃仁、红花，数服。下血块多许乃愈。

黄履素曰：予媳申氏多郁怒，忽患不月，腹渐大，疑有妊。医者视之，亦以为妊也。十余月弗产，诸症渐见，乃始疑之。医者亦以为蓄血之症，时有欲下之者，众议以为体弱不能胜，止可暗消。于是久用行血调血之剂，而不敢用下血之药，竟勿效。厥后医药杂投，遂致不起。一日偶阅《震泽纪闻》载盛启东治宫妃一案，大为悔悼（案载江篁南《名医类案》血门）。

施凤岗室人，素嗜五辛三孕皆不育，年三十，即月事不行将及二载，胸腹作痛，行走无定，或数日一发，或一日二三发。服养血行血之药，身体时热，肌肤渐瘦。或谓补血不补气，无阳则独阴不生，用参、芪、白术、肉桂、芎、归数剂，痰中见血，便燥兼血。脉之，两手举按皆数，左关散而弦，右关数而实，两尺数而沉涩，曰：此血虚不待言，然脉症皆火象也。惟清其热，则血得所养，而经自行矣。或谓寒则凝，热则行，今以清火疗血闭何也？曰：寒凝热行者，盖谓无大病者言之也。经不云乎？二阳之病发心脾，有不得隐曲，女子不月，其传为风消，传为息贲者死。王太仆曰二阳，胃与大肠也。二经有热，心脾受之，以致消肌烁肉，上气喘逆。今病者素嗜辛辣，岂非肠胃有热乎？今已移之心脾，月久不行，肌肉消削，是传为风消。幸不喘咳，未至息贲耳。复投温热，是抱薪救火，经所谓赞其复翼其胜也。法当先清脾胃积热，使心气下降，续以养血滋阴济之，则水泉通而流不绝也。用三黄汤加山栀、丹皮、生地、白芍，十剂痰红便血俱减。更以前方加芎、归，十剂而月事通矣。后以六味丸料加知、柏、紫河车一具，服之即孕。

朱丹溪治一妇人，积痰经不行，夜则谵妄。以瓜蒌子一钱，黄连半钱，吴茱萸十粒，桃仁五个，红曲末些少，砂仁三钱，山楂一钱。上末之，以生姜研炊饼丸（《治法》）。

一妇人阴虚，经脉久不通，小便短涩，身体疼痛。以四物汤加苍术、牛膝、陈皮、生甘草，又用苍莎丸加苍耳、酒芍为丸，煎前汤送下（同上）。

一妇人寡居，经事久不行，腹满少食，小腹时痛，形弱身热。当归酒浸、熟地姜炒、香附各一钱，白芍、川芎、陈皮各七分半，黄柏炒、知母炒、厚朴姜制、元胡索半钱，白术二钱，生甘草、大腹皮各三钱，红花豆酒浸，桃仁九个。上㕮咀，水煎（同上）。

蒋仲芳治姚生妇，年二十五，其月事或半年，或三月方得一至，温补调治二载转剧。诊之，脉来微涩，外症口干唇燥，手足心热，曰：后期古法主寒，然其兼症热也。因热耗血，血少故后期耳。遂用大剂生地、当归为主，佐以条芩、山栀、白芍、川芎、丹皮、泽兰、知母、鳖甲，六剂后则经准，一月后而孕矣（雄按：古法难执，岂经迟一证为然乎？医者宜究心焉）。

（十六）《醉花窗医案》[38]

肝热郁血

相国之长媳，子禾之夫人也。性颇暴，而相国家法綦严，郁而腹胀，月事不至者两度，人世间以为孕，置而不问，且子禾未获嗣，转为服保胎药，则胀而增痛。一日子禾公退，偕与往视，诊其左关弦急，乃肝热郁血。以逍遥散合左金丸处之，子禾恐其是胎，疑不欲服，余曰：必非胎，若胎则两月何至如是，请放心服之，勿为成见所误。乃服二帖，腹减气顺，惟月事不至，继以加味乌药汤，两日而潮来。身爽然矣，至是每病必延余，虽婢仆乳媪染微恙，皆施治矣。

胃热血结

里中钮某之妻，体素壮，忽患月事不至，始以为胎。久而腹痛，又以为虚，补之益甚。留连数月，腹大如鼓，饮食不思，迎余治之。诊其脉，两关坚劲。问发渴乎？曰：前半日多渴，后半日方可。余曰：此胃热血结也。寻常必患胃热，发则胸膈如烧，甚则发咳，痰必稠。病者曰：良是。先以三黄四物汤破之，二服后下紫块十余，腹少减。又以两地地黄汤加山栀、连翘、通草，叠进之。逾月而潮至，然前后尚不齐也。命常服归芍地黄汤，数月后，如期血至，久而受孕矣。

食积经闭

妇人经闭一症，其因多端，而各有虚实之分。审其实而攻之，察其虚而补之。偶一不慎，致祸尤速。

友人王福友之妻，少以贫寒致痞疾，适王数年，面黄肌瘦，月事不至，至或淡少，久而腹痛增胀。延医视之，见其形症，皆以为虚，补之不应，而王固粗质，亦任之。半年腹大如鼓，见食辄吐，渐至不起，乃邀余治，诊其六脉坚大而迟，知为寒凝食积。问曰：胃中按之有坚块否？病者曰：然。告曰：此自幼生冷风寒伤胃气，故甚则增痛，且四肢发厥，盖虚人实症也。不温胃以散其结，则气凝而血必闭，无怪补之增剧。乃以五积散投之，两服而腹稍舒。又以香砂平胃散合乌药散并用之。有邻人素看医书，见方诧曰：病属经闭，治当行血，乃用消食之剂，无乃非法。余曰：君自不信，看药后效验何如。王命其妻服之，越两日而下秽物，腹膈顿舒。又命常服香砂养胃丸，廿日余而月事至矣。

邻人请其故，告曰：人身之气血，相须而行。若置气而理血，断无效验。且人以胃气为主，乃一身生化之源，而胃经多气多血，气舒则血行，气结则血滞，气热则血凝，气寒则血少。前人调经诸方，理血无非理气也。今王某之妻，气为寒食凝滞，故血亦不行，非血本亏也。若用四物等类血药多凉性，转于胃气有碍而愈不行。今以祛寒销食之品投之，气温则行，食销则通。气行而通，血不通者，未之有也。闻者首肯再三，凡有疑，辄质问焉。

气滞经闭

又邻人李寿昌之妻，年四十余，忽患经闭，其夫素务农，日用颇窘，兼无酒德，醉后辄加诟厉，妻久而郁结，遂成病。适夏间阴雨，李忽踏泥而至。问何为？曰：家人病甚，拟请诊视，余问何病？则曰：经闭数月矣，此时腹中胀痛，饮食不下，人皆以为蛊。请一视之，果不可治，亦听之矣。问身体肿否？曰：不肿。乃曰：不肿则非蛊也。问痛多乎？胀多乎？对曰：痛有止时，胀则时时如此，几乎大便不利。余曰：此气滞碍血也，无须诊脉，但服药三四副，则病愈。李曰：不如一诊，较为稳当。余曰：此病显而易见，何在诊脉，尔无非愿病愈，但能病愈，何必诊也。乃处以本事琥珀散（方：三棱、赤芍、刘寄奴、丹皮、熟地、蒲黄、当归、官桂、菊花、莪术等），命服四副。李持而去，余亦忘之。至中秋晚餐无事，余巡行田垅间，李忽携镰自禾黍中出而叩首，余惊问何故？对曰：内人服君药一服，即胸膈雷鸣下气而胀减，再服之，病全失矣。余以其病已愈，不必再服，至今月事不愆，饮食壮健，真仙方也。以农忙未得叩谢，兹遇君敢申意也。余笑而扶之起。说麻问稷，日瞑而归。

（十七）《孙氏医案》[39]

孙氏医案·四卷·新都治验

族侄孙媳程氏，双桂翁女也，年甫三旬，产曾五胎，今则经闭不行者八年。肌肉则丰肥于昔，饮食又倍加于昔，精采则艳美于昔。腹柔不坚，略无所谓病者，独经闭不行不生育耳。专科率用四物汤、玄胡索、牡丹皮，诸通调之剂计服千余帖矣。又如三棱、蓬术、干漆、桃仁、苏木之类，莫不概尝，罔有一应，访予为诊。六脉缓大有力，予曰：此脾湿生痰，脂满子宫，徒行血、活血、破血无益也。法宜调气消痰，燥湿溶脂，俾使清瘦，庶新饮食不复生痰，不助肥脂，复为经水，经不期行而自行矣。若彼专科者流，局局然养血活血破血，而欲望其经行，不亦难乎？盖前剂皆滋湿生痰之味，非有湿痰者所宜，而肥人尤不宜用也。乃为订一方，以平胃散加滑石、桃仁、黄连、姜黄、丹参、南星、半夏，作丸剂服之。半年而经行，次年生一子，后连生一子一女（二百）。

（十八）《素圃医案》[40]

素圃医案·卷四·女病治效

徐从甫令爱，年近四十，暑月病疟，治失其宜，疟虽止而遗病不瘥，自毗陵来就医。脉细涩无神，脾胃败伤，呕酸腹胀，面目浮肿，发热自汗，不思饮食，形骸骨立，经绝不行，已半年矣。检毗陵药方，皆干姜、丁、沉、吴萸、半夏、陈皮、厚朴疏削等药。疟后气血交虚，何能当此燥剂，致增诸证。余用人参六君子汤，加当归、芍药、砂仁，平补以调气血。一月有余，病减半能食，热退而汗全止。次年春间，值彼诞辰，大劳数日，前证复作，更多咳嗽喉痛，口舌生疮，夜出盗汗，俨似阴虚劳病，拟治后事。予曰：脉不细数，虽经不至，真阴未伤，犹可治也。不过因劳而复，仍属脾虚。《中藏经》曰：脾虚则上下不宁，谓咳嗽发热也。此为假火，不可以水折，反用人参、白术、茯苓、炮姜、麦冬、五味、甘草，合理中生脉汤。服二剂，口疮愈，再二剂，喉痛止。去炮姜，加归、芍，十数剂热汗咳嗽全退。后以白术煎膏，人参汤化下，专主补脾，百日而康，经亦续行。

教门阮汉章室女，年十七岁，素脾虚作泻，因丧弟悲恸，即经闭半年，腹中有形而痛，发热咳嗽，腹胀作泻，虚劳证全。《内经》云：二阳之病发心脾，有不得隐曲，女子不月，其传为风消，为息奔者，死不治。此证幸其脉细缓，不涩不数，真阴未伤，尚属脾虚，犹为可治，然非百剂，断不能取效。市井之医，欲攻积通经，予止之曰：血之源本于心脾，今心脾俱病，血源不生，虽通无益，徒伤阴也。遂用白术、茯苓、甘草、丹参、土炒当归、鳖甲、沙参、香附、陈皮等药，果热渐退，咳泻皆止，但腹胀未减，经闭未通，腹有结块。此必积瘀，用古方万应丸，以生干漆炒去黄烟为末，用地黄、牛膝熬膏为丸，日服三十丸，米汤清晨吞下。将一月，经水即通，下紫黑血块，渐次腹消。仍以前药调治而愈。若不先治其本，妄行攻坚，鲜有不败者也。

钱，为脉数，又加玄参、生地、白芍各数钱，连服四剂。觉胁下开通，瘀血下行，色紫黑，自此经水调顺，诸病皆愈。盖龙骨、牡蛎性虽收涩，而实有开通之力，《神农本草经》谓龙骨消癥瘕，而又有牡蛎之咸能软坚者以辅之，所以有此捷效也。

医方·治膈食方

参赭培气汤： 奉天法库县万某某来函：

邱某某之女，年十五，天癸已至，因受惊而经闭。两阅月，发现心热、心跳、膨胀等证，经医治疗未效，更添翻胃吐食、便燥、自汗等证。又经两月，更医十数，病益剧。适友人介绍为之诊视，脉浮数而濡，尺弱于寸，面色枯槁，肢体消瘦，不能起床。盖两月间食入即吐，或俟半日许亦必吐出，不受水谷之养，并灼热耗阴，无怪其支离若是也。思之再四，此必因受惊气乱而血亦乱，遂至遏其生机，且又在童年，血分未充，即不能应月而潮，久之不下行，必上逆，气机亦即上逆，况冲为血海，隶属阳明，阳明有升无降，冲血即随之上逆，瘀而不行，以至作灼作胀。其心跳者，为上冲之气血所扰也。其出汗吐食者，为上冲之气血所迫也。其津液因汗吐过多而消耗，所以大便干燥也。势非降逆、滋阴，镇心、解瘀之药并用不可。查参赭镇气汤及参赭培气汤二方，实为治斯证之津梁，爰即二方加减，赭石两半，当归、净萸肉、龙骨、牡蛎各五钱，白芍、肉苁蓉、党参、天冬、生鸡内金各三钱，磨取铁锈之水煎服。一剂病似觉甚，病家哗然，以为药不对证，欲另延医。惟介绍人主持甚力，勉又邀生再诊，此中喧变生固未之知也。既诊脉如故，决无病进之象。后闻有如此情形，生亦莫解。因反复思之，恍悟：此必胃虚已极，兼胃气上逆过甚，遽投以如此重剂，其胃虚不能运化，气逆更多冲激，想有一番瞑眩，故病似加重也。于斯将原方减半，煎汤一盅，又分两次温服下，并送服柿霜三钱。其第一次服，仍吐药一半，二次即不吐，服完此剂后，略进薄粥，亦未吐，病家始欢然相信。又连服三剂，汗与吐均止，心跳膨胀亦大见轻。惟灼热犹不甚减，遂去净萸肉、龙骨、牡蛎，加生地、玄参各四钱，服五剂后，灼热亦愈强半。如此加减服之，一月后遂能起床矣。嘱其仍守服原方，至诸病全愈后可停药勿服，月事至期亦当自至也。

医方·治女科方

理冲汤：治妇女经闭不行或产后恶露不尽，结为癥瘕，以致阴虚作热，阳虚作冷，食少劳嗽，虚证沓来。服此汤十余剂后，虚证自退，三十剂后，瘀血可尽消。亦治室女月闭血枯，并治男子劳瘵，一切脏腑癥瘕、积聚、气郁、脾弱、满闷、痞胀、不能饮食。

生黄芪三钱，党参二钱，于术二钱，生山药五钱，天花粉四钱，知母四钱，三棱三钱，莪术三钱，生鸡内金（黄者）三钱。

用水三盅，煎至将成，加好醋少许，滚数沸服。

服之觉闷者，减去于术。觉气弱者，减三棱、莪术各一钱。泻者，以白芍代知母，于术改用四钱。热者，加生地、天冬各数钱。凉者，知母、花粉各减半，或皆不用。凉甚者，加肉桂（捣细冲服）、乌附子各二钱。瘀血坚甚者，加生水蛭（不用炙）二钱。若其人坚壮无他病，惟用以消癥瘕积聚者，宜去山药。室女与妇人未产育者，若用此方，三棱、莪术宜斟酌少用，减知母之半，加生地黄数钱，以濡血分之枯。若其人血分虽瘀，而未见癥瘕或月信犹未闭者，虽在已产育之妇人，亦少用三棱、莪术。若病人身体羸弱，脉象虚数者，去三棱、莪术，将鸡内金改用四钱，因此药能化瘀血，又不伤气分也。迨气血渐壮，瘀血未尽消者，再用三棱、莪术未晚。若男子劳瘵，三棱、莪术亦宜少用或用鸡内金代之亦可。初拟此方时，原专治产后瘀血成癥瘕，后以治室女月闭血枯亦效，又间用以治男子劳瘵亦效验，大有开胃进食，扶羸起衰之功。《内经》有四乌鲗鱼骨一茹芦丸，原是男女并治，为调血补虚之良方。此方窃师《内经》之意也。

资生通脉汤：治室女月闭血枯，饮食减少，灼热咳嗽。

白术（炒）三钱，生怀山药一两，生鸡内金（黄色的）二钱，龙眼肉六钱，山萸肉（去净核）四钱，枸杞果四钱，玄参三钱，生杭芍三钱，桃仁二钱，红花钱半，甘草二钱。

灼热不退者，加生地黄六钱或至一两。咳嗽者，加川贝母三钱，米壳二钱（嗽止去之）。泄泻者，去玄参，加熟地黄一两，云苓片二钱，或更酌将白术加重。服后泻仍不止者，可于服药之外，用生怀山药细末煮粥，搀入捻碎熟鸡子黄数枚，用作点心，日服两次，泻止后停服。大便干燥者，加当归、阿胶各数钱。小便不利者，加生车前子三钱（装袋），地肤子二钱或将芍药（善治阴虚小便不利）加重。肝气郁者，加生麦芽三钱，川芎、莪术各一钱。汗多者，将萸肉改用六钱，再加生龙骨、生牡蛎各六钱。

《内经》谓“二阳之病发心脾，有不得隐曲，在女子为不月”。夫二阳者，阳明胃腑也。胃腑有病，不能消化饮食，推其病之所发，在于心脾。又推其心脾病之所发，在于有不得隐曲（凡不能自如者皆为不得隐曲）。盖心主神、脾主思，人有不得隐曲，其神思郁结，胃腑必减少酸汁（化食赖酸汁，欢喜则酸汁生者多，忧思则酸汁生者少），不能消化饮食，以生血液，所以在女子为不月也。夫女子不月，既由于胃腑有病，不能消化饮食。治之者，自当调其脾胃，使之多进饮食，以为生血之根本。故方中用白术以健胃之阳，使之瞤动有力（饮食之消亦仗胃有瞤动）。山药、龙眼肉，以滋胃之阴，俾其酸汁多生。鸡内金原含有酸汁，且能运化诸补药之力，使之补而不滞。血虚者必多灼热，故用玄参、芍药以退热。又血虚者，其肝肾必虚，故用萸肉、枸杞以补其肝肾。甘草为补脾胃之正药，与方中萸肉并用，更有酸甘化阴之妙。桃仁、红花为破血之要品，方中少用之，非取其破血，欲借之以活血脉通经络也。至方后附载，因证加减诸药，不过粗陈梗概，至于证之变更多端，尤贵临证者，因时制宜耳。

奉天马氏女，自十四岁，月事已通，至十五岁秋际，因食瓜果过多，泄泻月余方愈，从此月事遂闭。延医诊治，至十六岁季夏，病浸增剧，因求为诊治。其身形瘦弱异常，气息微喘，干嗽无痰，过午潮热，夜间尤甚，饮食减少，大便泄泻。其脉数近六至，微细无力。俾先用生怀山药细末八钱，水调煮作粥，又将熟鸡子黄四枚，捻碎搀粥中，再煮一两沸，空心时服。服后须臾，又服西药百布圣二瓦，以助其消化。每日如此两次，用作点心，服至四日，其泻已止。又服数日，诸病亦稍见轻。遂投以资生通脉汤，去玄参，加生地黄五钱，川贝三钱，连服十余剂，灼热减十分之八，饮食加多，喘嗽亦渐愈。遂将生地黄换作熟地黄，又加怀牛膝五钱，服至十剂，自觉身体爽健，诸病皆无，惟月事犹未见。又于方中加䗪虫（即土鳖虫，背多横纹者真，背光滑者非是）五枚、樗鸡十枚，服至四剂，月事已通。遂去䗪虫、樗鸡，俾再服数剂，以善其后。

马姓女十七岁，自十六岁秋际，因患右目生内障，服药不愈，忧思过度，以致月闭。自腊月服药，直至次年孟秋月底不愈，求为诊治。其人体质瘦弱，五心烦热，过午两颧色红，灼热益甚，心中满闷，饮食少许，即停滞不下，夜不能寐。脉搏五至，弦细无力。为其饮食停滞，夜不能寐，投以资生通脉汤，加生赭石（研细）四钱，熟枣仁三钱。服至四剂，饮食加多，夜已能寐，灼热稍退，遂去枣仁，减赭石一钱，又加地黄五钱，丹皮三钱。服约十剂，灼热大减。又去丹皮，将龙眼肉改用八钱，再加怀牛膝五钱。连服十余剂，身体浸壮健。因其月事犹未通下，又加䗪虫五枚，樗鸡十枚。服至五剂，月事已通。然下者不多，遂去樗鸡、地黄，加当归五钱，俾服数剂，以善其后。

药物·赭石解

直隶青县张某某来函：

族嫂年三十余岁，身体甚弱，于季春忽患头疼，右边疼尤剧，以致上下眼睑皆疼，口中时溢涎沫，唾吐满地，经血两月未见，舌苔黏腻，左脉弦硬而浮，右脉沉滑。知系气血两虚，内有蕴热，挟肝胆之火上冲头目，且有热痰堵塞中焦也。为疏方用赭石解下所载治何姓女之方加减，生赭石细末六钱，净山萸肉五钱，野台参、生杭芍、生龟板、当归身各三钱。一剂左边疼顿减，而右边之疼如故。遂用前方加丹皮二钱，赭石改用八钱。服后不但头疼悉愈，且口内涎沫亦无，惟月经仍未见，又改用赭石至一两，加川芎二钱。服下，翌日月事亦通。夫赭石向在药物中为罕用之品，而此方用之以治头疼，以治痰涎杜塞，以治月事不见，皆能随手奏效，实赭石之力居多。

药物·三七解

天津胡氏妇，信水六月未通，心中发热，胀闷。治以通经之药，数剂通下少许。自言少腹仍有发硬一块未消。其家适有三七若干，俾为末，日服四五钱许，分数次服下。约服尽三两，经水大下，其发硬之块亦消矣。审斯，则凡人腹中有坚硬之血积，或妇人产后恶露未尽结为癥瘕者，皆可用三七徐消之也。

医论·论肢体痿废之原因及治法

在本邑治一室女，素本虚弱，医者用补敛之药太过，月事闭塞，两腿痿废，浸至抑搔不知疼痒，其六脉皆有涩象，知其经络皆为瘀血闭塞也。为疏方用拙拟活络效灵丹，加怀牛膝五钱，红花钱半，䗪虫五个。煎服数剂，月事通下，两腿已渐能屈伸，有知觉。又为加生黄芪、知母各三钱，服数剂后，腿能任地。然此等证非仓猝所能全愈，俾将汤剂作为丸剂，久久服之，自能脱然。此血瘀能成痿废之明征也。

医论·论女子癥瘕治法

近又拟一消癥瘕兼通经闭方，用炒白术、天冬、生鸡内金等分，为细末。以治癥瘕坚结及月事不通，每服三钱，开水送下，日再服。若用山楂片三钱煎汤，冲化红蔗糖三钱，以之送药，更佳。因用之屡有效验，爰名为化瘀通经散。

医案·妇女科·月闭兼温疹靥急

天津杨氏女，年十五岁，先患月闭，继又染温疹靥急。

病因：自十四岁月信已通，后因肝气不舒，致月信半载不至，继又感发温疹，初见点即靥。

证候：初因月信久闭，已发热瘦弱，懒于饮食，恒倦卧，终日不起。继受温疹，寒热往来，其寒时觉体热减轻，至热时，较从前之热增加数倍，又加以疹初见点即靨，其毒热内攻。心中烦躁怔忡，剧时精神昏愦，恒作谵语，舌苔白而中心已黄，毫无津液。大便数日未行，其脉觉寒时似近闭塞，觉热时又似洪大而重按不实，一息五至强。

诊断：此证因阴分亏损将成痨瘵，又兼外感内侵，病连少阳，是以寒热往来，又加以疹毒之热，不能外透而内攻，是以烦躁怔忡，神昏谵语，此乃内伤外感两剧之证也。宜用大剂滋其真阴，清其毒热，更佐以托疹透表之品当能奏效。

处方：生石膏（捣细）二两，野台参三钱，玄参一两，生怀山药一两，大甘枸杞六钱，知母四钱，连翘三钱，蝉蜕二钱，茵陈二钱，僵蚕钱半，鲜芦根四钱。

共煎汤三盅，分三次温饮下。嘱其服一剂热不退时，可即原方再服，若服至大便通下且微溏时，即宜停药勿服。

复诊：将药煎服两剂，大热始退，不复寒热往来，疹未表出，而心已不烦躁怔忡。知其毒由内消，当不变生他故。大便通下一次亦未见溏，再诊其脉已近和平，惟至数仍数，和其外感已愈十之八九，而真阴犹未复也。拟再滋补其真阴，培养其血脉，俾其真阴充足，血脉调和，月信自然通顺而不愆期矣。

处方：生怀山药一两，大甘枸杞一两，玄参五钱，地骨皮五钱，龙眼肉五钱，北沙参五钱，生杭芍三钱，生鸡内金（黄色的捣）钱半，甘草二钱。

共煎汤一大盅，温服。

三诊：将药连服四剂，饮食增加，精神较前振作，自觉诸病皆无，惟腹中间有疼时，此月信欲通而未能即通也。再诊其脉已和平四至矣。知方中凉药宜减，再少加活血化瘀之品。

处方：生怀山药一两，大甘枸杞一两，龙眼肉六钱，当归五钱，玄参三钱，地骨皮三钱，生杭芍三钱，生鸡内金（黄色的捣）钱半，土鳖虫（大者捣）五个，甘草钱半，生姜三片。

共煎汤一大盅，温服。

效果：此药连服十剂，腹已不疼，身形已渐胖壮，惟月信仍未至，俾停药静候。旬日后，月信遂见，因将原方略为加减，再服数剂以善其后。

或问：方书治温疹之方，未见有用参者。开首之方原以治温疹为急务，即有内伤亦当从缓治之，而方中用野台参者其义何居？答曰：《伤寒论》用白虎汤之例，汗吐下后加人参，以其虚也；渴者加人参，以其气虚不能助津液上潮也。令此证当久病内亏之余，不但其血分虚损，其气分亦必虚损。若但知用白虎汤以清其热，不知加参以助之，而热转不清，且更有病转加剧之时（观白虎加人参以山药代粳米汤后附载医案可知）。此证之用人参，实欲其热之速退也。且此证疹靥之急，亦气分不足之故。用参助石膏以清外感之热，即借其力以托疹毒外出，更可借之以补从前之虚劳。是此方中之用参，诚为内伤外感兼顾之要药也。

或问：凡病见寒热往来者，多系病兼少阳，是以治之者恒用柴胡以和解之。今方中未用柴胡，而寒热往来亦愈何也？答曰：柴胡虽能和解少阳，而其升提之力甚大。此证根本已虚，实不任柴胡之升提。方中茵陈其性凉而能散，最能宣通少阳之郁热，可为柴胡之代用品。实为少阳病兼虚者尤尚之妙药也。况又有芦根亦少阳药，更可与之相助为理乎？此所以不用柴胡亦能愈其寒热往来也。

医案·妇女科·处女经闭

天津陈氏女，年十七岁，经通忽又半载不至。

病因：项侧生有瘰疬，服药疗治，过于咸寒，致伤脾胃，饮食减少，遂至经闭。

证候：午前微觉寒凉，日加申时，又复潮热，然不甚剧。黎明时或微出汗，咳嗽有痰，夜间略甚，然仍无妨于安眠。饮食消化不良，较寻常减半。心中恒觉发热思食凉物，大便干燥，三四日一行。其脉左部弦而微硬，右部脉亦近弦，而重诊无力，一息搏逾五至。

诊断：此因饮食减少，生血不足以至经闭也。其午前觉凉者，其气分亦有不足，不能乘阳气上升之时而宣布也。至其晚间之觉热，则显为血虚之象。至于心中发热，是因阴虚生内热也。其热上升伤肺易生咳嗽，胃中消化不良易生痰涎，此咳嗽又多痰也。其大便燥结者，因脾胃伤损失传送之力，而血虚阴亏又不能润其肠也。左脉弦而兼硬者，心血虚损不能润肝滋肾也。右脉弦而无力者，肺之津液胃之酸汁皆亏，又兼肺胃之气分皆不足也。拟治以资生通脉汤，复即原方略为加减，俾与证相宜。

处方：白术（炒）三钱，生怀山药八钱，大甘枸杞六钱，龙眼肉五钱，生怀地黄五钱，玄参四钱，生杭芍四钱，生赭石（轧细）四钱，当归四钱，桃仁二钱，红花钱半，甘草二钱。

共煎汤一大盅，温服。

复诊：将药连服二十余剂（随时略有加减），饮食增多，身形健壮，诸病皆愈。惟月信犹未通，宜再注意通其月信。

处方：生水蛭（轧为细末）一两，生怀山药（轧为细末）半斤。

每用山药末七钱，凉水调和煮作茶汤，加红蔗糖融化，令其适口，以之送服水蛭末六分，一日再服，当点心用之，久则月信必通。

效果：按方服过旬日，月信果通下，从此经血调和无病。

方解：按水蛭《神农本草经》原无炙用之文，而后世本草谓若不炙即用之，得水即活，殊为荒唐之言。尝试用此药，先用炙者无效，后改用生者，见效甚速。其性并不猛烈，惟稍有刺激性。屡服恐于胃不宜，用山药煮粥送服，此即《金匮》硝石矾石散送以大麦粥之义也。且山药饶有补益之力，又为寻常服食之品，以其粥送水蛭，既可防其开破伤正，且又善于调和胃腑也。

（二）《沈绍九医话》[42]

妇　科

凡经水不通，少腹痛者，病在血海，当治血分。但血随气行，应少佐调气之品。

某妇，年三十余岁，平时月经正常，因肝气抑郁引起经闭，随即吐血，吐血后胃痛甚剧，舌苔薄白而润，脉象沉弦。治以调肝解郁温胃之剂。方用：丹参、当归、砂仁、炒白芍、黑豆、薄荷、柴胡、广陈皮、甘草、煨生姜。

此人因肝气抑郁气血不调，导致经闭，胃为多气、多血之腑，肝病及胃，发生吐血，故以逍遥散加减，调肝解郁为主，并兼治阳明，不必急于止血通经。以丹参、归、芍和血，薄荷、柴胡疏肝解郁，广陈皮、砂仁、煨生姜温胃，而去白术之守补。

再诊，胃痛减轻，吐血亦止。原方去砂仁加蔻壳，又服数剂，月经来潮，吐血、胃痛皆愈。

（三）《妇科治疗学》[43]

血虚型

症状：经闭数月，面色苍白带黄，两目少神，头晕目眩，时或头痛，心累气短，饮食减少，消化不良，甚则形体消瘦，舌质淡、苔薄，或光剥无苔，脉象虚细。

治法：宜养血益气，卫生汤主之（李东垣方）。

方药：当归 60 克，白芍 60 克，黄芪 90 克，甘草 30 克。

加减法：大便燥结者，加肉苁蓉 60 克，熟地黄 60 克。

服法：共研为末，蜜丸，每服 15 克，开水调下。

气血亏甚

经闭数月，皮肤干燥不润，形体消瘦，心累气短，动则喘逆，头晕目眩，腰酸无力，食少，舌质淡红、苔薄，脉缓无力。宜气血双补，兼滋肝肾，益气补冲汤主之（自制方）。

方药：党参 15 克，白术 12 克，云茯神 12 克，秦当归 9 克，熟地黄 12 克，黄芪 9 克，枸杞子 9 克，菟丝子 9 克，甘草（炙）9 克。

服法：水煎，温服。

如兼夜眠多梦，胸胁胀闷，呼吸短促等症，多因血亏肝失所养，又宜滋阴养血柔肝，滋肝养血汤主之（自制方）。

方药：熟地黄12克，枸杞子12克，山萸肉12克，菟丝子12克，怀山药12克，当归6克，柏子仁9克，红泽兰12克，生谷芽12克。

服法：水煎，空心服。作丸剂，加重药量五倍，研末炼蜜为丸，每次服4.5克，每天2次。

脾虚型

症状：经闭数月，面色苍黄，精神疲倦，四肢不温或浮肿，心悸气短，时有腹胀，饮食少，大便溏，口淡，舌苔白腻，脉缓弱。

治法：补脾和胃，益气调血，加减参术饮主之（自制方）。

方药：党参12克，白术（炒）12克，茯苓12克，怀山药15克，砂仁3克，秦当归（酒洗）1.5克，川芎1.5克。

加减法：如四肢浮肿，小便清长者，加厚附片12克（先煎1小时）、肉桂3克。

服法：水煎，温服。

兼有痰湿阻滞的：多见面色苍黄，食少头闷，四肢无力，口淡。平时白带多，苔白腻，脉迟。宜健脾除湿，化痰养血，加减香砂六君子汤主之（自制方）。

方药：泡参9克，茯苓9克，白术9克，木香6克，砂仁6克，陈皮3克，半夏9克，川芎4.5克，秦当归6克。

服法：水煎服。

劳损型

症状：月经不行，面色苍白，两颧发赤，手足心热，午后潮热，皮肤枯燥，或有微咳，咯痰不爽，口干心烦，气短，甚则喘促不安，心悸不寐，唇红而干，舌淡红、苔薄微黄，或光滑无苔，脉虚细而数。

治法：滋肾养肝润肺，鳖甲养阴煎主之（自制方）。

方药：鳖甲12克，龟甲12克，干地黄12克，枸杞子12克，麦冬12克，杭白芍12克，首乌藤15克，地骨皮3克，茯神3克，丹皮6克。

服法：水煎，温服。

如肺脾两虚的血枯经闭，多见潮热盗汗，身体羸瘦，皮肤干燥，心悸怔忡，食少，或咳嗽痰中带血，呼吸喘促，苔薄黄或无苔、舌淡，脉虚数。宜补血益气，劫劳散主之（《和剂局方》）。

方药：白芍180克，黄芪60克，甘草60克，当归60克，沙参60克，法半夏60克，茯苓60克，五味子60克，阿胶60克，熟地黄60克（有条件者，可加入紫河车一具）。

服法：共研细末，每服9～12克，加生姜2片，大枣2枚，煎水服（如痰中带血者，去生姜大枣）。

肝肾阴虚：月经停闭不行，胸胁胀满作痛，咽干口燥，舌无津液，脉沉细数或虚弦。宜滋阴养液，佐以疏肝，一贯煎主之（《柳州医话》）。

方药：北沙参15克，麦冬9克，生地黄9克，当归身6克，枸杞子9克，川楝子9克。

服法：水煎服。

脾肾虚弱：经闭时久，面色淡黄或苍白，唇燥，两眼乏神，饮食减少，心累耳鸣头痛，或有潮热，手心发热，舌质淡红、苔薄黄，脉数无力。宜和脾胃养肝肾，参术六味丸主之（自制方）。

方药：生地黄9克，山萸肉9克，怀山药12克，丹皮6克，泽泻6克，泡参12克，白术9克，茯苓9克。

服法：水煎，温服。

血瘀型

症状：经停数月，面色青黯，小腹胀硬疼痛，按之益甚，胸腹胀满，心烦，口燥不思饮，大便燥结，舌质黯红，或有紫赤斑点，脉沉弦而涩。

治法：破瘀通经，理气和血。生化通经汤主之（自制方）。

方药：酒丹参 12 克，香附 9 克，土牛膝 9 克，当归尾 6 克，桃仁 6 克，红花 3 克，泽兰 12 克。

服法：水煎，温服。

兼气滞：经闭不通，腹胀痛拒按，午后潮热。宜理气行血，七制香附丸主之（《医学入门》）。

方药：香附子 420 克，当归 60 克，莪术 60 克，牡丹皮 30 克，艾叶 30 克，乌药 60 克，川芎 30 克，延胡索 30 克，三棱 30 克，柴胡 60 克，红花 30 克，乌梅 30 克。

治法：将香附分为七份，一份同当归酒浸，一份同莪术 60 克童便浸，一份同牡丹皮 30 克、艾叶 30 克米泔浸，一份同乌药 60 克米泔浸，一份同川芎 30 克、延胡索 30 克水浸，一份同荆三棱、柴胡各 30 克醋浸，一份同红花 30 克、乌梅 30 克盐水浸。各浸春五日、夏三日、秋七日、冬十日，晒干只取香附研末，以浸药水打糊为丸，如梧桐子大。

服法：每服 6 ～ 9 克，临睡时温酒或白开水下。

瘀结甚：经闭日久，少腹拘急胀痛，按之益甚，面色青黯，肌肤甲错，小便微难，大便燥结，舌质红或有紫色斑点，脉沉涩。此系内有干血，宜行血攻瘀，大黄䗪虫丸主之（《金匮要略》）。

方药：大黄（蒸）75 克，䗪虫半升，黄芩 60 克，甘草 90 克，桃仁 1 升，杏仁 1 升，芍药 120 克，干地黄 300 克，干漆 30 克，虻虫 1 升，水蛭 100 枚，蛴螬 1 升。

服法：共研细末，炼蜜为丸，如绿豆大，日 3 服，每次用酒饮服 5 丸（用量多少，可按体质强弱酌情增减）。

风寒型

症状：月经数月不行，面青，四肢痛，关节不利，少腹冷痛，恶风怕冷，腰酸背寒，或有头痛，或胸闷泛恶，舌淡口和、苔白润，脉多浮紧。

治法：祛风散寒，温经行滞，独活通经汤主之（自制方）。

方药：桑寄生 15 克，秦艽 9 克，独活 6 克，川芎 6 克，香附 9 克，姜黄

6克，焦艾9克，防风6克。

服法：水煎，温服。

如积冷藏寒者，少腹冷痛拒按，喜热熨，脉沉紧。宜温经行血，加减温经汤主之（自制方）。

方药：当归9克，川芎0克，桂心9克，芍药9克，莪术（醋炒）9克，党参9克，牛膝6克，甘草（炙）6克。

服法：水煎服。

气郁型

症状：经闭不行，面色青黄，精神抑郁，性急烦躁，胸胁作胀，食少嗳气，舌尖红、苔微黄而燥，脉弦数或弦紧。

治法：调气舒郁，平肝养血，解郁活血汤主之（自制方）。

方药：当归6克，白芍9克，柴胡6克，茯苓9克，薄荷3克，丹皮6克，山栀仁6克，白术9克，泽兰叶12克，郁金6克，甘草3克。

加减法：有汗者，去薄荷、丹皮；胸痞者，加厚朴6克；潮热者，加青蒿6克，鳖甲12克。

服法：水煎服。

如气郁夹湿，兼见腰酸带下，面色苍白带黄，饮食减少，苔白腻，脉弦滑。宜开郁行气化湿，加味开郁二陈汤主之（《万氏妇人科》）。

方药：陈皮6克，茯苓9克，苍术6克，香附9克，川芎6克，半夏6克，青皮4.5克，莪术6克，木香3克，当归6克，甘草3克。

服法：水煎服。

如气郁血虚，兼见头晕耳鸣。宜行气益血，十味香附丸主之（《济阴纲目》）。

方药：香附（四制）480克，当归120克，川芎120克，芍药（炒）120克，熟地黄120克，白术60克，泽兰60克，陈皮60克，甘草（炙）30克，黄柏（盐水炒）30克。

服法：共为细末，醋糊丸如梧子大，每服6～9克，空心盐汤下。

痰阻型

症状：体质素肥胖，面色皖白，经闭不行，白带甚多，胸闷脘胀，痰多，时作呕吐，饮食不思，口淡，舌质正常，苔白腻，脉弦滑。

治法：温化痰湿，佐以行血，加味导痰丸主之（《济阴纲目》）。

方药：制半夏9克，茯苓9克，陈皮6克，甘草3克，枳实4.5克，川芎4.5克，生姜2片。

加减法：腹胀食少者，加制香附6克，木香4.5克。

服法：水煎服。

夹热：兼有口苦，舌红、苔黄厚腻，脉滑数。宜清热祛痰，蠲饮六神汤加味（《沈尧封女科辑要》）。

方药：橘红3克，石菖蒲3克，半夏曲3克，胆星3克，茯神3克，旋覆花3克，枳壳6克，竹黄6克。

加减法：呕恶者，加竹茹9克。

服法：水煎，温服。

（四）《王渭川妇科治疗经验》[44]

王渭川妇科治疗经验·各论·月经疾病·经闭

妇人月经不行，除四五十岁更年期，月经停止和怀孕期间月经不行，为正常生理现象外，余皆为病……闭经的病，由于思虑过多，精神上的创伤，致脾失健运，血海干枯，而成经闭之病。

一般说来，闭经的原因：有因冲任关系，而导致的阻滞血瘀；有因续发于其他脏气病变的关系（心、肾、肺等病）形成的血枯经闭；有因七情所伤，精神刺激，而起的肝气郁结，而现一时性闭经（第二次世界大战时，武汉防汛期间，一些妇女突然经闭，可证）；有先天性和后天性关系。竟有按期实际行经，而经血却不能流出的闭经证，则视体质而定。若体质羸瘦，气血虚弱者，可从虚劳论治；若体态丰盈，脂肪充满者，可从痰脂壅塞论治。总之闭经一证，冲任与肾气为重要的一环。

【分型论治】

血枯型：

主症：面色苍白，眩晕头痛，心悸震荡，动则气促，大便干燥，脉缓细，苔薄质淡。

治则：养血通经。

方剂：卫生汤（《东垣十书》）

当归 60 克，白芍 60 克，黄芪 90 克，甘草 30 克。

共研末，每服 15 克，水煎服。虚甚加党参 60 克。

气血两虚型：

主症：百虚百损，五劳七伤，头痛昏晕，耳鸣目眩，羸瘦不食，月经闭止，脉虚数或迟缓或微细，苔薄、舌质淡嫩。

治则：气血双补。

方剂：十全大补汤（《太平惠民和剂局方》）

党参 5 克，熟地黄 5 克，黄芪 5 克，白术 3 克，当归 3 克，白芍 3 克，肉桂 3 克，川芎 2 克，茯苓 2 克，甘草 2 克，生姜 3 片，大枣 2 枚。

血枯血热型：

主症：胃热消渴，减食渐瘦，燥热，经闭，脉滑，苔干白或黄。

治则：养血泻热。

方剂：玉烛散（《医学纲目》）

当归、川芎、白芍、生地黄、大黄、玄明粉、甘草等分为粗末，每用 24 克，水煎服。

血瘀型：

主症：经水不通，少腹刺痛，脉缓或涩，苔薄、舌上有瘀点。

治则：化瘀通经。

方剂：当归散（《证治准绳》）

当归15克，穿山甲15克，蒲黄15克，辰砂3克，麝香0.5克。

研细末，每服6克，食前热酒或白开水吞服。

气滞血瘀型：

主症：面青紫，皮肤甲错，胸腹胀满不舒，少腹拘急，胀硬而痛，按之更甚，脉沉结而濇，舌质暗红或显赤斑点。

治则：破血通经。

方剂：大黄䗪虫丸（《金匮要略》）

大黄75克，黄芩60克，甘草90克，桃仁60克，杏仁60克，芍药30克，地黄75克，干漆80克，虻虫60克，蛴螬60克，䗪虫30克，水蛭100枚。

共研细末，炼蜜为丸，如绿豆大，每次服5丸，日服3次。用量可按体质增减。

血寒型：

主症：妇人经水不来，寒气客于胞中，血流不行而成石瘕，脉弦细，苔白质淡。

治则：温经散寒，活血通闭。

方剂：吴茱萸汤（《医宗金鉴》）

当归6克，肉桂6克，吴茱萸6克，丹皮6克，法半夏6克，麦冬6克，防风3克，细辛3克，藁本3克，干姜3克，茯苓3克，木香3克，甘草3克。

脂痰型：

主症：体质肥胖，痰多并发呕吐，兼见白带。脉缓，苔白滑腻。

治则：豁痰通经。

方剂：加味导痰汤（武之望著《济阴纲目》）

法半夏9克，陈皮6克，茯苓9克，甘草3克，枳实3克，黄连1克，川芎 6 克，生姜 2 片。

虚劳型：

主症：劳病咳嗽，或无痰或有痰，或痰带血丝，寒热盗汗，羸倦食少，心神不安，室女经闭。

治则：补虚劫劳。

方剂：劫劳散（《太平惠民和剂局方》）

白芍叶 180 克，黄芪 60 克，甘草 60 克，沙参 60 克，当归 60 克，法半夏 60 克，茯苓 60 克，五味子 60 克，阿胶 60 克，熟地黄 60 克。

研末，每用 9 ～ 12 克，加生姜 3 片，大枣 2 枚，水煎服。

肝经郁热型：

主症：室女经闭，精神抑郁，两胁不舒，食少纳呆，脉弦软而滑，或滑数，苔薄、舌尖红。

治则：疏肝通经，解郁热。

方剂：加味逍遥散（《医宗金鉴》）

当归 5 克，白芍 5 克，茯苓 5 克，柴胡 3 克，焦白术 3 克，薄荷 2 克，香附 3 克，泽兰叶 3 克，生地黄 9 克，丹皮 3 克，郁金 3 克，黑栀子 3 克，黄芩 3 克。

【验案举例】

肝郁血瘀经闭案：

杨某某，女，34 岁。

初诊：1975 年 9 月 6 日。

症状：月经已停四年，并未生育（输阻）。少腹胀痛，精神郁闷，眩晕，见屋转，失眠，胸胁胀痛。带多、色黄、臭。脉沉弦，舌质紫暗，舌边有小红点。

诊断：停经 4 年兼带下。

辨证：肝郁气滞，血瘀内阻，湿热蕴结下焦。

治则：疏肝理气，活血化瘀，佐以清湿。

自制方：

刺蒺藜18克，钩藤10克，蚕蛹20枚（焙干，研末，吞服），当归10克，川芎6克，生白芍12克，桃仁10克，红泽兰12克，土鳖虫10克，水蛭6克，红藤24克，蒲公英24克，琥珀末6克，槟榔10克，熟枣仁12克，夜交藤60克。

1周6剂，连服2周。

并告诉输阻问题，不加考虑，一俟停经恢复调整后，可用器械通，药物协助。患者欣然色喜。

疗效：基本好转，月事已行。

第二诊：9月21日。

症状：服上方至10剂，月经已来，量甚少，仅用半包纸。色污有块，腹部微痛，胸胁胀痛大减，带下也少。头已不晕，精神转佳，能睡能吃。舌质淡红，脉微弦，少腹隐隐作痛，形寒或血瘀未净。

自制方：

蚕蛹20枚（焙干，研末，吞服），当归10克，川芎10克，红泽兰12克，水蛭6克，地鳖虫10克，山甲珠10克，槟榔10克，鲜生地黄渣（姜汁炒焦）20克，生姜渣（鲜生地汁炒焦）15克。

1周6剂，连服2周。

疗效：显著好转。

第三诊：10月22日。

症状：上方共服18剂，腹部隐痛消失，已不觉形寒。带下已少，色不黄，月经已来，量转多，色红不污，精力好转。脉濡缓，苔薄白。

自制方：

沙参20克，鸡血藤18克，生黄芪30克，女贞子15克，墨旱莲15克，枸杞子12克，益母草24克，覆盆子24克，制香附12克，炒川楝10克，山甲珠10克。

嘱每周4剂，连服4周。月经净后，就去某医院检查输卵管。

第四诊：11月28日。

症状：月经正常，经某医院检查，输卵管已通。脉苔正常。嘱仍以上方继服1月，另取新鲜胎盘1个，不洗焙干，研末，1月分服。

第五诊：12月28日。

症状：检查小便阳性，已孕。

气虚血瘀经闭案：

余某某，女，35岁。

初诊：1979年5月21日。

症状：病因人流刮宫，夫妇争论，当时有情绪，停经七月，腹痛拒按，带下腥臭，精神疲乏，食欲差，胸痞心悸。前医屡治无效。脉弦数，苔薄、舌质淡。

诊断：停经。

辨证：气虚血瘀，湿热蕴结，兼见肝郁。

治则：益气化瘀，活血清湿，佐以柔肝。

自制方：

党参30克，鸡血藤18克，生黄芪60克，黑故脂12克，地鳖虫10克，水蛭6克，红泽兰12克，益母草24克，当归10克，川芎6克，炒蒲黄10克，红藤24克，蒲公英24克，槟榔10克，琥珀末6克。

1周6剂，连服2周。

疗效：部分好转，月经未至。

第二诊：6月5日。

症状：上方服12剂后，精神大见好转，食欲恢复，腹不拒按，带下减少，无腥臭气，但因月经未至，患者焦灼，肝郁之气尤增，因此，胸胁痛感更甚。脉弦数，苔光色红。但心悸较好。

治则：侧重柔肝养阴，清湿活血。

自制方：

沙参20克，鸡血藤18克，生黄芪30克，女贞子24克，墨旱莲24克，夏枯花15克，薤白12克，炒川楝10克，生白芍12克，覆盆子24克，当归10克，川芎6克，生蒲黄10克，水蛭6克，广木香10克。

1周6剂，连服2周。另服银甲丸。

疗效：兼症悉解，月经已至，量多（用卫生纸三包）。

第三诊：6月20日。

症状：服上方12剂，同时投以银甲丸两周，病情显著好转。月经虽至，经量稍大（用纸3包）。但由于月经已至，患者欣然色喜，因之肝气郁结，已消失无余。总觉经量还大，幸脉已平缓，舌色正常，拟再予调冲，益气，清湿（原经西医查有盆腔炎），以期巩固。

自制方：

太子参20克，鸡内金9克，仙鹤草30克，鸡血藤18克，生黄芪30克，益母草24克，覆盆子24克，何首乌30克，槟榔6克，砂仁6克，广藿香6克。

1周6剂，连服2周。同时配合服银甲丸两周，以清除下焦蕴结之湿热，以治带下。

并嘱2周后，停药观察。至8月26日，诉经行3次，周期28天同往日一样，经前后有带，毫无黄带象，一切如常。

继发性经闭案：

杨某某，女，20岁。

初诊：1977年6月7日。

症状：闭经近3月。腰痛，胃脘隐痛拒按，心烦，身热，大便色黑，眠差，纳食少，时昏倒，脉缓，舌质紫暗、苔黄。

诊断：经闭，便血。

辨证：气阴两虚，血热血瘀。

治则：益气养阴，清热利湿，止血化瘀。

自制方：

泡参24克，生黄芪60克，鸡血藤18克，女贞子15克，墨旱莲20克，红藤24克，蒲公英24克，地榆10克，槐花10克，白及15克，生蒲黄10克，土鳖虫10克，九香虫9克，仙鹤草30克，益母草30克，当归10克，琥珀末6克。

1周6剂，连服2周。

疗效：显著好转。

第二诊：6月20日。

症状：上方服3剂后，月经即来，连服12剂后，纳食增加，睡眠好转，大便转黄，唯腹隐痛，苔黄厚。

自制方：（照上方加减）

泡参24克，当归10克，鸡血藤18克，蒲公英24克，琥珀末6克，败酱12克，生蒲黄10克，延胡索9克，红泽兰12克，九香虫9克，土鳖虫10克，仙鹤草30克，益母草30克。

1周6剂，连服2周。

疗效：1978年5月随访，月经一直正常，全身一直很舒服。

附：陆养愚治闭经腹痛便血案（《女科医案选粹》）

施凤冈尊正，素嗜五辛，三孕皆不育，至三十岁，即月事不来，将及二年。胸腹作痛，行走无定处，数日一发，甚者一日二三发。养血行血之药，无日彻口，身体特热，肌肤渐瘦。一医谓凤冈曰：补血不补气，无阳则独阴不生，血何来乎？用人参、黄芪、白术、肉桂、当归、川芎，以峻补温行之法治之。服数剂痰中见红，大便干燥带血。陆养愚诊其脉，两手举按皆数而弦，右关数而弱，两尺数而滑濇。曰：血虚不待言，然血因火耗，肌肉身热，痛无常处，作止不定，六法浮沉带数，皆火象也。愚见，清其热则血得其养，而经自来矣。被医曰：天寒地冷则水凝成冰，天暑热则经水沸溢。夫寒则凝濇，热则流通，此不易之理。君独以清火疗血闭，果何说乎？陆曰：《素问》一书，可以意会，不可以意执彼寒止而热行者，盖为无火病者言之也。今经闭不行，以致肌肉消削，又不可以此为例矣。《内经》曰：二阳之病，发心脾，有不得隐曲，女子不月其传风消，传为息奔者死。王太仆曰，二阳胃与大肠也，二经有热心脾受之，以消烁肌肉，上气喘逆。今病者素嗜辛辣，非肠胃有热乎。今已移之心脾，月事久不行，肌肉消削，是传为风消，幸不喘咳，未至息奔耳。复投以温热之剂，是抱薪救火……法当清肠胃之积热，使心气下降，续以滋阴之剂济之，是水泉通而流不绝。月事有不来乎。彼医亦即首肯，因用三黄汤加山栀、丹皮、生地、白芍十剂，痰红便血俱减。更以前方加归芎十剂，而月事通矣。及以六味丸加知母、黄柏、紫河车一俱服之，药未终而即受孕。

本案由于二阳内伏，化火烁伤脾阴，影响肝肾，渐成风消。但以三黄清热，须防三黄化燥之弊，其后用六味地黄丸善后，何妨开始就用魏玉横一贯煎或高鼓峰的滋水清肝饮加减较妥。

（五）《唐伯渊医案》[45]

闭　经

林某，女，29岁。

1976年2月10日初诊：月经停闭2年。

1972年7月因葡萄胎行刮宫术后体重逐渐增加约15公斤，月经量少，两年前月经停闭至今未行，无白带、头昏畏冷，腰痛腿疼，足踵发冷且痛，食欲不振，大便时溏，苔白，脉沉无力。

证属脾胃不健，痰湿阻滞，肝肾亦虚而闭经，以和中奠下法治之。

茯苓9克，陈皮5克，当归9克，藿香9克，制香附9克，白芍9克，菟丝子12克，杜仲12克，炒续断12克，刺蒺藜9克。

2月16日2诊：服上药4剂，头晕腰痛减，食欲好转，白带增多，继用益脾补肾之剂。

党参9克，白术9克，茯苓9克，陈皮6克，当归9克，白芍9克，炒菟丝子15克，枸杞子9克，炒杜仲15克，炒前仁9克。

7月11日3诊：自述：2诊后返当地续服2月16日方10余剂，于3月1日月经来潮量少，色黯红，3天净，4月9日第2次行经量多，色红，8天净，

6月6日第3次来潮，半月始净，体重已减5公斤。

目前见头晕、目眩、耳鸣，偶感骶骨疼痛，眠差多梦，白带减少，食少闷油，恶心，大便时溏时干，尿多，口渴喜热饮，上身发凉，下身发热，掌心热，手背凉。脉沉缓。

气血虽渐复，但阴阳尚未调和，故见脾胃不和，肾阴肾阳虚弱之象，当以脾肾同治。

白术9克，山药9克，茯苓9克，陈皮5克，法半夏6克，藿香9克，续断12克，枸杞子9克，菟丝子15克，杜仲15克。

注：本例闭经发生于刮宫术后，用和中奠下法，从脾胃肝肾以调养冲任，随证用药。虽未通经而经自通。经云谨守病机，此其义也。

参考文献

[1] 刘敏如 . 中医妇科学（第二版）[M]. 北京：人民卫生出版社，2007.

[2] 王冰注 . 黄帝内经素问 [M]// 钱超尘，主编 . 翟双庆，张丽萍，点校 . 中华经典医书（第一集）. 北京：中国医药科技出版社，2002.

[3] 杨太素 . 黄帝内经太素 [CD]. 长沙：湖南电子音像出版社，2007.

[4] 张仲景 . 金匮要略 [M]. 何任，何若苹，整理 . 北京：人民卫生出版社，2004.

[5] 巢元方 . 诸病源候论 [M/CD]// 中华医典编委会 . 中华医典 .5 版 . 长沙：湖南电子音像出版社，2013.

[6] 神农本草经 [M/CD]// 中华医典编委会 . 中华医典 .5 版 . 长沙：湖南电子音像出版社，2013.

[7] 孙思邈 . 千金翼方 [M/CD]// 中华医典编委会 . 中华医典 .5 版 . 长沙：湖南电子音像出版社，2013.

[8] 王怀隐 . 太平圣惠方 [M/CD]// 中华医典编委会 . 中华医典 .5 版 . 长沙：湖南电子音像出版社，2013.

[9] 李杲 . 兰室秘藏 [M/CD]// 中华医典编委会 . 中华医典 .5 版 . 长沙：湖南电子音像出版社，2013.

[10] 陈自明 . 妇人大全良方 [M/CD]// 中华医典编委会 . 中华医典 .5 版 . 长沙：湖南电子音像出版社，2013.

[11] 赵佶 . 圣济总录 [M/CD]// 中华医典编委会 . 中华医典 .5 版 . 长沙：湖南电子音像出版社，2013.

[12] 朱震亨 . 丹溪心法 [M/CD]// 中华医典编委会 . 中华医典 .5 版 . 长沙：湖南电子音像出版社，2013.

[13] 薛轩，林士毅 . 坤元是保 [M]. 北京：中国中医药出版社，2015.

[14] 王叔和 . 脉经 [M/CD]// 中华医典编委会 . 中华医典 .5 版 . 长沙：湖南电子音像出版社，2013.

[15] 孙思邈 . 备急千金要方 [M]// 张印生，韩学杰 . 孙思邈医学全书 [M]. 北京：中国中医药出版社，2015.

[16] 王焘 . 外台秘要 [M/CD]// 中华医典编委会 . 中华医典 .5 版 . 长沙：湖南电子音像出版社，2013.

[17] 昝殷 . 经效产宝 [M]. 北京：中国医药科技出版社，2011.

[18] 许叔微 . 普济本事方 [M/CD]// 中华医典编委会 . 中华医典 .5 版 . 长沙：湖南电子音像出版社，2013.

[19] 陈无择 . 三因极一病证方论 [M/CD]// 中华医典编委会 . 中华医典 .5 版 . 长沙：湖南电子音像出版社，2013.

[20] 齐仲甫 . 女科百问 [M]// 牛兵占 . 中医妇科名著集成 . 北京：华夏出版社，1997.

[21] 严用和 . 严氏济生方 [M/CD]// 中华医典编委会 . 中华医典 .5 版 . 长沙：湖南电子音像出版社，2013.

[22] 朱震亨 . 格致余论 [M/CD]// 中华医典编委会 . 中华医典 .5 版 . 长沙：湖南电子音像出版社，2013.

[23] 张从正 . 儒门事亲 [M/CD]// 中华医典编委会 . 中华医典 .5 版 . 长沙：湖南电子音像出版社，2013.

[24] 武之望 . 济阴纲目 [M/CD]// 中华医典编委会 . 中华医典 .5 版 . 长沙：湖南电子音像出版社，2013.

[25] 张介宾 . 景岳全书 [M/CD]// 中华医典编委会 . 中华医典 .5 版 . 长沙：湖南电子音像出版社，2013.

[26] 竹林寺僧人 . 竹林女科证治 [M/CD]// 中华医典编委会 . 中华医典 .5 版 . 长沙：湖南电子音像出版社，2013.

[27] 萧埙 . 女科经纶 [M/CD]// 中华医典编委会 . 中华医典 .5 版 . 长沙：湖南电子音像出版社，2013.

[28] 傅山 . 傅青主女科 [M/CD]// 中华医典编委会 . 中华医典 .5 版 . 长沙：湖南电子音像出版社，2013.

[29] 阎纯玺 . 胎产心法 [M/CD]// 中华医典编委会 . 中华医典 .5 版 . 长沙：湖南电子音像出版社，2013.

[30] 吴谦 . 医宗金鉴 [M/CD]// 中华医典编委会 . 中华医典 .5 版 . 长沙：湖南电子音像出版社，2013.

[31] 唐千顷 . 增广大生要旨 [M]// 续修四库全书编纂委员会 . 续修四库全书 [M]. 上海古籍出版社，2002.

[32] 沈金鳌 . 妇科玉尺 [M]// 牛兵占 . 中医妇科名著集成 [M]. 北京：华夏出版社，1997.

[33] 陈修园 . 女科要旨 [M/CD]// 中华医典编委会 . 中华医典 .5 版 . 长沙：湖南电子音像出版社，2013.

[34] 王清任 . 医林改错 [M/CD]// 中华医典编委会 . 中华医典 .5 版 . 长沙：湖南电子音像出版社，2013.

[35] 张山雷 . 沈氏女科辑要笺正 [M]. 上海卫生出版社，1958.

[36] 唐宗海 . 血证论 [M]// 张崇泉 . 中华医书集成（第十二册）[M]. 北京：中国中医药出版社，2015.1.

[37] 魏之琇 . 续名医类案 [M/CD]// 中华医典编委会 . 中华医典 .5 版 . 长沙：湖南电子音像出版社，2013.

[38] 王堉 . 醉花窗医案 [M]. 山西科学技术出版社，1993.

[39] 孙一奎 . 孙氏医案 [M/CD]// 中华医典编委会 . 中华医典 .5 版 . 长沙：湖南电子音像出版社，2013.

[40] 郑重光 . 素圃医案 [M/CD]// 中华医典编委会 . 中华医典 .5 版 . 长沙：湖南电子音像出版社，2013.

[41] 张锡纯 . 医学衷中参西录 [M/CD]// 中华医典编委会 . 中华医典 .5 版 . 长沙：湖南电子音像出版社，2013.

[42] 成都中医学院 . 沈绍九医话 [M]. 人民卫生出版社，1975.

[43] 卓雨农 . 中医妇科治疗学 [M]. 四川人民出版社，1980.

[44] 王渭川 . 王渭川妇科治疗经验 [M]. 四川人民出版社，1981.

[45] 刘敏如，谭万信整理 . 唐伯渊医案 [J]. 成都中医药大学学报，1981（3）：35.

《刘敏如女科承传医文集选》后记

《刘敏如女科承传医文集选》（以下简称《承传集选》）系列典籍追寻源流线索，不断改进整理方法，内容取舍难度很大。特别是我和黄玉环共编的《女科医典传承新编》，黄玉环历经八年辛苦，穷尽检索，融汇思考，付出了巨大的努力，将本丛书编写得十分有特色，这是年迈的我难以做到的。我在香港大学－香港东华三院中医药临床教研中心担任顾问中医师十余年，我的弟子邓福霞、陈润球亦跟随我十余年，其中邓福霞在随我临床跟诊的同时还在浸会大学读硕士，毕业后又考入广州中医药大学妇科专业随许丽绵博士研究生指导导师攻读博士学位。许丽绵教授支持她选我的传承课题。陈润球为我的著述提供了大量资料。

除此以外，还有医学科技情报专家刘德齐及时为我提供学术需要的前沿信息，生命科学专家华子昂潜心为我著述中的中医论点、经验方药等选择先进手段进行评估，这些都是我完成本系列著作时不可或缺的助力，它是集众之力在真实世界中不断去完成的。我如今的弟子多数是我的原博士生再拜为师，以及经单位推荐具有主任医师资历的中医人和个别非中医妇科专业但有专长的有识之士。他们至今辅佐在我周围，经我传道授业，与我教学相长，形成了我的学术梯队，多年扎根于基层服务，是《承传集选》的学术实践支撑。我的海外弟子亦十分关心此系列著作的进展，积极助力，添砖加瓦。中医的书籍要完成“传承精华”的使命，需要中医工作者长期的努力，这不是一蹴而就的。本系列书籍的出版肯定有不少纰漏和错误，我与众弟子将不断补缺、纠正、再创。图书出版计划已经启动，我们将努力跟进，争取早日完成，以达到“传承精华，守正创新”的目的。

谨此，在我92岁之际，愿我弟子承精华，振发展！数英才，看今朝！

刘敏如

2024年11月

《女科医典传承新编》

本丛书由成都中医药大学学术著作出版基金资助出版

成都中医药大学简介

成都中医药大学建校于1956年，是新中国最早建立的四所中医药高等院校之一。原名成都中医学院，1995年更名为成都中医药大学。是教育部、四川省人民政府、国家中医药管理局共建高校，国家“双一流”建设高校，国家高等学校学科创新引智基地。

学校是全国首批中医药学博士、硕士学位授权点，首批临床医学（硕士、博士）专业学位试点单位。建校初期为国家培养了新中国第一批中医学、中药学本科毕业生和中医药硕士研究生，培养了新中国第一位中药学博士、第一位中药学博士后和第一位五官科学博士。现有一级学科博士学位授权点4个、一级学科硕士授权点8个。有国家“双一流”建设学科1个，国家重点学科4个，ESI全球排名前1‰学科1个、前1%学科3个。学校建设有国家级一流专业建设点11个，获评首届国家中医临床教学培训示范中心，首批国家级创新创业教育实践基地、省级大众创业万众创新示范基地，省级深化创新创业教育改革示范高校。与50余个国家和地区的大学、医疗单位、科研机构及学术团体建立了交流、合作关系，是接受中国政府奖学金高校之一。开办有中外合作办学机构“基尔健康医学院”，设有“葡萄牙宝德分校”“南非分校”“加拿大分校”等。

学校有中国工程院院士1人，国医大师4人，全国名中医5人，国家级教学名师6人。有全国中医药杰出贡献奖获得者、国家“973计划”项目首席科学家、全国模范教师、“岐黄工程”专家、国家杰出青年科学基金等国家级特聘专家等70余人。入选全国高校黄大年式教师团队2个，全国中医药创新团队3个，全国老中医药专家学术经验继承工作指导老师49人。

学校附属医院（四川省中医院）获评全国示范中医院，是国家区域医疗中心（输出单位）、国家中医药传承创新中心、国家中医药临床研究基地、国家区域（中医）专科诊疗中心、国家中医疫病防治基地，是省级中医内分泌代谢性疾病临床医学研究中心、中医心脑血管疾病临床医学研究中心、中医药循证医学中心。学校现有直属附属医院4所，非直属附属医院9所，直属医院4所，医联体联盟成员单位105所。

2024年12月